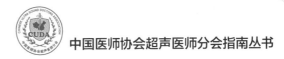

中国医师协会超声医师分会指南丛书

中国介入超声临床应用指南

中国医师协会超声医师分会　编著

人民卫生出版社

图书在版编目（CIP）数据

中国介入超声临床应用指南/中国医师协会超声医师分会编著．—北京：人民卫生出版社，2017

ISBN 978-7-117-24254-7

Ⅰ.①中…　Ⅱ.①中…　Ⅲ.①超声波诊断－指南

Ⅳ.①R445.1-62

中国版本图书馆 CIP 数据核字（2017）第 046085 号

中国介入超声临床应用指南

编　　著：中国医师协会超声医师分会

出版发行：人民卫生出版社（中继线 010-59780011）

地　　址：北京市朝阳区潘家园南里 19 号

邮　　编：100021

E － mail：pmph @ pmph.com

购书热线：010-59787592　010-59787584　010-65264830

印　　刷：三河市潮河印业有限公司

经　　销：新华书店

开　　本：889×1194　1/32　印张：11.5

字　　数：297 千字

版　　次：2017 年 4 月第 1 版　2024 年 12 月第 1 版第 8 次印刷

标准书号：ISBN 978-7-117-24254-7/R・24255

定　　价：46.00 元

打击盗版举报电话：010-59787491　E-mail: WQ @ pmph.com

（凡属印装质量问题请与本社市场营销中心联系退换）

内容提要

　　本指南由中国医师协会超声医师分会组织众多一流介入超声专家在前一版指南的基础上，结合介入超声近年来的发展，经过多次讨论和认真修订编写而成，本修订版新增了子宫肌瘤消融治疗、甲状腺结节消融治疗、乳腺肿瘤消融治疗、下肢静脉曲张消融治疗、经皮门静脉穿刺栓塞、放射性粒子植入、纳米刀消融、腹腔及胃肠道肿块穿刺活检、内镜超声引导的介入诊疗、血管心脏介入、减胎术及异位妊娠等内容，极大地丰富了介入超声在临床的应用范围。此外，为了便于读者阅读，在章节设置方面做了一些调整，原则上以技术为主线，设立总论、介入超声诊断篇、介入超声治疗篇、术中超声监测篇，把消化系统、泌尿系统、心血管、妇产、浅表等章节及新技术的应用，如纳米刀消融、腹腔镜超声及超声内镜等相关内容分配到相应章节中去。本指南力求将国内外介入超声新技术、新进展奉献给广大读者，进一步普及、规范和推广介入超声在临床的应用，供从事介入超声工作的医师做参考，是一部指导超声医师临床工作的规范性书籍。

前　　言

中国医师协会超声医师分会自 2007 年成立以来，认真贯彻"监督、管理、自律、维权、服务、协调"的宗旨，积极推进超声规范化工作，先后出版了《血管和浅表器官超声检查指南》（2011 年）、《产前超声和超声造影检查指南》（2013 年 3 月）、《腹部超声检查指南》（2013 年 8 月）、《介入性超声应用指南》（2014 年 4 月）、《超声心动图检查指南》（2016 年 1 月），这为规范超声医师的诊疗行为起到了积极的作用。

近年来，超声医学广泛应用于临床各科，成为诊治兼备的学科，介入超声作为超声医学的重要组成部分，也日益发挥着重要作用。中国医师协会超声医师分会早在 2014 年出版了《介入性超声应用指南》，随着超声医学的发展，介入超声应用领域不断扩展，经验积累日益丰富，该指南也需要进行进一步完善和充实。应广大超声医师要求，我分会于 2016 年组织成立了《中国介入超声临床应用指南》修订委员会，并于 2016 年 10 月在杭州正式启动了《中国介入超声临床应用指南》的修订工作。修订委员会由 20 位介入超声界的知名专家组成，由黄品同教授担任组长。

在修订《中国介入超声临床应用指南》的过程中，委员会做了大量细致的工作，广泛征求意见，结合国内外相关指南和文献，在前一版指南的基础上，通过电子邮件、微信和视频会议等形式进行多次交流沟通，对指南做了反复的讨论和认真的修改，形成了初稿。2016 年 10 月召开的《中国介入超声临床应用指南》修订研讨会上，超声分会领导班子及修订委员会成员对初稿进行了深入讨论，并提出修改意见，会后修订委员会根据专家们提出的宝贵意见和建议再次进行修改，并交叉审阅，最后予以定稿。

　　历经一年多时间，《中国介入超声临床应用指南》终于出版了，这是中国医师协会超声医师分会在推动中国超声事业发展过程中的又一贡献，相信本指南的推出一定会为广大超声医师规范介入超声检查，提高诊疗水平做出贡献。在此，我们代表中国医师协会超声医师分会向以黄品同教授为组长的修订组成员表示感谢。在本书编写过程中得到了中国人民解放军总医院王知力教授、王月香教授，首都医科大学附属北京天坛医院张红霞教授等专家的大力支持，在此一并表示感谢，同时也向积极支持指南编写的超声界老专家、老前辈及各位同仁表示衷心的感谢。

　　由于时间仓促、知识面有限以及超声介入技术的快速发展，难免存在一些不足或不成熟的观点，欢迎广大超声医师提出宝贵意见，以便于今后再版或修订。

中国医师协会超声医师分会

何　文　唐　杰

2017 年 2 月

目　录

第三篇　介入超声治疗

第四篇 术中超声监测

第一篇

总　　论

介入超声是现代超声医学的重要组成部分,其特点是在实时超声引导或监视下,完成各种穿刺活检、X线造影及抽吸、插管、注药、消融等操作,以达到诊断和治疗的目的。1972年,Holm和Goldberg首次分别使用中心有孔的穿刺探头进行活检,开始了介入超声的临床应用。1983年,在丹麦哥本哈根召开的世界介入超声学术会议上,正式确定介入超声成为超声医学中的一门新学科。介入超声包括超声引导穿刺活检和超声引导介入治疗。近年来,随着各种穿刺针具、导管、导向装置及超声仪器的不断改进与发展,介入超声在临床应用越来越广泛。由于我国介入超声尚处于发展阶段,各地发展不均衡,且缺乏规范化技术应用指南,故临床应用中迫切需要公布一个全国性规范化指南,以进一步明确介入超声技术特点,并严格掌握临床适应证,防止技术应用不足和过度使用。

第一章 仪器设备及技术

1. 超声仪器　高分辨率实时灰阶超声仪或彩色多普勒超声仪,配有穿刺引导功能,超声介入操作前应通过水槽实验对仪器进行调试校正。

2. 穿刺探头选择　线阵、凸阵及相控阵穿刺探头或附设的穿刺引导系统探头。

3. 融合技术　影像融合技术可以避免超声二维图像引导造成的三维空间定位不准确问题,有条件者可以应用。

第二章 介入超声的操作原则

1. 安全原则 介入超声操作应以穿刺路径和靶区能同时在超声图像上清晰显示为前提。对于常规超声显示欠佳的病灶,可在彩色多普勒、超声造影以及融合成像导航的辅助下进行穿刺操作;对于经辅助方法仍显示不清的病灶,应避免盲目操作引起并发症。

2. 最佳疗效与最小损伤原则 严格掌握各类介入超声操作的适应证和禁忌证,全面评估患者的获益与风险,对于适应证不明确的患者应避免进行过度治疗或不恰当的操作。

第三章　介入超声的临床应用

　　随着超声仪器设备、穿刺针具的不断改进,特别是超声新技术的不断出现,如三维超声、超声造影和超声弹性成像等,以及术者操作技术的提高和经验的积累,介入超声技术已在临床诊治工作中发挥重要作用,是精准医疗的有机组成部分之一。

　　1. 超声引导穿刺活检应用范围

　　(1) 超声引导经皮穿刺细胞及组织学活检,抽吸物常规生化、细菌检查,超声引导经皮穿刺胆管造影及经皮穿刺肾盂造影等。

　　(2) 超声引导穿刺宫内胎儿的诊断,穿刺羊膜腔,进行羊水化验及遗传学检查,或绒毛组织活检行遗传学检查。

　　(3) 腔内超声引导活检、抽吸物化验和对疾病进行诊断。

　　(4) 手术过程中使用超声对病变进行定位、活检、抽吸物化验等。

　　2. 超声引导穿刺诊断方法

　　(1) 经皮细针抽吸细胞学检查。

　　(2) 经皮细针或粗针组织学检查。

　　(3) 心包、胸腔、腹腔、盆腔及羊膜腔抽液检查。

　　(4) 囊肿和脓肿穿刺抽液检查。

　　(5) 经皮经肝胆管穿刺造影。

　　(6) 经皮经肝胆囊穿刺造影。

　　(7) 经皮经胰管穿刺造影。

(8) 经皮经肝门静脉穿刺造影。

(9) 经皮穿刺肾盂造影。

3. 超声引导介入治疗的应用范围

(1) 囊肿、脓肿、积液治疗:囊肿、脓肿及积液是临床较为常见的疾病,可在超声引导下穿刺抽吸治疗,对于囊腔较大,或者难以纠正的积液,可行超声引导置管引流,并可通过穿刺针或导管向病灶内注入无水乙醇等硬化剂或其他药物。超声引导对脓腔反复冲洗并局部注入敏感的抗生素,达到治愈目的。

(2) 胆系疾病治疗:胆道置管引流、胆囊置管引流及溶石、排石等。

(3) 肿瘤治疗:超声引导肿瘤病变的治疗主要指在超声引导经皮或术中将药物或能量导入肿瘤内部,进行化学消融或热消融治疗。目前超声引导化学消融主要包括无水乙醇、醋酸溶液、热生理盐水、热蒸馏水、^{90}钇、^{32}磷及各种化疗药物的注射。热消融主要包括微波消融、射频消融、激光消融和聚焦超声等。

(4) 宫内胎儿处理:超声引导宫内胎儿的介入治疗包括多胎妊娠减灭术、胎儿脐带血管穿刺及宫内输血治疗、胎儿心脏手术、双胎输血综合征及先天性膈疝的治疗等。

(5) 腔内超声:通过腔内超声对盆腔含液病变穿刺抽吸治疗及穿刺抽吸取卵等。

(6) 创伤:脏器或实性组织创伤后(包括医源性)活动性出血的治疗。

(7) 肌骨关节:超声引导肌骨关节系统的介入操作主要包括腱鞘、滑囊的穿刺注药治疗,关节腔积液抽吸和(或)注药治疗,软组织血肿、脓肿、腱鞘囊肿、滑囊积液等的穿刺抽吸,四肢肌腱病的针刺松解治疗,肌腱内钙化灶的穿刺抽吸或灌洗治疗,周围神经阻滞等治疗。

(8) 术中超声:手术过程中,通过超声进行引导监控和评价,对液性病变抽吸引流、胆囊造口及对扩张的脑室、脑囊肿、脑脓肿进行置管引流等。

4. 超声引导穿刺治疗方法

(1) 经皮经肝胆管穿刺引流。

(2) 经皮经肝胆囊穿刺引流。

(3) 心包、胸腔及腹腔积液穿刺抽吸。

(4) 腹部脓肿穿刺抽液或置管引流。

(5) 经皮肾盂置管引流和膀胱穿刺造口。

(6) 经羊膜腔穿刺注药或引流。

(7) 经皮穿刺注射无水乙醇硬化治疗肝、肾、卵巢囊肿。

(8) 经皮穿刺注射无水乙醇治疗肝癌。

(9) 经皮穿刺抽液治疗胰腺囊肿。

(10) 经皮羊膜腔穿刺注药。

(11) 经阴道、经腹壁穿刺取卵。

(12) 经皮穿刺肿瘤消融治疗。

(13) 经皮和(或)结合超声造影进行脏器或实性组织出血的消融、注射止血治疗。

(14) 经皮肌骨病变的穿刺抽液和(或)注药治疗。

(15) 经皮肌腱病的针刺松解治疗。

(16) 经皮周围神经阻滞治疗。

第四章 介入超声的不良反应和并发症预防

介入超声的不良反应和并发症可分为近期并发症和远期并发症。近期并发症是指消融后围术期内发生的、与手术操作技术直接相关的并发症。远期并发症是指围术期后发生的、与操作技术直接相关或不直接相关的并发症。

1. 近期不良反应与并发症

（1）疼痛：是穿刺术中、后最常见的不良反应，以穿刺局部轻微疼痛为主，肝脏占位性病变穿刺术后疼痛主要发生在术后 48 小时内，穿刺点局部疼痛，疼痛轻微者，不予特殊处理，如果穿刺区疼痛剧烈，应警惕出血或腹膜炎可能。

（2）发热：多数患者有 37.5 ℃左右低热。若超过 38.5 ℃时需对症处理，并注意排除有无合并感染，必要时进行血常规、血培养检查，对症处理无效、有明确感染证据者需使用抗生素。

（3）出血：其发生率与所涉及的脏器、病灶性质、使用针具的类型和外径、操作人员的熟练程度等有关。近年来，随着超声仪器性能的改进、彩色多普勒灵敏度的提高和穿刺技术培训的加强，穿刺出血的发生率大大降低。因彩色多普勒超声可实时显示穿刺路径的血管情况，提示血管管径及走行，从而提示术者调整进针路径和方向，避免出血的发生。术前应严格掌握穿刺适应证和禁忌证；对凝血功能异常的患者应纠正后方可行穿刺诊疗术；选择穿刺路径时应用彩超检查穿刺路径上是否有较大血管并予以避让,并最好选择经过一定厚度的正常组织再进入肿瘤的路径;穿刺过程中当针尖抵达脏器表面时应要求患者短暂屏气,迅速进针,防止针尖斜面对脏器包膜形成切割样损伤。对搏动性肿块进行穿刺时需用彩色多普勒观察肿瘤与周围动脉的关系,避开大血管。减少粗针穿刺次数。有出血倾向者应事先应用止血药物,并改用细针穿刺。出现严重并发症时应及时与相关临床专科联系进一步诊断和治疗。同一穿刺点穿刺针数不宜超过 3 针,如需较多穿刺组织材料,可另选其他穿刺点再行穿刺取材。

(4) 感染:穿刺活检并发感染的机会很少,引起术后感染的主要原因是介入器械细菌污染和操作的不规范,严格器械灭菌和无菌操作,是预防感染的最有效途径。对免疫力低下、糖尿病、胆道手术患者,应预防性在围术期使用抗生素。

(5) 邻近器官的损伤:消化道穿孔最为常见,也可引起胆漏、胰漏、肠漏等。针道的穿通伤,由于穿孔较小,经过严密观察,多数可保守治疗。消融造成的热损伤通常需要早期外科干预,以免继发性的并发症发生而危及生命。

(6) 休克:介入治疗的心理影响、疼痛、迷走神经反射、低血糖等均可以引起休克的发生。因此,术前充分的心理支持、麻醉技巧、止痛、操作的熟练程度和恰当的进食和补液,对预防休克相当重要。

2. 远期并发症

(1) 胆道狭窄:多数由于肿瘤临近主要胆管,热消融对胆管壁组织直接造成损害,继发胆管的炎症、纤维化、萎缩狭窄。消融时注意消融针与胆道的距离,对邻近胆道肿瘤实行热消融与化学消融联合应用,胆道壁测温,或胆管内置管预防性冷却灌注,对预防胆道损伤有一定的帮助。

(2) 血管狭窄:一般热消融对离针道 1cm 以外的直径在0.3cm 以上的静脉性血管影响甚小。但当血管狭窄、血流减慢、消融针距离小于 1cm、能量加大或时间延长时,有可能增加血管内血栓形成或血管壁损伤的可能性。对于器官唯一滋养血管或引流血管的损伤,可造成器官坏死和功能的衰竭,如半肝切除者的单肝动静脉、严重肝硬化的肝静脉萎缩,均应特别注意动静脉的保护,精心设计治疗方案和穿刺路径。

（3）器官功能不全:局部消融对器官功能的保护有较大的优势。但对于器官体积小、病灶大,或器官本身功能不佳的患者,器官功能不全易于发生。

（4）肿瘤种植:发生率1/10 000~1/1000。以针道种植为主。避免直接刺破肿瘤、减少穿刺次数、烧灼针道等有一定帮助。

第五章 介入超声的科室管理

1. 硬件设施 与外科标准的手术间配置相当,配有超声诊断仪、麻醉监护系统、呼吸机、除颤仪、供氧系统、急救设备、急救药品、其他相应的仪器及设备等,消毒隔离和无菌条件应符合手术间管理标准。

2. 人员条件 每台介入超声手术台上至少配有两位介入超声医师、一位洗手护士和一位器械巡回护士;另外根据手术性质决定是否需要麻醉人员。

3. 介入超声手术室的空间要求(以一室一机计算) 手术间原则上应≥30m² ;高度≥2.5m。另外,需有更衣室、储藏室、病员等候区及介入术后患者留观的恢复室(如介入超声室与医院手术室统一在一个区域,则这些功能区可以共享)。地面建议选用质地光滑的地板,便于清洁、消毒,并应装置地漏。墙壁应选环保、无毒油漆,色淡为宜。介入超声室墙壁贴瓷砖,便于清洗、消毒。室温保持23~27℃,可利于患者在此环境中充分暴露受检(或介入治疗)部位。在入门前先换鞋或用一次性鞋套。应设置供水系统,包括进水管、洗手池、出水管。水龙头可配感应式开关,或是选脚踏式开关(使用时手部不应与龙头直接接触)。在介入超声室,应具有两套供水系统:一套供洗手、洗清洁物用;另一套供清洗墙、地及其他办公设备等使用(或医疗污水处理池,并有专用下水道与医院专用污水处理池相连)。

4. 介入超声科室管理制度 介入操作流程、疑难病例会诊与讨论、并发症抢救与处理流程预案、介入超声适应证与禁忌证、知情同意、手术部位标记、Time-out、术后留观、资料管理、患者管理(视介入手术的类别和患者情况而定,术后一般门诊观察 30~60 分钟,无不适可回家,密切联系患者,嘱患者不适随诊。病情较重、一般情况较差、消融治疗和经胆胰管、血管、肠管的介入性治疗需留院密切观察 24 小时以上)。

5. 其他 签署知情同意书。详见二、三级医院超声质量控制指南。

第六章　介入超声的医师资质与人员培训

1. 介入超声的医师资质

（1）具有执业医师资格。

（2）熟悉超声医学专业知识及超声解剖图像等。

（3）熟练掌握超声仪器参数及功能软件的调节和使用。

（4）掌握相关疾病临床表现、诊疗策略、并发症的处理等临床专业知识。

（5）接受操作培训，在上级医师指导下能完成某一操作过程，或者能独立规范操作并无并发症发生，经过科室专家组考核合格且由医务部授权的医生。

2. 介入超声的医师资质培训、申请和管理

（1）临床专业知识的培训。

（2）超声医学相关知识的培训。

（3）介入超声的理论（指南）知识的培训。

（4）介入超声的操作及相关仪器、器械使用的培训。

（5）完成上述培训后，个人向医院主管部门提出资质申请，通过科室组织的理论和操作考核，再由医务部门授权。

（6）介入超声的医师资质授予，需要指明具体哪些介入超声项目，并规定有效时间（一般为三年），超过有效期应再次进行资质认证和授权。

（7）如果在资质有效期内出现重大并发症或医疗事故，经鉴定是技术原因的，医务部门需立刻终止该资质。经过再次严格培训和考核合格后，医务部门再决定是否授权资质。

第二篇

介入超声诊断

超声引导穿刺活检是指通过超声引导穿刺病变组织以获取少量细胞或组织进行病理学、免疫组织化学及基因分析等检查的一种操作技术,其适应证广、创伤小、操作简便且检查结果可靠。

第一章　肝穿刺活检

　　近年来,由于高分辨率超声仪器的使用及穿刺针具的改进,尤其是自动活检枪的应用,使穿刺组织学活检的有效性和安全性显著提高。此外,众多研究表明,在对肝脏肿瘤的诊断方面,组织学活检明显优于细胞学活检。因此,超声引导下肝组织学活检的应用越来越普遍,而细针抽吸细胞学检查的应用逐渐减少。超声引导下经皮肝穿刺活检是在局部麻醉下利用活检装置自动切割或抽吸式穿刺肝脏,获取少量肝组织进行病理学和免疫组织化学等检查的一种操作技术,是各种肝局灶性病变或弥漫性病变最可靠的诊断方法之一。具有适应证广、损伤小、操作简单和检查结果迅速可靠等特点。肝组织病理学检查在肝疾病的诊断、分类及预后判定上占有重要的地位。是明确诊断、评估疾病程度及判定治疗效果的重要依据。

第一节　肝弥漫性病变

【目的】

1. 了解肝组织损害程度,明确肝损害的病因。
2. 评估慢性肝炎的炎症分级及纤维化程度分期。
3. 指导临床合理治疗及判定疗效。

【适应证】

1. 肝弥漫性病变需组织病理学诊断者。

2. 慢性肝炎需判断肝纤维化程度者。

3. 原因不明的黄疸且已排除肝外胆道梗阻者。

4. 长期肝功能异常需病理诊断者。

5. 肝移植后排斥反应或不明原因的肝功能损害者。

【禁忌证】

1. 一般情况差，不能耐受穿刺，呼吸无法配合者。

2. 有明显出血倾向及凝血功能障碍者(凝血酶原时间≥正常对照 3~5 秒、血小板计数 <50 × 10^9/L、出血时间≥10 分钟)。

3. 月经期女性，术前服用抗凝药物，停药时间未达到术前准备要求者，以及不能停用抗凝药物的患者。

4. 严重肝硬化及大量腹水者。

5. 胆系、膈肌周围或穿刺路径上腹壁感染等，穿刺后易发生继发感染者。

6. 严重肝外阻塞性黄疸者。

【术前准备】

1. 患者准备

(1) 检查血常规、凝血功能及血型，必要时查心电图。

(2) 对有明显出血倾向及凝血功能障碍的患者应予术前对症或预防性处理(肝功能较差、凝血酶原时间不符合穿刺条件者，术前应静脉给予冷沉淀或新鲜干冻血浆；血小板低者应输血小板纠正，补充至许可范围)。

(3) 患者需禁饮食 6 小时以上。

(4) 询问有无抗凝血药物使用史和药物过敏史，服用抗凝药物的患者，穿刺前停用抗凝药物(华法林停用 5 天以上，肝素停用 24 小时以上，抗血小板药物停用 1 周以上，其他药物停用时间按说明书或咨询药剂师)。

(5) 症状较重的咳喘患者应在症状缓解后再行穿刺。

(6) 向患者说明穿刺目的、过程和围术期注意事项，取得患者配合(嘱患者术前排空大小便；练习屏气，有咳嗽者术前 1 小时可服用可待因；明显紧张的患者术前 1 小时可服用地西泮 10mg；告知可能出现的并发症)。

（7）术前常规签署知情同意书。

2. 器械准备

（1）选用可供导向穿刺的探头或导向器，穿刺经验丰富者也可以不用导向器。

（2）无菌活检装置，包括活检枪及活检针等，肝活检通常采用 18G 自动活检针或 21G 手动抽吸活检针。

（3）承载标本的滤纸纸片和标本盒。

（4）无菌穿刺包和探头无菌隔离套。

3. 药品准备 常规抢救药品、麻醉药物、抗过敏药物、止血药物等。

【操作方法】

1. 患者一般取仰卧位，常规扫查整个肝区，重点了解穿刺部位有无大血管，有无扩张胆管等。

2. 选择穿刺路径，避开较大的血管、肠管、胆管、胆囊、膈肌等重要器官，选择进针点及穿刺路径。选择最短途径，如无特殊要求，一般选择穿刺右肝。选择经右侧肋间隙穿刺者取左侧卧位，一般取腋前线第 8 肋间和腋中线第 9 肋间为穿刺点。

3. 患者取最佳体位，充分暴露肝区。常规消毒、铺巾，用无菌塑料套包住探头后再次确定进针点及穿刺路径，2% 利多卡因局麻至肝被膜。

4. 进针时嘱患者屏气配合，当观察到穿刺针到达肝内至少 1cm（肝硬化背景至少 1.5cm），触发扳机，实时观察穿刺针弹射过程，迅速退针，可选取不同区域进行 2~3 次穿刺取材，避免在同一点反复穿刺。观察针槽内组织的颜色、质地和长度，大致判断所取组织是否满意，根据临床检查需求，标本进行相应的处理，常规病理检查需要把标本和纸片放入 95% 乙醇溶液或甲醛溶液固定；如果需做基因等特殊检查，标本不需固定，直接用新鲜标本送检。

5. 穿刺后根据获取的标本量、色泽、质地等肉眼外观特点，决定穿刺次数，通常取材次数一般不超过 3 次。每次取材，应对活检针进行清洁处理。

6. 穿刺后适当压迫穿刺部位,穿刺部位覆盖无菌纱布或止血贴,用腹带压迫。观察生命体征等 2 小时以上,超声确认穿刺部位肝脏无出血后可用轮椅或平车送回病房。嘱患者平卧 4 小时以上。

7. 超声引导肝穿刺比盲穿具有更高的安全性。穿刺标本的质量与穿刺针的内径和操作者的经验有关。弥漫性病变的穿刺取材长度应≥25mm,包含的汇管区≥11 个。

8. 移植肝的穿刺活检　移植肝的穿刺活检方法与自体肝活检相似。局部麻醉应到达肝包膜下,建议采用右侧肋间隙或肋缘下途径。通常选用 18G 自动活检针进行单次活检。穿刺后需卧床休息,严密观察 4 小时以上。穿刺后的严重并发症发生率 <0.3%。

【注意事项】

1. 严格掌握适应证与禁忌证。

2. 穿刺前检查活检装置和引导器的配套情况。

3. 注意穿刺进针方向与引导线有无误差。

4. 术前训练患者屏气,以便配合。

5. 进针前全面了解穿刺部位及周围血管、胆管的走行,选择合适的穿刺路径和通道,以防止出血等并发症的发生。

6. 嘱患者放松,使身体呈舒适状态。由于患者呼吸易造成病灶移动,甚至划伤肝包膜或其他脏器,故确定患者完全屏气后方可进针。

7. 调整穿刺针角度时不能在肝表面进行,以避免划破肝被膜而引起出血。

8. 术后嘱患者卧床休息 4 小时以上,并监测生命体征,避免因过早活动而造成穿刺点出血。

9. 选择合适的穿刺针,通常情况下,穿刺针内径较粗者,所取标本满意。

10. 同一穿刺点不宜超过 3 针,否则容易出现针道闭合不良而引起的并发症。

　　11. 穿刺标本的保存与固定要根据检查项目需求而分别处理。

【不良反应和并发症预防】

　　超声引导肝脏穿刺活检并发症发生率较低,严重并发症发生率约1%。并发症的发生与操作者经验、使用针具及病灶位置有关。主要并发症包括疼痛、血管迷走神经反应、出血、气胸、血胸、胆汁性腹膜炎、腹腔脏器损伤、皮下气肿、菌血症、脓肿等。并发症约60%发生于术后最初2小时内,80%发生于4小时内。

　　1. 局部疼痛　最常见,发生率约20%,通常较轻微,不需处理。少数患者有较严重的疼痛(约3%),可伴发低血压及血管张力失调性晕厥,需要对症处理。术前详细向患者解释穿刺步骤,可缓解其紧张情绪,减少疼痛的发生。在穿刺前对穿刺路径上各层次做充分的浸润麻醉直达肝包膜,以减轻疼痛。

　　2. 出血　发生率约1%~20%,包括肝血肿、腹腔出血、胸腔出血、胆道出血等。一般出血量很少,很快会停止。严重出血者少见,通常见于门脉高压或肿瘤位于肝表面合并明显坏死者,出血在术后2~3小时内逐渐明显。胆道出血少见,一般在穿刺术后5天内,可表现为典型的三联症:胃肠道出血、腹痛和黄疸。小的肝内或皮下血肿可不经处理自行吸收,较大的血肿可引起心跳加快、血压下降和血细胞比容降低,出血量大时应输液、输血改善循环,同时准备血管造影和外科处理。超声造影可以帮助发现活动性出血,指导消融凝固止血。合理选择穿刺适应证、穿刺路径和取材靶区,是降低出血风险的有效措施。对于有出血倾向者尽可能避免使用18G或以上穿刺针,并减少穿刺次数。避免直接穿刺位于肝表面的病变,途经正常肝组织穿刺等措施可减少出血的发生。在进针和退针瞬间,患者应屏气以防止针尖划破肝表面。多次取材时,禁忌在同一穿刺点附近反复穿刺活检。穿刺时用彩色多普勒引导以避开肝内大血管、异常血管及较表浅的血管,可减少出血的发生。用Tru-cut粗针活检后可先将针芯取出,在退出针鞘前,向针鞘内灌注12.5%孟氏液或推注明胶海绵微粒及其他止血药,以封堵针道防止出血。

3. 发热　少数病例一过性发热,一般低于 38℃,可自行缓解。

4. 感染　以局部感染多见,可发展为腹腔脓肿、膈下脓肿,有胆道梗阻和胆管炎的患者可发生败血症。探头及穿刺针等要严格消毒。穿刺过程应遵循无菌原则,通常可以避免。

5. 邻近脏器损伤　超声引导下的穿刺活检术,可能会误伤胆管、胆囊或肝外器官,如肾脏、膈肌、肺、结肠等,而引起胆汁漏、气胸、腹膜炎等并发症。术前应选择最佳的体位、进针角度和深度,术中清晰显示穿刺针的行进路径,尽量减少不必要的穿刺进针次数,以防止邻近脏器的损伤。

6. 动静脉瘘　罕见,多发生于肝内,较大的动静脉瘘需要进行介入治疗。

7. 死亡　发生率极低,约 0.0081%~0.03%。可继发于严重出血、胆汁性腹膜炎、严重胆管炎等。

【穿刺活检后的护理】

穿刺术后要询问患者症状,注意患者主诉,监测患者血压、脉搏、呼吸等生命体征,及时发现并发症,需门诊留观 4 小时。肿瘤较大、位于肝表面或凝血功能较差者,穿刺后应卧床 2~4 小时。每隔 15~30 分钟测血压、脉搏 1 次,发现脉搏增快细弱、血压下降、烦躁不安、面色苍白、出冷汗等表现,应立即进行抗休克处理。

【术后记录内容和要求】

1. 基本信息　患者的姓名、性别、年龄、门诊号 / 住院号和床号、超声检查号、申请科室、检查部位、申请目的、仪器和探头型号、术前诊断。

2. 图像部分　采集的图像最好 4 张以上,包括标有病灶大小测量值的二维声像图、彩色多普勒(CDFI)声像图、超声造影图像、穿刺针及其针道的声像图、术后复查的图像。

3. 文字描述

(1) 术前诊断与手术名称:超声引导肝穿刺活检术。

（2）一般情况：患者所取的穿刺体位、穿刺前的准备程序，如常规消毒、铺巾，局部麻醉。肝组织回声、血供情况。

（3）穿刺过程：包括引导方法、穿刺针规格、进针次数、取出组织长度、数量及大体病理表现、标本的保存和处理方式、压迫穿刺点方法和时间等。

（4）术后复查：15~20分钟后超声检查有无术后出血。

（5）结果评估：手术过程和结果的总体评价，记录生命体征是否平稳，术后有无不适及并发症，描述患者离开诊室时的一般情况。

（6）术后注意事项：术后压迫止血15分钟，卧床休息4~8小时、少量进食、保持伤口干燥3天，禁止剧烈运动1周。告知可能并发症，如有异常，及时随诊。

4. 署名　包括医师签名、操作日期和时间、记录者姓名等。

第二节　肝局灶性病变

【目的】

1. 明确肝局灶性病变的性质、病理类型及分化程度。

2. 了解肝肿瘤的分子标记。

3. 评价射频、微波等各种微创治疗的疗效。

【适应证】

1. 各种影像学检查无法确诊的肝内局灶性病变。

2. 临床表现和检查结果不一致的肝内局灶性病变。

3. 肝硬化背景下不能排除恶性的结节性病变。

4. 恶性肿瘤病理需要了解组织学类型、分级、肿瘤分子标记，帮助确定诊疗方案者。

5. 需要病理组织结果指导消融后续治疗的肝内肿瘤病变。

6. 需要病理组织结果指导化疗的肝内肿瘤病变。

7. 原发灶不明的肝内转移性病变。

8. 长期追踪但影像学检查不能确诊的良性病灶，患者要求明确病理诊断者。

9. 手术未取活检或活检失败者。

【禁忌证】

1. 病灶位于肝脏表面、穿刺路径上没有正常肝组织的病变。

2. 肿瘤内血管丰富,或肿瘤组织邻近大血管,穿刺难以避开者为相对禁忌证。

3. 其他禁忌证与肝弥漫性病变相同。

【术前准备】

1. 患者准备(见肝弥漫性病变)。

2. 器械准备(见肝弥漫性病变)。

3. 药品准备(见肝弥漫性病变)。

【操作方法】

1. 根据病灶位置,患者一般取仰卧位或左侧卧位,常规扫查整个肝区,超声观察病灶的数量、大小、位置、形态、边界、内部回声、肿块内部及周边血流等情况。对于少数病例超声图像未显示或显示不清楚,可以利用术前 CT 或 MRI 影像资料,采用融合影像技术引导穿刺。

2. 选择穿刺病灶,避开较大的血管、肠管、胆管、胆囊、膈肌等重要器官,选择进针点及穿刺路径。选择最短途径,穿刺针尽可能经过正常肝组织穿刺病灶。

3. 患者取最佳体位,充分暴露肝区。常规消毒、铺巾,用无菌塑料套包住探头后再次确定进针点及穿刺路径,2% 利多卡因局麻至肝被膜。

4. 进针时嘱患者屏气配合,针尖刺入至少 1cm(肝硬化背景至少 1.5cm)肝组织后,当观察到穿刺针到达病灶边缘时,触发扳机,实时观察穿刺针所在位置后迅速退针,可选取肿块不同区域进行 2~3 次穿刺取材,避免在同一点反复穿刺。观察针槽内组织的颜色、质地和长度,大致判断所取组织是否满意,根据检验项目要求来确定标本是否需要固定。

5. 穿刺后根据获取的标本量、色泽、质地等肉眼外观特点,决定穿刺次数,通常取材次数一般不超过 3 次。每次取材,应对活检针进行清洁处理,降低针道种植风险。

6. 穿刺后适当压迫穿刺部位,穿刺部位覆盖无菌纱布或止血贴,用腹带压迫。观察生命体征等 2 小时以上,超声确认穿刺部位肝脏无出血后可用轮椅或平车送回病房。嘱患者平卧 4 小时以上。

7. 超声造影引导穿刺活检　对于较大的、容易发生出血、坏死的病灶或常规超声显示不清的病灶,有条件者可采用超声造影引导穿刺,以降低肝脏局灶性病变活检的假阴性率。

(1) 穿刺前超声造影:应详细记录病灶的大小、位置和形态,确认病灶内的增强区和无增强区及毗邻关系,灌注时相变化及消退时间,周边血管分布情况等,以供确定穿刺方案参考。

(2) 超声造影引导穿刺方法:推荐选择实时双幅模式,同时显示组织谐波成像和超声造影成像,注射造影剂后显示病灶异常增强的区域或造影剂消退区域,避开无增强的区域,在超声造影引导下行穿刺活检,对应的组织谐波成像可以更加清晰地显示病灶和穿刺针,实时观察穿刺过程。如果超声仪器未配备实时双幅造影软件,可在超声造影后即刻转换为常规超声模式,在病灶异常增强或造影剂消退对应的区域取材。

【注意事项】

见肝脏弥弥漫性病变。

【不良反应和并发症预防】

1. 肝脏肿瘤穿刺后针道种植的发生率很低,约为 0.003%~0.009%,可能与穿刺操作过程和患者自身免疫功能有关。选择较短的射程、最短的穿刺距离、较少的穿刺次数。如果用同一根针重复穿刺,每次取材后,应对活检针进行清洁处理,一般采用 95% 乙醇擦拭三遍。在满足诊断需要的前提下,活检针外径的选择应遵循“宁细勿粗”的原则,降低针道种植的概率。对于可切除的肿瘤,应将穿刺针道置于手术可切除的肝段内。上述措施可以减少针道种植的发生。

2. 其他并发症见肝弥漫性病变。

【穿刺活检后的护理】

见肝弥漫性病变。

【术后记录内容和要求】

见肝弥漫性病变。

第二章　肾穿刺活检

第一节　肾弥漫性病变

肾弥漫性病变主要是指累及双侧肾小球的各种疾病,多有相似临床表现,如血尿、蛋白尿、高血压等,但病因、发病机制、病理改变、病程和预后均不同的一组病变,可分原发性、继发性和遗传性肾小球病。肾活检病理学诊断现已成为肾疾病临床诊断和研究必不可缺少的手段,使肾小球疾病从临床诊断提高到组织病理学诊断的新水平,为治疗方案的选择及预后评估提供重要依据。目前,肾活检最常用的方法为超声引导下经皮穿刺活检。

【目的】

超声引导下经皮肾穿刺活检是获取肾组织的主要手段,对获取的组织进行病理学诊断确定疾病病理学类型,对选择治疗方案及判断预后有重要意义。

【适应证】

1. 肾小球肾炎或肾病的分型。

2. 全身性免疫性疾病引起的肾损害。

3. 不明原因的肾功能衰竭。

4. 不明原因的持续性高血压、蛋白尿、血尿。

5. 移植肾怀疑排斥反应等。

【禁忌证】

1. 各种原因的凝血功能障碍均属禁忌,必须纠正后才可施行肾穿刺活检,以免术后出血不止。

2. 高血压是肾炎和肾病的常见症状,对严重高血压患者,肾活检前应控制血压。

3. 孤立肾或另一侧肾功能丧失者虽非绝对禁忌,但肾穿刺活检后,有时会出现氮质血症或尿毒症。

4. 肾实质萎缩,肾皮质甚薄时,所取活检标本很难获得有意义的诊断资料,因此不宜活检。

5. 多囊肾。

6. 大量腹水、肾周积液、全身多脏器衰竭、妊娠等。

7. 神志不清或激烈咳嗽等症状难以控制不能配合操作者。

【术前准备】

1. 实验室检查　检查血常规、凝血功能和肾功能,排除凝血功能障碍;尿常规,怀疑有尿路感染时应行中段尿细菌培养。

2. 患者准备　告知患者穿刺目的、存在的风险、并发症的防范等,令其签署知情同意书。训练患者呼吸屏气动作,有严重高血压时先控制血压,接受透析的患者穿刺前后 3 天暂时停用抗凝血药物。

3. 器械选择　自动穿刺活检枪和一次性穿刺活检针,一般成人选用 16G 活检针,儿童可用 18G 活检针。术后加压包扎用的腹带。

4. 超声检查及定位　了解双侧肾大小及肾内结构,排除穿刺活检禁忌,测量肾皮质厚度、肾下极至皮肤的距离。

【操作方法】

1. 患者取俯卧位,腹部垫一硬枕,压迫固定肾脏,避免穿刺时肾脏退让移位。肾穿刺活检一般先选右肾,穿刺点一般选在肾下极皮质较宽厚处并避开肾窦回声,确定穿刺点及穿刺路径后,做好体表标志。

2. 常规消毒、铺巾,2% 利多卡因做穿刺点浸润局麻,之后用尖刀破皮,将皮肤戳一深 2mm 小口。

3. 嘱患者屏气,超声引导活检枪配 16G 活检针沿穿刺引导线经皮肤及肾周脂肪囊后快速刺入浅层肾皮质内,激发活检枪后立即拔针即可,一般穿刺2~3针。观察穿刺标本的颜色及长度,判断穿刺标本中肾小球组织的量是否足够。

4. 穿刺完毕后,穿刺点75%乙醇消毒,加压包扎,可用腹带包扎腰腹部,平卧休息24小时。术后严密观察血压、脉搏和尿液性状等。有肉眼血尿时,应延长卧床时间,一般在24~72小时内肉眼血尿可消失。

5. 将穿刺标本分为三等份,分别送光镜(甲醛固定)、免疫荧光(生理盐水处理)、电镜检查(戊二醛固定),送检标本需冷藏。

【注意事项】

1. 穿刺部位的选择与穿刺成功率和并发症的发生有密切关系。穿刺点应选择在肾下极无肾窦回声部位,该处肾皮质宽厚且无大的血管,容易取到较多肾小球组织。穿刺点过高,达到肾窦区会造成标本长度不够,含髓质多而皮质少,且易损伤肾盏,发生大量血尿或持续血尿;穿刺点过低,接近肾边缘容易导致穿刺失败。此外,穿刺深度不要过深,针尖达肾脏前缘为宜。

2. 术后患者保持平卧24小时,密切观察生命体征、腹部情况及尿液性状等。适当多饮水,对24小时后仍有肉眼血尿者应当继续卧床休息3天,在1周内应少活动,3个月内不剧烈活动和进行体力劳动。

【不良反应和并发症预防】

1. **疼痛**　少数患者在活检部位有轻微的钝痛,一般2~5天消失,如疼痛长期持续存在应予关注,需排除肾周血肿。

2. **感染**　感染并不常见,只要严格遵守无菌操作,一般可以预防,对出现感染症状者应进行抗生素治疗。

3. **血尿**　血尿是肾穿刺活检的主要并发症,由于穿刺针直接穿刺肾组织,穿刺后几乎所有患者都有镜下血尿,可持续数小时至2天左右,肉眼血尿早年发生率较高,近年来由于活检器具及技术改进已呈明显下降趋势。穿刺时,尽量避开集合系统,在下极肾实质穿刺,术后多饮水,均可减少血尿的发生。

4. 出血　包括穿刺点出血、肾被膜下出血及血肿形成,穿刺针划伤肾被膜是造成肾被膜下血肿的重要因素,肾周围血肿发生率为 1% 左右,与操作者技术熟练程度及患者配合不充分有关,另外与穿刺部位的选择有关,如切割肾脏包膜可导致出血。

5. 动静脉瘘　肾活检穿刺术后的动静脉瘘多发生在 3 级分支以下,大多数没有临床症状,无症状者多可自行愈合,少数未能自愈者伴有长期肉眼血尿。穿刺后在肾区出现杂音者应警惕此并发症。缺乏影像引导、穿刺技术不良及适应证选择不当是其主要原因,目前已很少见。穿刺后彩色多普勒超声检查能早期发现动静脉瘘形成。

6. 肾撕裂伤　多由于穿刺时患者剧烈咳嗽导致,患者的配合、术前呼吸训练十分重要。

7. 损伤其他脏器　常由盲目穿刺、引导不准确或穿刺过程中穿刺针偏离引导线导致。

【术后记录内容和要求】

1. 基本信息　患者的姓名、性别、年龄、门诊号 / 住院号和床号、超声检查号、申请科室、检查部位、申请目的、仪器和探头型号、术前诊断。

2. 图像部分　采集的图像最好 4 张以上,包括显示穿刺切面的二维声像图、CDFI 声像图、穿刺针及其针道声像图、术后复查的图像。

3. 文字描述

(1) 施行手术名称:超声引导下肾脏穿刺活检术。

(2) 一般情况:穿刺体位,穿刺前的准备程序,如常规消毒、铺巾,局部麻醉。包括术前双肾位置、大小、边界、回声、血供情况。

(3) 穿刺过程:包括引导方法、穿刺部位、穿刺针规格、进针次数、取出组织长度、数量及大体病理表现、标本的保存和处理方式,压迫穿刺点方法和时间。

(4) 术后复查:穿刺后 15~20 分钟超声检查术后有无出血。

(5) 结果评估:穿刺过程和结果的总体评价,记录生命体征是否平稳,术后有无不适及并发症,描写患者离开诊室时的一般情况。

(6) 术后注意事项:术后立即压迫止血 15 分钟,必要时腹带压迫止血 2 小时,术后卧床休息 24 小时、少量进食、保持伤口干燥 3 天,禁止剧烈运动和体力劳动 1 周。告知可能的并发症,如有异常,及时随诊。

4. 署名　包括医师签名、操作日期和时间、记录者姓名等。

第二节　肾占位性病变

【目的】

获取肾脏占位性病变组织进行病理学诊断可明确疾病性质,为制订治疗方案及判断预后提供依据。

【适应证】

1. 肾实性占位性病变的诊断和鉴别诊断。

2. 原发灶不明的肾转移瘤。

【禁忌证】

1. 各种原因引起的凝血功能障碍均属禁忌,必须纠正后才可施行肾穿刺活检,以免术后大出血。

2. 大量腹水、肾周积液、全身多脏器衰竭、妊娠等。

3. 神志不清或激烈咳嗽等症状难以控制不能配合操作者。

【术前准备】

1. 术前检查　术前查血、尿常规及凝血功能,超声检查确定穿刺点及穿刺路径,做好体表标志,签署手术知情同意书。

2. 仪器及器械　彩色多普勒超声仪,3.5MHz 探头,穿刺引导架;组织学活检多使用可调式活检枪,配套活检针 18G(弹射距离 15~22mm),也可用一次性自动弹射活检枪。

【操作方法】

1. 患者采取俯卧位,常规消毒、铺巾、局麻,然后尖刀破皮,将皮肤戳一深 2mm 小口。超声引导活检枪配 18G 活检针沿穿刺引导线将穿刺针经过一段正常肾组织快速进入肾肿瘤表面,嘱患者屏气,激发活检枪后立即拔针,一般穿刺 2~3 针。

2. 标本送组织学和细胞学检查。

3. 术后加压包扎,平卧休息 24 小时。术后观察血压、脉搏和尿液性状变化等。

【注意事项】

1. 严格选择适应证,对于能够确诊的肾恶性肿瘤应避免穿刺活检。

2. 穿刺针穿入肾包膜时,应嘱患者屏气,穿刺针应经过一段正常肾组织才进入靶肿块,避免损伤肾包膜及肾内大血管;穿刺途径避开大的血管及集合系统。

3. 穿刺部位选取肿块内实性部分有血供的区域并避开大血管分支。

4. 超声引导下 18G 粗针活检与细针针吸活检同样安全,但细针细胞学获得组织较少,常不能满足病理诊断需要,18G以上粗针组织学活检阳性率高于细针抽吸活检。因此,目前多行 18G 粗针穿刺活检。

5. 术后可出现血尿,大多 12 小时内能消失,但若血尿超过 12 小时应怀疑集合系统损伤。穿刺时须用彩色多普勒超声引导,进针路径避开大血管,避免穿刺针进入集合系统。

【不良反应和并发症预防】

超声引导下肾肿瘤穿刺活检术通常较安全,并发症发生率较低,常见并发症主要包括术后局部疼痛、出血等,但亦有穿刺活检后形成气胸及损伤腹腔内脏器的报道,针道种植虽然少见,但也应引起临床注意。

1. 出血　是最常见的并发症,多为肾周少量出血,大量出血少见。粗针活检出血概率高于细针活检。少量出血时，多数患者无临床症状，多能自行吸收。

2. 血尿　多有术后镜下血尿，肉眼血尿并不多见，发生率为 5%~7%，与集合系统穿刺损伤有关，大多能够自行缓解，如血尿持续存在，首先应排除由动静脉瘘所致。

3. 针道种植　肾肿瘤经皮活检有可能发生针道种植，粗针、细针活检后都有针道种植的发生，但发生率很低。

4. 气胸　双肺下叶后段可随着吸气而降低，患者俯卧位穿刺肾上极的肿瘤时，有刺伤肺造成气胸的可能，但在超声引导下很少发生。改变患者体位，侧卧位穿刺或者在呼气末进针，有助于减少或避开病灶前方的肺组织。

【术后记录内容和要求】

1. 基本信息　患者的姓名、性别、年龄、门诊号 / 住院号和床号、超声检查号、申请科室、检查部位、申请目的、仪器和探头型号、术前诊断。

2. 图像部分　采集的图像最好 4 张以上，包括显示穿刺肿物切面的二维声像图、CDFI 声像图、穿刺针及其针道声像图、术后复查的图像。

3. 文字描述

(1) 施行手术名称：超声引导下肾脏肿物穿刺活检术。

(2) 一般情况：穿刺体位，穿刺前的准备程序，如常规消毒、铺巾，局部麻醉。包括病变位置、大小、形态、边界、内部回声、血供情况。

(3) 穿刺过程：包括引导方法、穿刺针规格、进针次数、取出组织长度、数量及大体病理表现、标本的保存和处理方式、压迫穿刺点方法和时间等。

(4) 术后复查：15~20 分钟后超声检查术后有无出血。

(5) 结果评估：手术过程和结果的总体评价，记录生命体征是否平稳，术后有无不适及并发症，描写患者离开诊室时的一般情况。

(6) 术后注意事项：术后立即压迫止血 15 分钟，必要时腹带压迫止血 2 小时,术后卧床休息 24 小时、少量进食、保持伤口干燥 3 天,禁止剧烈运动和体力劳动 1 周。告知可能的并发症,如有异常,及时随诊。

4. 署名 包括医师签名、操作日期和时间、记录者姓名。

第三章 乳腺、甲状腺穿刺活检

第一节 超声引导下乳腺穿刺活检

乳腺疾病是严重危害妇女身心健康的疾病,术前明确诊断乳腺实质病变的良恶性、了解恶性肿瘤的分化程度及转移情况,对于乳腺疾病治疗方案的确定及手术方式的选择尤为重要。超声引导下的乳腺粗针及真空辅助旋切穿刺组织学活检因其定位准确、操作安全等优势得到广泛的应用。

【目的】

1. 鉴别乳腺病变的良恶性,为临床确定治疗方案提供依据。

2. 确定恶性肿瘤的病理组织分型,获取免疫组化结果,为内科治疗提供依据(例如内分泌治疗、新辅助化疗等)。

3. 为不可触及的乳腺病变(nonpalpable breast lesion, NPBL)做术前和术中定位。

【适应证】

1. 超声发现不可触及的可疑乳腺占位性病变。

2. 可触及的较大实质性肿块,临床怀疑恶性需明确诊断者。

3. 对成分混杂的病变(可能含有坏死组织)或含钙化等质地硬韧的病变。

4. 超声提示乳腺 BI-RADS 4 类及以上或部分 3 类病变,需要明确诊断者。

5. 核磁或钼靶提示可疑乳腺恶性病变者。

6. 超声提示乳腺良性肿瘤,旋切或消融治疗前需明确诊断者。

7. 不适宜接触 X 线的患者。

【禁忌证】

1. 绝对禁忌证

(1) 有明显出血倾向及凝血功能障碍的患者。

(2) 有严重高血压、糖尿病的患者。

(3) 意识障碍不能配合诊疗的患者。

(4) 严重心肺疾患、严重恶病质不耐受穿刺者。

(5) 疑为乳腺血管瘤的患者。

2. 相对禁忌证

(1) 乳腺内置有假体。

(2) 女性月经期间。

(3) 女性妊娠期间。

(4) 局部皮肤感染。

【术前准备】

1. 术前查凝血功能、血常规、传染病指标(至少包括乙肝、丙肝、梅毒、艾滋病)等,测量血压。

2. 术前 1 天清洁身体,停用抗凝血药物及具有活血功能的保健品 5~10 天。

3. 术前向患者及家属交代病情,详细告知术中、术后可能出现的并发症及处理方法,令其签署"介入超声穿刺知情同意书"。

4. 备齐急救药品及物品。

5. 穿刺用品包括无菌穿刺包、无菌手套、2% 利多卡因、标本固定液、穿刺针(如:14G、16G、18G 或真空辅助旋切针)等。

【操作方法】

1. 根据乳腺肿块显示的最佳切面,调整患者体位,通常为仰卧位或侧卧位,以肿块位置相对较为固定为宜,充分暴露患侧乳腺。

2. 仔细扫查肿块及周围组织,测量病灶大小,明确距皮肤及胸腔距离,检查病灶及周围组织血流信号丰富程度及血管分布情况,存储图像,选择穿刺入路(尽量避开较大血管及重要脏器组织结构),并确定穿刺角度及射程(切忌刺破胸壁及肺脏)。

3. 常规消毒、铺巾,无菌隔离套包裹探头后再次扫查病灶确认穿刺入路。

4. 用 2% 利多卡因行局部麻醉(注意勿将麻药注射入血管)。

5. 根据病灶大小及进针路径调整针槽长度备用;操作者清楚显示靶目标后固定探头,穿刺针沿声束平面进针至病灶前缘,确定避开血管及重要组织结构后,击发穿刺枪、迅速退针,用纱布按压止血,此过程应实时超声观察并记录。

6. 推出针槽内组织,放置到滤纸条,并浸入甲醛固定液,视组织完整情况取材 1~3 条组织,送病理检查。

7. 穿刺结束后,穿刺点消毒、按压穿刺部位 15~20 分钟止血,观察患者有无不适;如为真空辅助旋切术后,须将旋切区针道内积血挤出,然后加压包扎。

【注意事项和并发症】

1. 术中注意事项

(1) 严格无菌操作,穿刺部位遵循就近及美观原则。

(2) 穿刺时活检针尽量与胸壁平行,避免穿刺针进入胸腔;尽量使用同一个进针通道来进行肿块的多方位穿刺,以避免针道播散,必要时可于穿刺点皮肤先切开 2~5mm 小口,便于穿刺。

(3) 取样可包括病变组织及周围的乳腺组织。

(4) 多个肿块或者双侧乳腺活检,先穿刺恶性风险小的病灶;如性质难以确定时,可更换穿刺针,避免癌细胞随针道种植转移。

(5) 术中随时注意压迫止血。

（6）如果病灶靠近皮下、贴近胸壁或病灶周围血流信号丰富时，穿刺点局麻后可在病灶周围注射肾上腺与生理盐水混合液（1：10 000），以分离肿块与周围组织，收缩周围血管，减少术中出血。

（7）真空辅助旋切术后，可在病灶手术区植入钛夹进行定位标记，以备后续随访或手术定位。

（8）前哨淋巴结（SLN）的穿刺：SLN 是指肿瘤淋巴引流区域的第一站淋巴结，是区域淋巴结中最容易被肿瘤侵犯的淋巴结，通过对 SLN 的病理检查，可以预测整个淋巴引流区域是否受到肿瘤侵犯。适应证包括：临床腋窝淋巴结阴性，将进行手术的乳腺癌或多中心性病变的患者；或将进行乳房切除术的导管内原位癌（DCIS）患者；乳腺和（或）腋窝手术前，进行新辅助全身治疗的患者，可进行 SLN 活检。但是计划行保乳手术的大型或局部晚期浸润性乳腺癌（肿瘤分期 T3/T4）、炎性乳腺癌、DCSI 等患者或孕期女性，不应该接受 SLN 活检。穿刺前注射示踪剂（蓝染料如亚甲蓝、异磺蓝等；放射性胶体：^{99m}Tc- 葡萄糖，^{99m}Tc- 硫化锑胶体，^{99m}Tc- 硫胶体等；脂质体显像等）进行淋巴显像，根据显像结果于术中对阳性淋巴结进行穿刺，取组织做病理检查，根据病理结果决定是否需要进一步行腋窝淋巴结清扫。

（9）弹性成像和超声造影的引导穿刺：可于术前对病灶进行超声造影检查，明确病灶整体血供情况，异常血供显示范围及内部是否含有非活性区域（造影无灌注区），帮助术者选择合适穿刺针型及确定有效穿刺路径。弹性成像可判断病灶整体硬度及分布情况，通过术前预测病灶质地，选择合适型号的穿刺针，对质地不均病变，靶向穿刺质硬区域，均有助于提高穿刺准确性。

2. 术后注意事项

（1）压迫止血：穿刺后穿刺点消毒后，用无菌纱布加压10~20 分钟，注意观察伤口有无血性渗出，如有渗出，在无菌条件下及时更换纱布，并加压。

（2）预防感染：由于创伤小，穿刺过程中严格执行无菌操作，一般无须服用抗生素，穿刺后当天穿刺部位保持干燥，避免穿刺点感染。

（3）一般护理：术后观察患者生命体征 60 分钟，无异常方可离开，向患者及家属交代上述术后注意事项。术后患者穿刺部位轻微疼痛，不需要特殊的处理，对痛觉敏感的患者可适当给予止痛药。

3. 早期并发症

（1）疼痛、感染、发热、出血等，尤以出血最常见。

（2）气胸、胸膜反应、呼吸急速、呼吸困难、迷走反射、休克等麻醉意外。

（3）血压波动明显、心率变化、心律失常、心搏骤停。

（4）血管、神经及邻近组织器官损伤。

（5）其他。

4. 晚期并发症

（1）伤口愈合延迟或不愈合。

（2）肿瘤针道转移。

（3）肿瘤破裂、出血等须转外科行急诊手术。

（4）乳腺导管损伤，引起乳汁分泌不畅。

（5）其他。

【术后记录内容和要求】

1. 基本信息　患者的姓名、性别、年龄、门诊号 / 住院号和床号、超声检查号、申请科室、检查部位、申请目的、仪器、探头型号及术前诊断。

2. 图像部分　采集的图像最好 4 张以上，包括显示左右侧体表标志的穿刺肿物切面的灰阶声像图、CDFI 声像图、穿刺针及其针道声像图、术后复查的图像。

3. 文字描述

（1）施行手术名称：超声引导下乳腺粗针或真空辅助肿块（病变）穿刺活检术。

（2）一般情况：穿刺体位，穿刺前的准备程序，如常规消毒、铺巾、局部麻醉。包括穿刺哪一侧乳房、肿物的时钟位置和与乳头的距离、深度、大小、形态、边界、内部回声、血供情况。

（3）穿刺过程：包括引导方法、穿刺针规格、进针次数、取出组织长度、数量及大体病理表现、标本的保存和处理方式，压迫穿刺点方法和时间等。

（4）术后复查：15~20 分钟后超声检查术区有无出血。

（5）结果评估：手术过程和结果的总体评价，记录生命体征是否平稳，术后有无不适及并发症，描写患者离开诊室时的一般情况。

（6）术后注意事项：真空辅助旋切活检或治疗后需绷带压迫止血 24 小时，术后卧床休息 12~24 小时、普通进食、保持伤口干燥 3 天，禁止剧烈运动和体力劳动 1 周。告知患者可能的并发症，如有异常，电话咨询或及时随诊。

4. 署名　包括医师签名、操作日期、记录者姓名。

第二节　超声引导下甲状腺穿刺活检

近年来，甲状腺结节的发病率和检出率逐渐升高，其中绝大多数结节为良性，仅有约 7%~15% 的结节为恶性。不同病理类型的甲状腺结节的临床处理和预后均不同，因此，术前评估甲状腺结节的良恶性尤为重要。超声检查作为甲状腺疾病的首选检查方法，依据声像图特征可对结节的恶性风险程度进行评估，但是仍有部分甲状腺结节良恶性鉴别诊断存在困难，超声引导下甲状腺穿刺活检仍然是鉴别甲状腺结节良恶性的首选技术，不仅提高了甲状腺癌术前的诊断准确率，对术后复发及淋巴结转移的诊断也至关重要。甲状腺穿刺活检主要包括细针穿刺抽吸细胞学检查（fine needle aspiration biopsy，FNAB）及组织学检查（core needle biopsy，CNB）。

(一) 超声引导下 FNAB

【目的】

对甲状腺结节或颈部淋巴结进行定性诊断,指导临床治疗方案。

【适应证】

1. 最大径≥1cm 的结节、具有可疑恶性的超声征象。

2. 最大径≥1.5cm 的等回声/高回声实性结节,或实性部分呈偏心分布的囊实性结节。

3. 最大径≥2cm 的海绵状囊实性结节。

4. 最大径 <1cm 的结节,具有可疑恶性超声征象,患者有甲状腺癌的高危因素或要求进一步诊断和治疗。

5. 甲状腺弥漫散在分布的钙化灶。

6. 高度怀疑甲状腺癌转移的颈部淋巴结。

7. 甲状腺癌外科手术后可疑复发病灶。

【禁忌证】

1. 绝对禁忌证

(1) 患者不合作。

(2) 原因不明的出血病史。

(3) 出血倾向(活化部分凝血活酶时间高于正常上限 10 秒,凝血酶原时间高于正常上限 3~5 秒,纤维蛋白原小于 1g/L,血小板计数 <50 000/mm^3(50×10^9/L),且聚集功能差,经临床会诊不能进行穿刺活检)。

(4) 近期应用抗凝血药物。

(5) 严重高血压(收缩压 >180mmHg)者。

(6) 超声引导下不能确定穿刺安全路径。

2. 相对禁忌证 穿刺点局部皮肤感染者。

【操作前准备】

1. 完善血常规、凝血功能及血清检查(血清至少包括乙肝、丙肝、梅毒、艾滋病)。

2. 了解超声检查结果,明确靶结节的位置、大小、数量、与周围组织的关系,确定安全穿刺路径。

3. 穿刺前可进行超声造影检查。完全无增强的结节为良性,无需穿刺活检;有增强的结节,可针对造影可疑区域进行穿刺活检。

4. 超声仪器　甲状腺超声检查或穿刺引导首选配有高频线阵探头的高质量超声诊断仪。

5. 穿刺用品应备齐,包括无菌穿刺包、消毒手套、碘伏、95% 乙醇、玻片、铅笔、注射器针筒、22~27G 穿刺针(如果需要做穿刺洗脱液基因检测需要相应试剂瓶)。

6. 备好麻醉药品和急救药品。

7. 向患者及其家属告知活检目的及可能发生的并发症和防范措施,令其签署"介入超声穿刺知情同意书"。

8. 指导患者配合穿刺术。

【操作方法】

1. 患者取仰卧位,肩部垫高,颈部呈过伸位,充分暴露颈前区。操作者坐于患者头侧,调整超声仪器显示屏,使操作者可以同时方便地看到手术区域和超声图像。

2. 常规消毒、铺巾,超声探查甲状腺结节和周围组织。

3. 在超声引导下,避开大血管、气管及神经等重要组织结构。操作者一只手固定超声探头,另一只手持穿刺针沿着扫描平面斜行插入,实时观察进针过程。

4. 穿刺针到达结节中心,拔出针芯,在结节内沿不同针道来回提插 10 下左右,如果细胞量不够可以适当负压抽吸,迅速退针,用纱布压迫进针点。

5. 回抽预备的注射器,使注射器内充满空气,尽快将取材后的穿刺针连接于注射器上,使针尖斜面向下对准载玻片,快速推动注射器活塞,将吸取物推射到载玻片的一端,并用另一块载玻片将标本均匀涂抹开,之后立即置于固定液中。

6. 如为含较多囊性成分的囊实性病变,则先用穿刺针吸尽囊液,然后再对实性部分进行活检,囊液和实性穿刺液均送病理检查。如需要做穿刺洗脱液基因检测,可将穿刺针在试剂瓶内用针筒反复冲洗数次,然后低温保存并送检。

7. 穿刺结束后,压迫穿刺点 30 分钟,医生示范压迫的力度和位置,并观察患者情况。

【注意事项】

1. 行 FNAB 检查时应注意多方向穿刺,对结节进行多点取材,尤其对超声提示的可疑部位进行重点取材。

2. 对于位于被膜下的甲状腺结节,穿刺针应经过少许正常甲状腺组织再对结节进行穿刺。

3. FNAB 穿刺前指导患者进行呼吸练习,若在穿刺中患者出现吞咽或咳嗽应立即将穿刺针拔出。

4. 首次 FNAB 无法确诊的结节,可对结节进行再次 FNAB 检查、组织活检或甲状腺癌分子标记物检测。

5. 对可疑淋巴结行 FNAB 检查时,联合 FNAB-Tg 冲洗检查有助于减少假阴性结果。

6. 对于缺乏安全穿刺路径的甲状腺结节,可改用小微凸探头或者取与声束垂直的平面进针。

【并发症】

1. 出血和血肿　由于穿刺针损伤血管或针道压迫不当造成,血肿发生率极低,一般不严重。压迫止血是关键,多由压迫不及时或压迫部位不准确引起,可给予冰敷 30~60 分钟,通常有效。对于少量渗血的患者,局部加压 10 分钟即可止血;穿刺后引起大出血的患者,应让患者平卧休息,严密观察生命体征、颈部肿胀程度及出血量,运用多普勒超声判断出血部位,并快速局部压迫,应用止血药,不宜包扎,以便于超声随时观察。对于穿刺后形成血肿的患者,应严密观察患者有无呼吸困难的表现,及时进行对症处理。

2. 声音嘶哑　发生率较低,是由于穿刺针损伤喉返神经所致,在超声引导下避开重要组织进行准确定位穿刺,可避免上述并发症。

3. 局部不适或疼痛　极少数患者在穿刺后可出现轻度疼痛或不适,疼痛可向耳后及颌下放射,一般不需要处理。如疼痛明显可用一般止痛药物处理。

【穿刺活检后记录内容及要求】

1. 基本信息 患者的姓名、性别、年龄、住院号/门诊号、超声检查号、申请科室、穿刺部位、申请目的、仪器和探头型号及操作前诊断。

2. 图像采集 采集的图像应包括穿刺结节切面的灰阶声像图、CDFI 声像图、穿刺针及其针道声像图及穿刺后复查的图像。

3. 文字描述

(1) 操作名称:超声引导下甲状腺细针穿刺细胞学检查术。

(2) 一般情况:穿刺结节部位、数目、大小、回声、血流、周围有无重要脏器及血管。

(3) 穿刺过程:包括引导方法、穿刺针规格、进针次数、标本玻片的数量及大体病理表现,标本的保存和送检,压迫穿刺点方法和时间。

(4) 穿刺后复查:穿刺活检后超声检查有无出血。

(5) 结果评价:对操作过程和效果的总体评价,记录患者有无不适表现和反应,并描写患者离开操作室时的一般情况。

(6) 注意事项:穿刺后压迫止血 15 分钟,必要时卧床休息,保持伤口干燥,禁止剧烈运动。告知患者可能发生的并发症,如有异常应及时随诊。

4. 署名 包括医师签名、操作日期和时间、记录者姓名。

(二) 超声引导下 CNB

【目的】

对甲状腺结节或颈部淋巴结进行定性诊断,指导临床治疗方案。

【适应证】

1. 最大径≥1cm 的结节具有可疑恶性的超声征象。

2. 最大径≥1.5cm 的等回声/高回声实性结节,或实性部分呈偏心分布的囊实性结节。

3. 最大径≥2cm 的海绵状囊实性结节。

4. 最大径 <1cm 的结节,具有可疑恶性超声征象,患者有甲状腺癌的高危因素或要求进一步诊断和治疗。

5. 甲状腺弥漫散在分布的钙化灶。

6. 高度怀疑甲状腺癌转移的颈部淋巴结。

7. 甲状腺癌外科手术后可疑复发病灶。

【禁忌证】

1. 绝对禁忌证

(1) 患者不合作。

(2) 原因不明的出血病史。

(3) 出血倾向(活化部分凝血活酶时间高于正常上限 10 秒,凝血酶原时间高于正常上限 3~5 秒,纤维蛋白原小于 1g/L,血小板计数 <50 000/mm^3(50 × 10^9/L),且聚集功能差,经临床会诊不能进行穿刺活检)。

(4) 近期应用抗凝血药物。

(5) 严重高血压(收缩压 >180mmHg)者。

(6) 超声引导下不能确定穿刺安全路径。

2. 相对禁忌证

(1) 局部皮肤感染。

(2) 甲亢患者,甲状腺或肿瘤组织内血流异常丰富。

(3) 结节周边紧邻颈部大血管。

(4) 结节直径小于 1cm,且紧邻前包膜的结节。

【操作前准备】

1. 完善血常规、凝血功能及血清检查(血清至少包括乙肝、丙肝、梅毒、艾滋病)。

2. 了解超声检查结果,明确靶结节的位置、大小、数量、与周围组织的关系,确定安全穿刺路径。

3. 穿刺前可进行超声造影检查。完全无增强的结节为良性,无需穿刺活检;有增强的结节,可针对造影可疑区域进行穿刺活检。

4. 超声仪器 甲状腺超声检查或穿刺引导首选配有高频线阵探头的高质量超声诊断仪。CNB 通常选择 18~21G 活检针。

5. 穿刺用品应备齐,包括无菌穿刺包、消毒手套、碘伏、甲醛溶液、活检针(如果需要做穿刺洗脱液基因检测需要相应试剂瓶)。

6. 备好麻醉药品和急救药品。

7. 向患者及其家属告知活检目的及可能发生的并发症和防范措施,令其签署"介入超声穿刺知情同意书"。

8. 指导患者配合穿刺术。

【操作方法】

1. 患者取仰卧位,肩部垫高,颈部呈过伸位,充分暴露颈前区。操作者坐于患者右侧,调整超声仪器显示屏使操作者可以同时方便地看到手术区域和超声图像。

2. 常规消毒、铺巾,超声探查甲状腺结节和周围组织。

3. 在超声引导下,避开大血管、气管及神经等重要组织结构。操作者一只手固定超声探头,另一只手持穿刺针沿着扫描平面斜行插入,实时观察。

4. 穿刺针到达结节前缘,激发活检枪,取材后迅速拔出,用纱布压迫穿刺针道。

5. 推动穿刺针芯,将组织条置于干净的滤纸片上,置于甲醛固定液中。

6. 当穿刺取样不满意时,可重复穿刺 2~3 次。

7. 穿刺结束后,以无菌纱布团压迫穿刺针道 15~30 分钟,医生示范压迫的力度和位置,并观察患者情况。

【注意事项】

1. 对超声提示的可疑部位进行重点穿刺。

2. 穿刺前指导患者进行呼吸练习,若在穿刺中患者出现吞咽或咳嗽应立即将穿刺针拔出。

3. 首次 CNB 无法确诊的结节,可对结节进行再次 CNB 检查或甲状腺癌分子标记物检测。

【并发症】

1. 出血和血肿   穿刺针越粗,损伤越大,在满足诊断的前提下,尽量采用较细的穿刺针。穿刺后准确有效的压迫是减少出血的关键,如果穿刺后压迫不及时或压迫部位不准确,可出现针道出血或血肿形成,可用超声观察出血和血肿部位后,准确压迫出血点,以防止进一步加重。经上述处理效果不佳者,可静脉应用止血药,严重者血肿压迫气管,应及时行气管插管,甚至手术止血。血肿多在1~2日内消退,不需要特殊处理。

2. 声音嘶哑　发生率较低,是由于穿刺针损伤喉返神经所致,在超声引导下避开重要组织进行准确定位穿刺可避免上述并发症。

3. 气管损伤　可出现呛咳和咯血,嘱患者安静休息,避免紧张。呛咳症状明显者可肌注地西泮。

4. 局部不适或疼痛　极少数患者在穿刺后可出现轻度疼痛或不适,疼痛可向耳后及颌下放射,一般不需要处理。如疼痛明显可用一般止痛药物处理。

【穿刺活检后记录内容及要求】

1. 基本信息　患者的姓名、性别、年龄、住院号/门诊号、超声检查号、申请科室、穿刺部位、申请目的、仪器和探头型号及操作前诊断。

2. 图像采集　采集的图像应包括穿刺结节切面的灰阶声像图、CDFI声像图、穿刺针及其针道声像图及穿刺后复查的图像。

3. 文字描述

(1) 操作名称:超声引导下甲状腺粗针穿刺组织学检查术。

(2) 一般情况:穿刺结节部位、数目、大小、回声、血流、周围有无重要脏器及血管。

(3) 穿刺过程:包括引导方法、穿刺针规格、进针次数、组织条的数量及大体病理表现,标本的保存和送检,压迫穿刺点方法和时间。

(4) 穿刺后复查:穿刺活检后超声检查有无出血。

(5) 结果评价:对操作过程和效果的总体评价,记录患者有无不适表现和反应,并描写患者离开操作室时的一般情况。

（6）注意事项：穿刺后压迫止血 15~30 分钟，必要时卧床休息，保持伤口干燥，禁止剧烈运动。告知患者可能发生的并发症，如有异常应及时随诊。

4. 署名　包括医师签名、操作日期和时间、记录者姓名。

第四章　胸、肺部穿刺活检

第一节　胸壁、胸膜病变

【目的】

1. 明确胸壁、胸膜病变的性质、组织学来源及类型，指导临床治疗。

2. 介入治疗术后评价疗效。

【适应证】

1. 影像学检查或其他检查方法无法确定性质的胸壁、胸膜病变。

2. 手术、放疗或化疗前需要明确肿瘤性质、组织学类型者，或转移瘤需要明确原发组织来源者。

【禁忌证】

1. 严重出血倾向者。

2. 近期内严重咯血、呼吸困难、剧烈咳嗽或患者不能合作者。

3. 超声显示不清的病灶，或病灶虽可以显示但受肋骨遮挡，缺乏合适进针入路者。

【术前准备】

1. 术前检查血常规、凝血功能等。

2. 穿刺前均应做胸部 X 线摄片、CT 或 MRI 检查，超声确定病变位置后，从不同角度全面扫查，详细了解病灶的范围、形态、内部结构及与周围肺组织的位置关系等，确定穿刺部位和进针路径。

3. 术前向患者及家属做好解释工作,签署介入手术知情同意书,训练患者学会屏气,以便配合手术,过分紧张患者,术前 30 分钟可予肌内注射地西泮 10mg。

4. 仪器与器械准备   一般选取频率 2.5~3.5MHz 的低频凸阵探头引导,浅表肿瘤(如胸壁肿瘤)可选择频率 7~10MHz 高频线阵探头引导、18~21G 穿刺针、活检枪、穿刺引导架、探头无菌保护套等。

【操作方法】

1. 根据病变部位选取适宜的体位,超声多切面扫查确定穿刺点、穿刺路径、进针深度,确保穿刺路径可避开大血管和正常肺组织。

2. 常规消毒、铺巾,2% 利多卡因局麻,穿刺前超声再次扫查确定穿刺点、穿刺路径及进针深度无误,尖刀破皮。

3. 嘱患者屏气,超声引导将穿刺针迅速刺入胸壁病灶内或增厚的胸膜内,扣动扳机,完成一次活检,一般取 2~3 针,为了提高病理诊断阳性率,可同时将针芯内残余组织涂片 2~3 张,将穿刺组织条置于滤纸片上并浸泡于甲醛溶液中送组织学检查,甲醛溶液固定涂片送细胞学检查。

4. 术后局部加压包扎,平卧 1~2 小时,避免剧烈咳嗽及运动,注意观察有无气胸等并发症发生。

【注意事项与并发症】

1. 注意事项

(1) 选取皮肤至穿刺部位距离最短的穿刺路径,全程超声实时监测,当针尖显示不清时,禁止盲目进针或取材,可适当调整进针角度至清晰显示针尖。

(2) 对于体积较小的病变,可采用大角度倾斜进针或与胸壁平行的方向进针,在病灶的斜径取材以增加取材量。

(3) 为了避免损伤肋间血管与神经,应在肋骨上缘进针;同时为了减少胸膜反应的发生,局麻位置要与穿刺路径一致,并且局麻深度要到胸膜全层。

（4）注意避开大血管及病灶内坏死液化区域取材，多部位穿刺，以提高穿刺取材成功率。

（5）使用自动活检枪时，须估计好射程，确保射程内没有肋骨、血管和肺组织。

（6）胸膜穿刺时，尽可能选择局部胸膜增厚明显或胸腔有积液的部位穿刺，以免伤及肺组织。

（7）送检的组织条避免挤压，保持完整，制作细胞学涂片时涂片要薄而均匀。

（8）在保障安全前提下，尽量采用外径较粗的穿刺针以得到足量的标本，以提高确诊率。

2. 并发症

（1）气胸：为胸壁及胸膜穿刺活检的主要并发症，由于超声能实时显示进针途径和深度，可最大限度避开含气肺组织，气胸发生率很低，且多为小量气胸。小量气胸不须治疗，可自行吸收恢复，中至大量气胸应行胸腔闭式引流。

（2）出血：由于穿刺过程中未能避开大血管所致。少量出血通过局部加压包扎可自行停止，中、大量出血除上述处理外，应输液、监测生命体征和血常规，并请相关专科会诊。患者应保持平静呼吸，避免剧烈咳嗽，必要时可加用止血药物。

（3）感染：注意无菌操作，术后应用抗生素预防，一般可以避免。

（4）肿瘤种植转移：发生率极低，每次进针前用 75% 乙醇纱布擦拭穿刺针有助于预防。

【术后记录内容和要求】

1. 基本信息　患者的姓名、性别、年龄、门诊号／住院号、床号、超声检查号、申请科室、检查部位、检查目的、仪器与探头型号、术前诊断等。

2. 图像部分　采集的图像应包括术前肿物的灰阶及 CDFI 图像、术中穿刺针及针道图像、术后复查图像。

3. 文字描述

(1) 施行手术名称:超声引导下胸壁或胸膜穿刺活检术。

(2) 一般情况:穿刺体位,穿刺前的准备程序,如消毒、铺巾,局部麻醉情况。穿刺病变的位置、大小、形态、边界、内部回声、血供情况、胸膜厚度和胸腔有无积液等。

(3) 穿刺过程:包括引导方法、穿刺针规格、进针次数、取出组织的性状外观、标本的保存和送检、压迫穿刺点方法和时间等。

(4) 术后注意事项:穿刺点压迫止血 15 分钟,超声复查胸腔排除出血。术后卧床休息 4~8 小时,进普食,保持伤口干燥 3 天,禁止剧烈运动和体力劳动 1 周。告知可能的并发症,嘱咐有异常及时就诊。

(5) 结果评估:对手术过程和结果的总体评价,主要包括手术操作是否顺利、术中患者情况、术后有无不适及并发症、患者离开诊室时的一般情况。

4. 署名　包括医师签名、操作日期和时间、记录者姓名。

第二节　肺 部 肿 瘤

【目的】

1. 明确肺部病变性质、组织学类型及来源,指导临床治疗。

2. 介入治疗术后评价疗效。

【适应证】

1. 超声能显示的周围型肺肿瘤及合并肺不张的中央型肺肿瘤。

2. 纤维支气管镜难以到达或取材失败的周围型肺肿瘤。

3. 手术、放疗或化疗前需确定肿瘤性质、组织学类型,或转移瘤需要明确原发组织来源者。

【禁忌证】

1. 严重出血倾向者。

2. 近期内严重咯血、呼吸困难、剧烈咳嗽或患者不能合作者。

3. 有严重心肺疾病者。

4. 超声难以显示的病变，或虽可以显示但大部分被骨骼遮挡，缺乏合适进针入路者。

5. 伴有大量胸腔积液者。

【术前准备】

1. 术前检查血常规、凝血功能等。

2. 穿刺前均应做胸部 X 线摄片、CT 或 MRI 检查，确定穿刺取材病变，超声扫查全面了解病灶位置、范围、形态、内部结构、与周围组织的位置关系及血管分布情况等，确定穿刺部位和进针路径。

3. 术前向患者做好解释工作，签署介入手术知情同意书，训练患者学会屏气以便配合完成穿刺手术，过分紧张的患者，术前 30 分钟肌内注射地西泮 10mg。

4. 准备仪器与器械，一般选取低频凸阵探头引导，探头频率 2.5~3.5MHz，若为周围型肺肿瘤可选择高频线阵探头，探头频率 7~10MHz，16~20G 穿刺针，配置活检枪，穿刺引导架，探头无菌保护套等。

【操作方法】

1. 根据病变部位选取适宜体位，经超声多切面扫查定位，确定穿刺点、穿刺路径及进针深度，避开大血管和周围正常肺组织。

2. 常规消毒、铺巾，2% 利多卡因局麻，超声再次确定穿刺点、穿刺路径及进针深度无误，尖刀破皮。

3. 嘱患者屏气，超声引导将穿刺针迅速刺入病灶内，扣动扳机，完成一次活检，一般取 2~3 针。针槽内组织条置于滤纸片上并浸泡于甲醛溶液送组织学检查，可同时将针芯内残余组织涂片 2~3 张，甲醛溶液固定后送细胞学检查。

4. 术后局部加压包扎，平卧 1~2 小时，避免剧烈咳嗽及运动，注意观察有无气胸、出血等并发症发生。

【注意事项与并发症】

1. 注意事项

(1) 选取皮肤至穿刺部位距离最短的穿刺路径,全程超声实时监测,当针尖显示不清时,禁止盲目进针或取样,可通过轻微摆动探头调整进针角度直至清晰显示针尖。

(2) 术前除了解肺病变大小外,还应注意病变与胸壁的接触区大小,即,无肺组织遮挡的进针窗范围,窄窗者即便病变病灶体积较大,穿刺过程中也容易损伤肺组织导致气胸发生,术前向患者解释病情时应强调气胸并发症问题,同时应做好预案,如:针尖达胸壁深层邻近病变处时停止进针,观察患者不同呼吸时相下病变显示情况,耐心等待最佳进针时机,进针后应果断扣动扳机,做好一次取材的准备,因为一旦发生气胸,停止继续操作。

(3) 注意避开大血管及病灶内坏死液化区域取样,液化坏死区多在病变中央区,尽量选择在病灶边缘处多部位穿刺,或结合超声造影以提高穿刺取材成功率。

(4) 合并肺不张的中央型肺肿瘤,穿刺时要注意避开实变肺组织内的粗大血管。

(5) 若合并大量胸腔积液,可在胸腔积液穿刺抽吸后再行穿刺活检。

(6) 制作细胞学涂片时涂片要薄而均匀,送检的组织条需避免挤压、保持完整。

(7) 应在肋骨上缘进针,以避免伤及肋间血管与神经。

(8) 术前行局部浸润麻醉时,应依据胸壁厚度选择进针深度,谨防进针过深发生肺损伤,一旦发生气胸,穿刺活检手术只能待胸腔内气体吸收后择期进行。

(9) 在保障安全前提下,尽量采用外径较粗的穿刺针以得到足量的标本,有助于提高确诊率。

2. 并发症

(1) 气胸:为肺肿瘤穿刺活检的主要并发症,由于超声能实时监控进针途径和深度,避开含气肺组织,可最大限度减少气胸发生。

(2) 出血：包括咯血和胸腔内出血，与穿刺过程中未能避开大血管有关。

(3) 感染：注意无菌操作，一般可避免发生。

(4) 肿瘤种植转移：发生率极低，每次进针前用 75% 乙醇纱布擦拭穿刺针有助于预防。

【术后记录内容和要求】

1. 基本信息　患者的姓名、性别、年龄、门诊号 / 住院号、床号、超声检查号、申请科室、检查部位、检查目的、仪器和探头型号及术前诊断等。

2. 图像部分　采集的图像应包括肺肿物穿刺前灰阶图像及 CDFI 图像、穿刺针及其针道图像、术后复查图像。

3. 文字描述

(1) 施行手术名称：超声引导下肺肿物穿刺活检术。

(2) 一般情况：穿刺体位，穿刺前的准备程序，如消毒、铺巾，局部麻醉。穿刺肿物的位置、大小、形态、边界、内部回声、血供情况、周围有无肺不张、胸膜厚度、胸腔有无积液、肿物与心脏大血管的距离和解剖关系。

(3) 穿刺过程：包括引导方法、穿刺针规格、进针次数、取出组织性状外观、标本保存和处理方式、压迫穿刺点方法和时间等。

(4) 结果评估：对手术过程和结果的总体评价，记录生命体征是否平稳，术后有无不适及并发症，描写患者离开诊室时的一般情况。

(5) 术后注意事项：术后压迫止血 15 分钟，超声检查排除胸腔出血，卧床休息 4~8 小时，普通饮食，保持伤口干燥 3 天，禁止剧烈运动和体力劳动 1 周。告知可能并发症，嘱咐如有异常及时随诊。

4. 署名　包括医师签名、操作日期和时间、记录者姓名。

第三节　纵隔肿瘤

【目的】

1. 明确纵隔病变性质、组织学类型及来源,指导临床治疗。

2. 介入治疗术后评价疗效。

【适应证】

1. 超声能显示的纵隔肿瘤。

2. 手术、放疗或化疗前需确定肿瘤性质、组织学类型,或转移瘤需要明确原发组织学来源者。

【禁忌证】

1. 后纵隔病灶不宜穿刺。

2. 患者肥胖、肺气干扰、骨骼的遮盖致超声无法显示的病灶。

3. 位置较深、体积较小且靠近大血管或心脏者,穿刺活检有较大风险者。

4. 合并严重心肺疾病者。

5. 剧烈咳嗽,无法控制者;意识或精神障碍,无法配合者。

【术前准备】

1. 术前检查血常规、凝血功能等。

2. 穿刺前均应做胸部 X 线摄片、CT 检查或 MRI 检查,超声多角度全面扫查,了解病灶位置、范围、形态、内部回声及与周围组织结构的位置关系,确定穿刺部位和进针路径。

3. 术前向患者及家属做好解释工作,令其签署介入手术知情同意书,训练患者学会屏气,过分紧张者,术前 30 分钟肌内注射地西泮 10mg。

4. 准备仪器与器械,选取低频凸阵探头引导,探头频率 2.5~3.5MHz,16~21G 穿刺针,活检枪,穿刺引导架,探头无菌保护套等。

【操作方法】

1. 根据病变部位选取适宜的体位,经超声多切面扫查定位,确定穿刺点、穿刺路径及进针深度,避开心脏、大血管和肺组织。

2. 常规消毒、铺巾,2% 利多卡因局麻,超声扫查再次确定穿刺点、穿刺路径及进针深度,尖刀切皮,嘱患者屏气,将穿刺针迅速刺入病灶内,扣动扳机,完成一次活检,一般取 2~3 针。针槽内组织条置于滤纸片上并浸泡于甲醛溶液送组织学检查,将针芯内残余组织涂片 2~3 张,甲醛溶液固定送细胞学检查。

3. 术后局部加压包扎,平卧 1~2 小时,避免剧烈咳嗽及运动,注意观察有无出血、气胸等并发症发生。

【注意事项与并发症】

1. 注意事项

(1) 术前须明确病灶与大血管、心脏的关系,防止损伤。

(2) 操作敏捷,尽量缩短穿刺针在病灶内的停留时间。

(3) 纵隔肿瘤组织来源复杂,如淋巴瘤的各种亚型及胸腺瘤,不仅需细胞形态学检查,还应结合免疫组织化学检查。

(4) 胸骨旁、胸骨上窝、锁骨上窝和背部为常用的纵隔超声探查窗。前纵隔肿块常用经胸骨旁进针路径,注意避开内乳动脉,必要时可在彩色多普勒血流显像下穿刺。

(5) 较大病灶往往伴有坏死,选择在血流相对丰富但又无大血管分支的区域以多点、多角度取材,也可在超声造影引导下进行穿刺,有助于提高病理组织学确诊率。

(6) 穿刺标本放置到无菌滤纸时避免挤压,组织挤压后,对于淋巴瘤、胸腺瘤及小细胞未分化癌的诊断与鉴别将更加困难。

(7) 由于胸部病变受到肋骨、胸骨及锁骨的影响,需要选择尽可能小的探头,置于骨间隙,使探头表面完全与皮肤接触,避开骨骼干扰,使穿刺针与超声声束的角度尽可能小,与皮肤近垂直方向进入。

(8) 在保障安全前提下,尽量采用外径较粗的穿刺针以得到足量的标本,有助于提高确诊率。

2. 并发症

(1) 气胸:发生率较高,但由于超声能实时监控进针途径和深度,避开含气肺组织,可最大限度减少气胸发生。

(2) 出血:包括咯血和胸腔内出血,多因穿刺过程中未能避开大血管所致。少量出血在局部加压包扎后可自行恢复。大量出血或咯血应嘱患者平静呼吸,避免剧烈咳嗽,必要时可加用止血药物。

(3) 感染:注意无菌操作,术后应用抗生素预防,一般可避免发生。

(4) 肿瘤种植转移:发生率极低,穿刺前用 75% 乙醇消毒穿刺针有助于预防。

【术后记录内容和要求】

1. 基本信息　患者的姓名、性别、年龄、门诊号 / 住院号、床号、超声检查号、申请科室、检查部位、申请目的、仪器和探头型号及术前诊断等。

2. 图像部分　应包括穿刺前肿物灰阶图像及 CDFI 图像、穿刺针及其针道图像、术后复查图像。

3. 文字描述

(1) 施行手术名称:超声引导下纵隔肿瘤穿刺活检术。

(2) 一般情况:穿刺体位,穿刺前的准备程序,如消毒、铺巾,局部麻醉。穿刺纵隔病变的位置、大小、形态、边界、内部回声、周围有无肺不张、胸膜厚度、胸腔有无积液、与心脏大血管的距离和解剖关系等。

(3) 穿刺过程:包括引导方法、穿刺针规格、进针次数、取出组织性状外观、标本保存和处理方式、压迫穿刺点方法和时间等。

(4) 结果评估:手术过程和结果的总体评价,记录生命体征是否平稳,过程是否顺利,术后有无不适及并发症,描写患者离开诊室时的一般情况。

（5）术后注意事项：术后压迫止血 15 分钟，超声复查排除胸腔出血，卧床休息 4~8 小时，普通饮食，保持伤口干燥 3 天，禁止剧烈运动和体力劳动 1 周。告知可能的并发症，嘱咐有异常及时随诊。

4. 署名　包括医师签名、操作日期和时间、记录者姓名。

第五章　前列腺穿刺活检

【目的】

患者的症状、体征和各种检查提示有罹患前列腺癌的可能时,通过超声引导穿刺活检以获得前列腺病理学诊断。

【适应证】

1. 前列腺特异抗原(PSA)升高(>4ng/ml)。

2. 直肠指检(DRE)怀疑前列腺有占位性病变。

3. 超声或其他影像技术检查(如 MRI、CT 等)提示前列腺有占位性病变,不能排除前列腺癌者。

4. 超声造影显示前列腺有可疑癌灶,和(或)超声弹性成像显示有可疑癌灶。

5. 身体其他部位发现转移癌,且怀疑原发灶来自前列腺。

6. 为确定前列腺癌的 Gleason 分级和前列腺癌的病理类型,为治疗方案提供依据。

7. 对非手术疗法疗效评价,治疗前后前列腺癌病理变化的对比。

【禁忌证】

1. 急性前列腺炎和慢性前列腺炎活动期。

2. 有出血倾向及凝血功能障碍者。

3. 有严重心肺疾病,或糖尿病血糖控制不好,一般情况差者。

4. 肛门闭锁、肛门狭窄或有严重痔疮,妨碍超声经直肠检查者。

【活检方式】

其方式有两种:一种是在端扫式探头 TURS 引导下穿刺活检针经直肠前壁对前列腺做穿刺活检,另一种方式是用棒杆状线阵探头 TURS 引导下穿刺针经会阴对前列腺做穿刺活检。

【术前准备】

1. 物品准备　选用具有经直肠引导前列腺穿刺功能的超声仪,配以相应的消毒腔内探头和穿刺架、一次性活检针(型号为 18G、长 20cm)及活检枪、无菌探头隔离套、滤纸、无菌手套、消毒液和甲醛溶液等。

2. 患者准备

(1) 停用一切抗凝、扩张血管药物和具有活血化瘀作用的中药(如阿司匹林、复方丹参等)1 周。

(2) 查血、尿常规,凝血功能,血糖,做艾滋病、梅毒、乙肝、丙肝等血清学检查。

(3) 肠道准备,经直肠穿刺者术前施行清洁灌肠。经会阴穿刺活检者不必灌肠、不必服泻药,仅需术前排空大便即可。

(4) 按医嘱使用抗生素。经会阴穿刺活检者,不需服用任何消炎药物。

(5) 有严重心血管或糖尿病者术前应请有关科室会诊,待病情平稳后方可穿刺活检。

(6) 患者须家属陪同,并在知情同意书上签字。

【操作方法】

1. 经直肠

(1) 患者采取侧卧位或膀胱截石位、左侧卧位常见。

(2) 穿刺前应行直肠指检。

(3) 肛门周围消毒。

(4) 将穿刺支架安装在腔内探头上,并套入涂有无菌耦合剂的无菌探头隔离套。

(5) 将上述准备好的探头置入直肠(经直肠穿刺)。

（6）超声检查确定前列腺穿刺目标。

（7）超声引导下前列腺多点穿刺:左、右底部,左、右中部,左、右尖部,共计 6~12 针,如果声像图显示有病灶,还需要在病灶位置再穿刺 1~2 针。

（8）将穿刺的标本放在滤纸上,然后放入有甲醛溶液的标本瓶内,并标记部位。

（9）将甲醛溶液固定的前列腺穿刺标本送病理检查。

2. 经会阴

（1）患者采取截石位。

（2）穿刺前应行直肠指检。

（3）会阴部皮肤常规消毒。

（4）用线阵（或双平面）直肠探头按常规放入肛门,找到待穿刺目标。

（5）在 2% 利多卡因局麻下做会阴穿刺,超声引导下前列腺多点穿刺（同经直肠法）。

（6）将穿刺的标本放在滤纸上,然后放入有甲醛溶液的标本瓶内,并标记部位。

（7）拔针后,穿刺点局部敷以纱布。

（8）将甲醛溶液固定的前列腺穿刺标本送病理检查。

【注意事项和并发症】

1. 注意事项

（1）术后 8 小时之内,适量增加饮水,冲洗尿道。

（2）术后可以恢复正常活动,但禁止重体力活动。

（3）术后可以洗澡。

（4）术后第 2 天可以恢复工作。

（5）术后须遵医嘱继续使用抗生素（经直肠）,并恢复常规服药,但继续停用抗凝血、扩张血管药物和具有活血化瘀作用的中药 2 天。

2. 并发症（主要为经直肠穿刺出现的并发症）

（1）感染、发热。

（2）血尿。

（3）直肠出血。

（4）急性尿潴留。

（5）其他。

3. 如有下列症状，应到医院就诊

（1）有明显感染症状，如发热 38.5℃以上或寒战。

（2）持续性血尿。

（3）直肠大出血。

（4）急性尿潴留。

（5）剧烈疼痛，服用镇痛药无效。

【技术评价】

1. 扩大穿刺或饱和穿刺　前列腺体积能影响穿刺活检阳性率。前列腺癌灶的大小和位置也可影响穿刺活检的阳性率。通过增加穿刺针数来扩大前列腺穿刺范围（>6 针），或改经会阴前列腺饱和穿刺（>21 针）可有效提高前列腺穿刺检出率。

2. 重复穿刺　1989 年，Hodge 等提出的随机 6 点系统前列腺穿刺活检术，推进了前列腺癌诊断技术的提高。近几年的一些研究报道显示这种穿刺活检方法在诊断前列腺癌时存在漏诊的可能性，提倡对于前列腺癌高危人群开展重复穿刺。

在扩大前列腺穿刺或饱和穿刺、重复穿刺中，穿刺点数或部位越多，前列腺癌的检出率就越高。但并发症可能增加，甚至出现严重并发症。因此，在临床实际工作中，应权衡利弊，严格掌握适应证，在安全、有效的基础上，采用不同的多点穿刺方法，一方面提高穿刺确诊率，另一方面，将穿刺并发症降低到最低水平。

3. 经会阴前列腺穿刺　患者疼痛显著，经直肠前列腺穿刺可使患者避免疼痛，但较之前者，穿刺后发生出血、感染的几率增加，故两种穿刺方法各有利弊，因此，在临床实际工作中，应权衡利弊，尽可能选择最适合的穿刺方式。

【术后记录内容和要求】

1. 基本信息　患者的姓名、性别、年龄、门诊号／住院号和床号、超声检查号、申请科室、检查部位、申请目的、仪器和探头型号、术前诊断。

2. 图像部分   采集的图像最好 3 张以上,包括显示穿刺切面的二维声像图、CDFI 声像图、穿刺针及其针道声像图、术后复查的图像。

3. 文字描述

(1) 施行手术名称:超声引导下前列腺穿刺活检术。

(2) 一般情况:穿刺体位,穿刺途径,穿刺前的准备程序,如常规消毒、铺巾,局部麻醉。包括前列腺的大小,内部病变的位置、大小、形态、边界、内部回声、与尿道精囊射精管的距离和解剖关系。

(3) 穿刺过程:包括引导方法、穿刺针规格、进针次数和分布、取出组织长度、数量及大体病理表现、标本的保存和处理方式,压迫穿刺点方法和时间等。

(4) 术后复查:15~20 分钟后超声检查术后盆腔和前列腺周围有无出血。

(5) 结果评估:手术过程和结果的总体评价,记录生命体征是否平稳,过程是否顺利,术后有无不适及并发症,描写患者离开诊室时的一般情况。

(6) 术后注意事项:术后压迫止血 15 分钟,术后卧床休息 4~8 小时、普通进食、多饮水冲洗尿道,保持伤口干燥 3 天,禁止剧烈运动和体力劳动 1 周,避免骑自行车 2 周。经直肠穿刺者应保持大便通畅,术后再口服抗生素 3 天。告知可能的并发症,如有发热、持续性血尿和血精等异常,应回医院诊治。

4. 署名   包括医师签名、操作日期和时间、记录者姓名等。

第六章 腹膜后穿刺活检

腹膜后间隙位于腹后壁壁腹膜与腹内筋膜之间,上起自膈,下达骨盆上口处,是一由疏松组织构成的大间隙。腹膜后肿瘤定义为主要来自腹膜后间隙的脂肪、疏松结缔组织、肌肉、筋膜、血管、神经及淋巴组织等的肿瘤性病变,并不包括原在腹膜后间隙的各个器官(肾、胰腺、肾上腺及输尿管等)的肿瘤。腹膜后间隙的肿瘤初期症状较不明显,临床发现和诊断较为困难。传统开腹手术风险大,应用影像引导,特别是超声引导技术行穿刺活检术取得病理诊断,往往能避免不必要手术或在术前获得确诊,指导进一步治疗。

【目的】

腹膜后穿刺活检的目的是明确病变性质,指导后续治疗。使用实时超声引导可提高穿刺的准确性及安全性。

【适应证】

1. 腹膜后实性或囊实性肿瘤,需明确良恶性、原发或继发及病理类型者。

2. 腹膜后淋巴结肿大,需要明确良恶性、原发、继发及病理类型者。

3. 腹膜后纤维化。

4. 晚期腹膜后间隙肿瘤患者失去手术机会,为确诊或为指导放疗、化疗提供病理依据者。

【禁忌证】

1. 患者一般状况不佳、无法耐受穿刺术或不能配合者。

2. 严重心肺疾病者。

3. 有严重出血倾向者。

4. 临床或实验室检查怀疑有功能性的嗜铬细胞瘤患者应避免穿刺活检,以避免出现危及生命的严重并发症。

5. 胃肠道梗阻者。

6. 穿刺路径上无法避开大血管和胰腺,或有大量腹水者。

7. 腹膜后肿瘤超声显示不清者。

【术前准备】

1. 术前全面了解病史,包括既往史及过敏史等。

2. 禁食 8 小时。

3. 术前检查,包括影像检查(超声、CT 或 MRI);凝血功能、血常规、心电图检查等。

4. 签署知情同意书。

5. 准备手术器械,包括超声仪器、探头无菌隔离套、穿刺架、穿刺针、消毒液、无菌铺巾、标本袋等。

6. 准备麻醉、抢救药品及物品。

【操作方法】

1. 全面扫查病变与周边邻近脏器及大血管的关系,确定患者体位及进针路径,并做好体表标记。可根据情况采用仰卧位、侧卧位或俯卧位。

2. 消毒铺巾。

3. 穿刺部位局部麻醉。

4. 根据穿刺路径、穿刺目标等选用 21G 或 18G 穿刺针,在超声显示穿刺针已达病变部位后取材,一般取材 2~3 次。

5. 穿刺完成后行超声检查,评价有无局部出血征象。穿刺伤口覆盖无菌敷料并局部按压,检测生命体征正常后方可离开介入室,嘱患者静卧 4 小时并监测生命体征。

【注意事项】

1. 在确定穿刺路径时应避开重要器官及大血管。

2. 自动活检枪激发后会弹射出一定的距离(1.5~2.2cm),在进针时需要考虑射程,以免损伤深部结构或取材不满意。

3. 穿刺取材点应尽量选择肿块周边质地较均匀处,避开肿瘤中心液化坏死及出血区域,并尽可能对肿块内行多点取材活检。

4. 穿刺路径如无血管、胃肠道、腹水,可用 18G 穿刺;如有胃肠道,在胃肠道无梗阻、空虚的前提下,可用 18G 或 21G 针经过胃肠道对腹膜后肿块进行穿刺活检,活检后需禁食12~24 小时。

5. 应避免经过十二指肠、结肠穿刺活检。

【不良反应和并发症预防】

1. 主要并发症　出血及局部血肿形成、邻近脏器损伤、穿刺窦道形成、胃肠道穿孔、腹膜炎、穿刺针道肿瘤种植转移等。

2. 并发症预防　需严格掌握腹膜后肿物穿刺活检的适应证与禁忌证,寻找安全穿刺路径,在病变与针道显示清晰时行穿刺术。

【穿刺活检后的护理】

1. 一般穿刺后无需特殊处理,应嘱患者注意血压、心率及腹部异常情况,有不适及时来院就诊。

2. 绝大多数并发症发生在术后 2~4 小时内,应叮嘱患者手术当日特别注意,避免暴饮暴食、剧烈活动等。

3. 若经过消化道实施穿刺活检,建议延长禁食时间。

【术后记录内容和要求】

1. 基本信息　患者的姓名、性别、年龄、住院号和床号、超声检查号、申请科室、穿刺部位、申请目的、仪器和探头型号、术前诊断。

2. 图像部分　采集的图像最好 4 张以上,包括有显示肿物大小测量值的二维声像图、CDFI 的声像图、穿刺针及其针道的声像图、术后复查的图像。

3. 文字描述

(1) 术前诊断与手术名称:超声引导下腹膜后肿物穿刺活检术。

（2）一般情况：患者所取的穿刺体位，穿刺前的准备程序，如常规消毒、铺巾，麻醉方式、麻醉用药名称及用量。包括靶肿瘤位置、大小、形态、边界、内部回声、血供情况。

（3）穿刺过程：包括引导方法、穿刺针规格、进针次数、取出组织长度、数量及大体病理表现、标本的保存和处理方式、压迫穿刺点方法和时间等。

（4）术后复查：15~20分钟后超声检查有无出血等。

（5）结果评估：对穿刺过程和效果的总体评价，记录患者有无不适表现和反应，术中处理、用药和效果，并描写患者离开诊室时的一般情况。

（6）术后注意事项：需记录术后注意预防的并发症，如发热、出血、感染等，术后压迫止血15分钟，监护4小时，禁食6小时以上、卧床，保持伤口干燥3天。告知可能的并发症，如有异常随诊。

4. 署名　包括医师签名、操作日期和时间、记录者姓名等。

第七章　肌肉骨骼穿刺活检

【适应证】

1. 影像学检查发现肌肉骨骼局灶性病变需要获得病理诊断。

2. 肌肉骨骼良恶性肿瘤的诊断及鉴别诊断。

3. 肌肉骨骼转移瘤诊断。

4. 肌肉骨骼肿瘤患者术后评价。

5. 软组织感染治疗效果评价。

6. 多发性骨髓瘤的评价。

7. 肌肉骨骼系统免疫性或代谢性疾病,需要获取病理标本用于诊断或疗效评估。

【禁忌证】

1. 超声检查无法清晰显示其图像或无安全穿刺路径者。

2. 凝血功能障碍患者。

3. 剧烈咳嗽,无法控制者。

4. 意识或精神障碍,无法配合者。

5. 可疑血管病变者(如假性动脉瘤)。

【术前准备】

1. 穿刺设备的选择

(1) 穿刺探头:浅表软组织肿物穿刺时一般可不使用穿刺探头或穿刺架,而使用普通超声探头在超声引导下进行实时徒手穿刺。病灶浅表者选用较高频率线阵探头引导。对于深层部位病变可选用带附加引导器的较低频率凸阵穿刺探头,经验丰富者也可在凸阵探头引导下进行实时徒手穿刺。

(2) 穿刺针具的选择:粗针活检,粗针指外径≥1mm 的穿刺针,型号为 16~18G 者最常用。

(3) 活检枪的选择:①一次性活检枪:一般供一次性使用;②自动活检枪:可重复使用,射程可调式的活检枪,通常为 15mm 及 22mm 两档可调。

2. 患者准备

(1) 常规检查血常规、凝血功能。

(2) 老年人行心电图检查。

(3) 术前应详细了解患者病情,其他影像学(包括 CT、MRI 等)检查资料及实验室检查。

(4) 向患者及家属交代病情并做必要的解释工作,签署介入超声知情同意书。

(5) 介入超声室要有抢救设备及流程规范。

【操作方法】

1. 患者取平卧位或者其他体位。

2. 在病灶区对应体表处行经皮超声检查。记录病变特点,如大小、形态及内部回声,尤其注意与周围组织的毗邻关系,CDFI 观察病灶内部及周围血流情况。选择最佳进针入路,避开大血管及神经等,并在体表做标记。

3. 常规消毒,铺无菌巾,探头用无菌隔离套包裹。

4. 利多卡因做局部浸润麻醉,皮肤较厚或较韧者可先用尖刀切开皮肤。

5. 彩色多普勒超声再次确认穿刺部位后,在超声引导下迅速进针至可疑病变部位前缘,用自动活检枪穿刺,常规取材 2~3 针。

6. 消毒后局部压迫止血,必要时加压包扎,观察 30~60 分钟。

7. 组织标本用甲醛溶液固定后,送病理检查。需做电镜检查的标本用戊二醛固定。要求新鲜标本送检者根据具体情况特殊处理。

【注意事项和并发症】

1. 注意事项

(1) 提高穿刺成功率的关键是要清晰显示活检针的针尖，这就要求活检针的方向与超声声束平面保持一致。

(2) 徒手穿刺的主要优点在于灵活。可以单独移动穿刺针或超声探头，其次是容易选择安全而距皮肤较近的穿刺路径。多数采用侧方进针而不采用垂直进针。

(3) 肌肉骨骼系统肿瘤活检时一般在肿瘤周边部或者肿瘤血供较丰富部位取材，应避开坏死组织。所取的材料应送细菌学培养和组织学检查，新鲜标本也可根据需要送基因或蛋白分析。

(4) 有条件时可以采用实时超声造影引导，避开病灶内坏死区域，提高穿刺标本的阳性检出率。

(5) 骨骼肌组织活检时应避免穿刺针与肌纤维长轴方向平行，而应该尽可能垂直于肌纤维长轴，以提高取材成功率。

(6) 滑膜组织：超声引导滑膜组织活检通常需要在同一部位进针，反复获取组织 3~5 次，但每一次的活检应在不同的滑膜处取样，以保证样本能较客观地反映整个病灶的病理状态。

2. 并发症 超声引导软组织肿物穿刺活检并发症的发生率主要取决于穿刺针的类型和病灶所处的解剖位置。并发症的发生率是 0~10%，严重并发症 <1%。常见的并发症包括：①出血；②感染；③神经损伤，造成局部麻痹或瘫痪；④肿瘤沿针道种植转移，发生率为 0.003%~0.005%；⑤感染沿针道扩散，形成窦道。减少并发症的措施包括：①除提倡使用细针外，使用经特殊处理针尖的穿刺针，以便清晰显示针尖的位置；②充分利用彩色多普勒或能量多普勒超声所提供的信息，进行肿物性质的预判断，对于怀疑恶性的肿物，尽量在其边缘进行活检，而对于怀疑良性的肿物，应分别在中心部位及边缘取

材,以提高穿刺活检的检出率;③选择安全穿刺路径。穿刺前必须仔细参考 MRI、CT 或其他影像学检查图像,术者应熟悉穿刺部位的神经血管解剖,依据超声影像选择穿刺路径,避开大血管和神经等。

【术后处理】

穿刺部位无菌纱布加压包扎,嘱咐患者 3 天内局部保持干燥和清洁。术后应观察 15~30 分钟,注意血压、脉搏等生命体征。随诊时携带病理结果。

【术后记录内容和要求】

1. 基本信息　患者的姓名、性别、年龄、门诊号／住院号和床号、超声检查号、申请科室、检查部位、申请目的、仪器、探头型号和术前诊断。

2. 图像部分　采集的图像最好 4 张以上,包括显示穿刺切面的二维声像图、CDFI 声像图、穿刺针及其针道声像图、术后复查的图像。

3. 文字描述

(1) 术前诊断与手术名称:如小腿包块超声引导穿刺活检术。

(2) 一般情况:穿刺体位,穿刺前的准备程序,如常规消毒、铺巾,局部麻醉。包括穿刺部位的位置、形态、边界、内部回声、周围有无重要血管神经。

(3) 穿刺过程:包括引导方法、穿刺针规格、进针次数和分布、取出组织长度、数量及大体病理表现、标本的保存和处理方式,压迫穿刺点方法和时间等。

(4) 术后复查:观察穿刺点敷料情况,15~20 分钟后超声检查术区有无出血。

(5) 结果评估:手术过程和结果的总体评价,记录生命体征是否平稳,过程是否顺利,术后有无不适及并发症,描写患者离开诊室时的一般情况。

(6) 术后注意事项:需记录术后注意预防的并发症,如出血、感染等,保持伤口干燥 3 天。告知可能并发症,如有异常随诊。

4. 署名　包括医师签名、操作日期和时间、记录者姓名等。

第八章　胰腺穿刺活检

第一节　经 皮 穿 刺

胰腺为腹膜后器官,穿刺路径上常需经过胃或肝脏,周围解剖结构复杂,并发症发生的风险较腹腔内器官穿刺高,被认为是最困难的穿刺活检部位之一。随着超声引导技术的提高和穿刺设备的改进,胰腺穿刺活检的成功率和安全性显著提高,取材成功率可达 90% 以上,在胰腺疾病明确诊断和病情评估方面发挥重要作用。

【目的】

明确胰腺局灶性病变的性质、病理类型及分化程度。

【适应证】

超声引导下穿刺活检适用于超声可见的胰腺局灶性病变或弥漫性病变。

1. 胰腺局灶性病变良恶性鉴别、病理分型等。

2. 胰腺弥漫性肿大,须明确病因(如慢性胰腺炎、自身免疫性胰腺炎和弥漫性胰腺癌)。

3. 胰腺移植后不明原因的胰腺功能损害和排斥反应。

【禁忌证】

1 一般情况差,不能耐受穿刺,呼吸无法配合者。

2. 有明显出血倾向及凝血功能障碍者。

3. 急性胰腺炎、慢性胰腺炎急性发作者。

4. 严重肝硬化及大量腹水者。

5. 胰管明显扩张且无法避开,穿刺可能导致胰瘘者。

6. 消化道梗阻胃肠道扩张者。

7. 肿瘤内部或周围血管非常丰富,无安全穿刺路径者。

【术前准备】

1. 患者准备

(1) 检查血常规、凝血功能,必要时查心电图。对有出血倾向及凝血功能欠佳的患者应予术前对症处理或预防性处理。女性受检者应避开月经期。

(2) 禁食 8~12 小时或以上。

(3) 询问有无抗凝血药使用史和药物过敏史,停用抗凝血药 3~5 天。

(4) 较重的咳喘患者应在症状缓解后再行穿刺。

(5) 向患者详细说明穿刺过程,取得患者配合。

(6) 术前常规签署知情同意书。

2. 器械准备

(1) 彩超仪配有穿刺引导功能,选用穿刺探头或穿刺引导架。

(2) 无菌活检装置,包括活检枪、穿刺引导针及活检针等。穿刺引导针为一端呈尖锐斜面的空心金属针,用来建立穿刺皮下隧道、防止针道偏移以及减少针道种植,需根据组织活检针的针型选择相应规格的穿刺引导针。组织学检查多用 18G 的活检针。

(3) 承载标本的滤纸和标本盒。

(4) 无菌穿刺包和探头无菌隔离套。

3. 预备药品 常规抢救药品、麻醉药物、抗过敏药、止血药等。

【操作方法】

1. 体位 患者一般取仰卧位,超声观察病灶的数量、大小、位置、形态、边界、内部回声、肿块内部及周边血流等情况。

2. 消毒和麻醉 暴露上腹部,常规消毒、铺巾,用探头无菌隔离套包住探头后再次确定进针点与方向,2% 利多卡因局麻至腹膜。

3. 穿刺路径选择　常选剑突下为穿刺点。选择穿刺病灶和路径,避开血管、肠管、胆管、胰管等重要器官和组织,可以经过胃壁。

4. 进针和取材　将引导针穿刺至腹膜壁层,进针时嘱患者屏气配合,迅速将穿刺针进至病灶边缘,触发扳机,快速退针,观察穿刺后的针道在肿块内的位置可选取肿块不同区域进行 2~3 次穿刺取材,标本经甲醛溶液固定后送病理检查。取材次数一般不超过 3 次。每次取材后均应对活检针做清洁处理,以防针道种植。

5. 其他　穿刺后适当压迫穿刺部位,观察 20 分钟以上,超声确认穿刺部位无出血后方可离开。若穿刺经过胃,需禁饮食 6 小时以上且无胃肠道梗阻症状。

【注意事项】

1. 严格掌握适应证及禁忌证。

2. 术前训练患者屏气,以便配合。

3. 进针前全面了解病灶内部及周围血管、胆管的走行,选择合适的穿刺通道,以防出血等并发症的发生。穿刺尽量避开胰管。

4. 对于较大肿瘤应行多方向、多部位、周边取材,取材要有足够的代表性,以免取材组织为坏死组织而影响诊断。

5. 确定病灶内坏死、囊变区很关键,超声造影能帮助定位病灶内存在血管的区域,提高穿刺活检阳性率。

6. 穿刺前建议先进行必要的多学科讨论,确定肿瘤的分期,如果为可手术切除的肿瘤,建议穿刺针道要选择在手术切除的区域,可预防针道种植的可能。

7. 对于一些质地较硬的肿块,用全自动弹射枪活检往往会导致穿刺过程中针道的偏移,可选用半自动活检枪,先把穿刺针穿到病灶前沿,根据穿刺取材长度再把带凹槽的穿刺针推进到病灶内,触发穿刺按钮,把套针自动弹射入病灶内,完成一次取材过程。

【不良反应和并发症预防】

包括腹部疼痛、出血、胰瘘、胃肠液漏、腹膜炎、针道转移等。

1. 腹痛和腹膜炎　最常见，一般轻微且短时间内可缓解。少数因胰瘘、胃肠液漏形成腹膜炎，轻者禁食、补液、抗感染，使用减少消化液分泌的药物，重者留置胃管，按外科急症处理。因此，术前、术后应禁食，尽量避开胰管和扩张的胃肠道，术后必要时可使用减少胰液分泌的药物。

2. 出血　严重出血者少见。合理选择穿刺适应证、穿刺路径和取材靶区，是降低出血风险的有效措施。减少穿刺次数，特别要注意活检枪激发后的弹射距离，必须保证弹射后针尖不损伤深部血管。

3. 感染　探头及穿刺针等要严格消毒。穿刺过程应遵循无菌原则，通常可以避免感染。

4. 腹腔脏器损伤　超声引导下的穿刺活检术，可能会误伤胰周血管、胆管或肝外器官，而引起胆汁漏、气腹等并发症。术前应选择最佳的体位、进针角度和深度，术中应用彩超清晰显示穿刺针的行进路径，尽量避免不必要的穿刺进针次数，防止腹腔脏器的损伤。

5. 针道种植　选择较短的射程、最短的穿刺距离、较少的穿刺次数，在满足诊断需要的前提下，活检针外径的选择应遵循"宁细勿粗"的原则，降低针道种植的概率。应用引导针也可以减少针道种植。

【穿刺活检后的护理】

注意监测患者血压、脉搏、呼吸等生命体征的变化，及时发现并发症。术后并发症约 60% 发生于术后最初 2 小时内，80% 发生于 4 小时内。

【术后记录内容和要求】

1. 基本信息　患者的姓名、性别、年龄、住院号和床号、超声检查号、申请科室、穿刺部位、申请目的、仪器和探头型号、术前诊断。

2. 图像部分　采集的图像最好 4 张以上,包括有显示肿物大小测量值的二维声像图、CDFI 的声像图、穿刺针及其针道的声像图、术后复查的图像。

3. 文字描述

(1) 术前诊断与手术名称:超声引导下胰腺(肿物)穿刺活检术。

(2) 一般情况:患者所取的穿刺体位,穿刺前的准备程序,如常规消毒、铺巾、麻醉方式、麻醉用药名称及用量。包括靶肿瘤位置、大小、形态、边界、内部回声、血供情况。

(3) 穿刺过程:包括引导方法、穿刺针规格、进针次数、取出组织长度、数量及大体病理表现、标本的保存和处理方式、压迫穿刺点方法和时间等。

(4) 术后复查:15~20 分钟后超声检查有无出血等。

(5) 结果评估:对穿刺过程和效果的总体评价,记录患者有无不适表现和反应,术中处理、用药和效果,并描写患者离开诊室时的一般情况。

(6) 术后注意事项:需记录术后注意预防的并发症,如发热、出血、感染等,术后压迫止血 15 分钟,监护 4 小时,禁食 6 小时以上、卧床,保持伤口干燥 3 天。告知可能的并发症,如有异常随诊。

4. 署名　包括医师签名、操作日期和时间、记录者姓名等。

第二节　经超声内镜穿刺

内镜超声(endoscopic ultrasonography,EUS)是将内镜与超声相结合的检查方法,将微型高频探头安装在内镜顶端,可避免肠气干扰和腹壁脂肪衰减的影响,为胰腺病变的早期发现和精细观察提供新的途径。在 1992 年之前,EUS 仅仅是一种成像技术,随着 EUS-FNA 的引入,使得纵隔、腹腔及腹膜后病变得到明确的细胞或组织病理学诊断成为可能。一般情况下,EUS引导下穿刺取材的诊断准确性与经皮超声引导相近,但与经皮超声引导相比,EUS引导穿刺的创伤小、并发症低、不易引起肿瘤针道种植。

【适应证】

1. 胰腺实性占位性病变,不能明确其性质(如原发癌与转移癌的鉴别、胰腺癌与局限性胰腺炎的鉴别)。

2. 影像学检查不能定性或可疑恶性的胰腺囊性病变。

3. 胰腺弥漫性病变须明确病因,如慢性胰腺炎、自身免疫性胰腺炎。

4. 不能手术切除的胰腺恶性肿瘤施行化疗前。

5. 受到胃肠等影响,经皮引导穿刺困难者。

【禁忌证】

1. 不能耐受内镜检查者。

2. 内镜不能到达或内镜超声不能显示病灶者。

3. 有明显出血倾向或凝血功能障碍者。

4. 上消化道大出血处于休克等危重状态者。

5. 急性胰腺炎或慢性胰腺炎急性发作期。

6. 怀疑消化道穿孔者。

7. 腐蚀性食管炎或胃炎急性期者。

8. 中等量以上腹水、全身状况衰弱或合并其他严重疾病,精神障碍不合作者。

【术前准备】

1. 患者准备

(1) 检测凝血功能、血常规,必要时行心电图检查。女性受检者应避开月经期。

(2) 禁食 4~6 小时。

(3) 建立静脉通道,应用抗生素预防感染。

(4) 停用影响凝血的药物 1 周以上:如华法林、低分子肝素、非甾体类抗炎药等。

(5) 由于操作时间较长,可采用镇痛镇静的方法,有条件者可行静脉麻醉。

（6）向患者说明穿刺过程及相关风险,术前签署知情同意书。

2. 器械准备

（1）穿刺用超声内镜:目前新型的穿刺超声内镜已与多普勒超声融为一体,为电子线阵扫描彩色多普勒穿刺超声内镜,能清楚显示病灶周围血管结构,有助于避让穿刺进针部位与靶目标之间的血管,并附有抬钳器可提高穿刺准确率,减少并发症的发生。

（2）穿刺针:由针芯、针鞘和手柄三部分组成。穿刺针外径通常为 19~25G。穿刺针前端部表面通常制成粗糙面,以便在超声图像上能清楚显示针尖和整个针体;穿刺针的尖端部均设计成斜形,边缘锋利,在负压抽吸的基础上,还可通过切、刮等方法获得细胞或组织。穿刺针的枕芯可防止针道在进针过程中被组织或血液堵塞。

【操作方法】

1. 体位　患者一般取左侧卧位。

2. 检查前予以咽喉部利多卡因局部麻醉,给予持续生命体征监测。术中首先用 EUS 探查病变及其周围邻近脏器,确定病灶的部位、大小、内部回声特点及其与周围脏器、血管的关系等,选择最佳穿刺部位及路径穿刺,穿刺路线以路径最短且能避开血管为宜。

3. 进针和取材　将针与外鞘一起置入超声内镜的活检管道,将柄固定于管道入口处,将外鞘前进至十二指肠或胃后壁,将外鞘撤出 5cm,暴露针头,同时进针穿透胃肠壁进入病灶,给予 5ml 或 10ml 负压,于病变内快速提插抽吸 5~15 次。将穿刺标本置于载玻片上快速固定并立即送细胞学检查。组织取材时,先将连接手柄的弹簧击发装置拉至发射位置,清晰显示病灶,在 EUS 引导下将穿刺针(包括内部的取样凹槽和外切鞘管)刺入目标组织,将已经回拉的弹簧手柄轻轻向前推出,使内部带取样凹槽的活检针进一步深入组织内部直至有阻力感,决定穿刺深度时必须考虑到病灶的直径对穿刺活检的影响。获取的组织条置于 10% 甲醛固定液中送病理检查。穿刺过程中通过细微调节针的位置和针尖的方向对病变内不同部位进行穿刺,以提高穿刺的阳性率。

4. 穿刺后卧床休息,密切观察生命体征及腹部情况;禁食 24 小时,给予止血药物和抗生素。

【注意事项】

1. 25G 抽吸针在细胞量方面不差于 22G,胰头病灶经十二指肠取材可考虑用 25G 的抽吸针。

2. 由于操作失败率高,胰头病灶在经十二指肠取材时一般不建议用不可弯曲的 19G 针。

3. EUS 引导穿刺对胰腺囊性病变的诊断效能和准确率低于胰腺实性病变,对于胰腺囊性病变,除了抽吸囊液,囊壁和囊内实性成分也应取材,对囊壁及实性成分的活检比单纯囊液抽吸诊断黏液类和恶性囊性肿瘤有更高的诊断价值。有实性成分者:穿刺≥2 针的诊断效能(78%)明显高于 1 针(44%)。

4. EUS 引导下取材应用扇形操作可提高样本的充足性。

5. 推荐应用造影增强超声内镜(CE-EUS)帮助鉴别实性与囊性病变,确定病灶内无血管区和坏死区,CE-EUS 引导下取材比传统 EUS 引导更有效,可减少不必要的取材,以更少穿刺针数获得诊断样本。

【不良反应和并发症预防】

EUS 引导下胰腺病变穿刺取材相对安全,并发症发生率较低,约 0.5%,包括疼痛、急性胰腺炎、发热或感染、出血、食管或十二指肠穿孔、胰瘘、针道种植转移等。胰腺实性病灶 EUS-FNA 后不良事件的发生率在小肿瘤和神经内分泌肿瘤明显增加。

1. 急性胰腺炎　EUS-FNA 后的发生率约为 0.19%~2.35%,囊性病变患者出现胰腺炎的风险高于实性病变。

2. 感染　EUS-FNA 的菌血症发生率极低,但囊性病变行 EUS-FNA 时发生感染的风险较高,有研究建议对胰腺囊性病变穿刺前后预防性应用抗生素。

3. 出血　EUS-FNA 引起的出血多为轻度,有报道胰腺病灶在 EUS-FNA 后出现需要内镜下止血或输血治疗的严重出血的发生率为 0.23%,仅有少数报道出现致死性出血。有直接证据表明胰腺囊性病灶比实性病灶的出血风险更高。无证据表明针的尺寸、类型、取材次数等因素与 EUS 取材后的出血相关。在抗凝和抗血小板治疗的患者,在 EUS 穿刺前应对血栓形成与出血风险进行评估。

4. 针道种植　肿瘤细胞沿针道播散在 EUS 引导下取材极少见,其实际发生概率明显低于经皮途径。有研究显示 EUS 引导下胆胰恶性肿瘤的穿刺与术后复发风险增加、总生存率降低或降低肿瘤特异性生存率无关。

5. 穿孔　发生率很低,常发生的部位为食管入口、十二指肠球部,其中十二指肠穿孔的风险高于食管。

【术后记录内容和要求】

1. 基本信息　患者的姓名、性别、年龄、住院号和床号、超声检查号、申请科室、穿刺部位、申请目的、仪器和探头型号、术前诊断。

2. 图像部分　采集的图像最好 4 张以上,包括有显示肿物大小测量值的二维声像图、CDFI 的声像图、穿刺针及其针道的声像图、术后复查的图像。

3. 文字描述

(1) 术前诊断与手术名称:超声引导下胰腺(肿物)经内镜穿刺活检术。

(2) 一般情况:患者所取的穿刺体位,穿刺前的准备程序,如常规消毒、铺巾,麻醉方式、麻醉用药名称及用量。包括靶肿瘤位置、大小、形态、边界、内部回声、血供情况。

(3) 穿刺过程:包括引导方法、穿刺针规格、进针次数、取出组织长度、数量及大体病理表现、标本的保存和处理方式、压迫穿刺点方法和时间等。

(4) 术后复查:15~20 分钟后超声检查有无出血等。

(5) 结果评估:对穿刺过程和效果的总体评价,记录患者有无不适表现和反应,术中处理、用药和效果,并描写患者离开诊室时的一般情况。

(6) 术后注意事项:需记录术后注意预防的并发症,如发热、出血、感染等,术后压迫止血 15 分钟,监护 4 小时,禁食 6 小时以上、卧床,保持伤口干燥 3 天。告知可能的并发症,如有异常随诊。

4. 署名　包括医师签名、操作日期和时间、记录者姓名等。

第九章 腹腔、胃肠道肿块穿刺活检

腹膜腔（peritoneal cavity）为脏腹膜与壁腹膜相互延续移行合围而成，是人体最大的体腔，分为腹腔及盆腔。除肝胆脾等实质脏器外，腹腔内尚有胃肠道等空腔脏器及血管、淋巴和神经等组织。超声引导下或超声内镜引导下对原发或继发于上述脏器的肿块行穿刺活检术有助于明确病理诊断，同时避免不必要的开腹探查术。随着超声设备的不断更新改进和介入超声技术的不断提高，超声或超声内镜引导下腹腔及胃肠道肿块穿刺活检已经成为了一项安全、有效且临床应用广泛的技术，其在腹腔肿块及胃肠道肿瘤的诊断和治疗中发挥重要的作用。

【目的】

1. 明确腹腔肿块的来源、性质，病理类型及分化程度，以指导临床治疗。

2. 失去手术机会的中晚期肿瘤患者或因任何原因不耐受外科手术的患者行病理活检以明确诊断及指导治疗。

第一节 经 皮 穿 刺

【适应证】

超声引导下腹腔及胃肠道肿块穿刺活检适用于超声可见且有安全穿刺路径的肿块。

1. 胃肠道壁增厚性改变，病变性质难以明确。

2. 胃肠道黏膜下肿瘤或外生型肿瘤。

3. 位于腹腔的不明来源肿瘤、不明原因淋巴结肿大需明确性质。

4. 中晚期胃肠道、腹腔肿瘤需明确病理诊断以指导治疗者,尤其适合如有胃肠镜检查禁忌者、肿瘤表面坏死严重经内镜取检困难者。

【禁忌证】

1. 患者一般状况差无法耐受穿刺术的。

2. 出血倾向严重、凝血功能明显异常的。

3. 胃肠道明显梗阻,尤其是严重梗阻或急性绞窄性肠梗阻,肠腔明显扩张、张力较高者。

4. 大量腹水影响穿刺路径区域。

5. 位置较深或受胃肠气体干扰,超声难以显示病变并引导穿刺者。

6. 肿瘤直径小于 1.0cm 者(相对禁忌)。

【术前准备】

1. 患者准备

(1) 血液化验检查:需检查血常规、凝血五项及进行感染筛查。

(2) 患者知悉病情并签署穿刺活检知情同意书。

(3) 术前禁食 8~12 小时、禁水 4 小时,穿刺前应排空大小便。

(4) 结直肠病变应当于穿刺前酌情行清洁灌肠准备。

(5) 肠管胀气明显者,应提前服用缓解胀气类的药物或行肠道减压,等待其缓解后行穿刺检查。

(6) 精神过于紧张者可适当服用镇静剂。

2. 器械准备

(1) 选择适合的超声探头,穿刺靶目标深在者建议配备穿刺引导架。

(2) 组织学检查通常使用 18G 穿刺活检针,针长 17~20cm,配合自动活检枪使用。如肿物邻近重要脏器、大血管等易损伤部位,则可以考虑使用 20~18G 手动或半自动穿刺活检针。

(3) 推荐使用穿刺引导皮针或同轴针。

(4) 穿刺枪、滤纸和盛放标本的标本盒。

(5) 无菌穿刺包、无菌探头隔离套、注射器等。

3. 药品准备　局部麻醉药物、止血药、抗过敏药、常规抢救药品等。

【操作方法】

1. 术前超声检查　术前应对病变区域做常规超声检查,确定肿物位置、确定毗邻关系,在尽量避开大血管及重要脏器的原则下确定穿刺路径,评估穿刺风险。选择适当的体位,大多数患者可采用平卧位,部分升结肠及降结肠病变拟于侧腹部进针穿刺者,可适当垫高患侧或采用侧卧位,以便于操作。

2. 穿刺前操作　充分暴露穿刺区域后,穿刺区域皮肤常规消毒、铺无菌巾,建立无菌术区。换无菌探头穿刺再次确认肿块、决定皮肤进针点。穿刺点皮肤及皮下组织直至腹膜腔注射局麻药后,再次手持穿刺探头扫查穿刺肿物,当穿刺引导线通过肿物活检区域时,固定探头,将穿刺引导针沿穿刺架针槽刺入皮肤抵达腹膜但不必进入腹腔,之后可行穿刺取材。

3. 穿刺取材　实时超声引导下,再次确定穿刺引导针及穿刺线的位置,将组织学活检针套入穿刺引导针针槽内,沿穿刺引导针及穿刺引导线路径刺入腹腔直至欲穿刺取材的腹腔肿物中,确认穿刺针射程及针尖深方有足够安全的距离,打开保险,激发枪栓,同时实时超声观察穿刺针前进路线及针尖到达的位置,确保安全、准确有效地取材。出针后将针槽内组织条小心置于消毒滤纸片上,放入 10% 甲醛溶液中固定标本。必要时可重复上述动作,达到组织取材满意、符合病理诊断要求。

4. 穿刺后处置　穿刺后应即刻对穿刺路线及穿刺肿物

区域进行实时超声扫查,明确有无出血、气胸等并发症。皮肤进针点贴无菌敷料后,嘱患者按压进针点 10~15 分钟,并于留观室留观 30~60 分钟,观察有无明显不适,离开前需测量并记录生命体征。

【注意事项】

1. 腹腔内胃肠道占位超声图像表现较为复杂,术前应当准确辨别胃肠道增厚的各个征象,尤其注意与正常肠袢的鉴别。

2. 穿刺取材点应选取肿块最厚处,并尽可能选择肠道前壁或侧壁处穿刺,应使穿刺针尽量避免穿透胃肠壁达到内腔。

3. 肠系膜或腹腔淋巴结应仔细观察周围血管结构,避免损伤大血管,同时应注意切勿过分加压,避免因加压造成小血管暂时压闭、超声无法探查而误穿血管。

4. 对较大的回声不均肿物或囊实性肿物,应选择近肿物周边的低回声区域或实性部分穿刺取材、尽量避免坏死部分,必要时可于穿刺前行超声造影检查寻找增强区域穿刺。

5. 原则上应避免经过脾脏行肿物穿刺活检。

6. 每例穿刺次数应以 1~2 针为宜,必要时在确保安全情况下可增加至 3~4 针。

【不良反应和并发症预防】

腹腔及胃肠道穿刺活检并发症主要有出血、肠瘘、消化液漏、腹膜炎、针道转移等,在熟练而严格规范的操作下并发症发生率均极低。

1. 出血 术前仔细进行超声扫查,规范合理地应用 CDFI 技术,发现并避开主要大血管使得穿刺后大出血极为罕见,常见并发症为胃肠道壁的小点状出血瘀斑,而这一并发症也不会造成患者明显症状,仅在穿刺后的手术中偶见。

2. 肠瘘及消化液漏 术前严格禁食,术中规范地选择合适的取材部位,熟练地操作活检针及活检枪,有限度地取材,均可避免此类并发症的发生。

3. 腹痛及腹膜炎　一般症状较轻者经适当休息均可缓解。少数由于肠瘘、消化液漏或大量出血形成腹膜炎时,应按照急腹症高度重视并处理,主要措施有禁食、补液、抗感染,使用消化酶抑制剂,重者可留置胃管或行紧急开腹探查术。

4. 针道转移　文献报道腹腔穿刺活检的针道转移种植发生率极低,而对穿刺针选择、穿刺路径选择及穿刺手法的严格训练,可大大增加穿刺过程的安全有效性,降低针道种植转移概率。同时应用穿刺引导针进行皮下隧道的建立也可进一步降低针道种植转移的发生率。

【穿刺活检后的护理】

穿刺后常规无需特殊处理,应嘱患者注意血压、心率及腹部异常情况,有不适及时就诊。绝大多数并发症发生在术后2~4 小时内,因此应特别叮嘱患者手术后 6 小时禁食,避免剧烈活动等。

【术后记录内容和要求】

1. 基本信息　患者的姓名、性别、年龄、住院号和床号、超声检查号、申请科室、穿刺部位、申请目的、仪器和探头型号、术前诊断。

2. 图像部分　采集的图像最好 4 张以上,包括有显示肿物大小测量值的二维声像图、CDFI 的声像图、穿刺针及其针道的声像图、术后复查的图像。

3. 文字描述

(1) 术前诊断与手术名称:超声引导下腹腔(或胃肠肿物)穿刺活检术。

(2) 一般情况:患者所取的穿刺体位,穿刺前的准备程序,如常规消毒、铺巾,麻醉方式、麻醉用药名称及用量。包括靶肿瘤位置、大小、形态、边界、内部回声、血供情况。

(3) 穿刺过程:包括引导方法、穿刺针规格、进针次数、取出组织长度、数量及大体病理表现、标本的保存和处理方式、压迫穿刺点方法和时间等。

（4）术后复查：15~20 分钟后超声检查有无出血等。

（5）结果评估：对穿刺过程和效果的总体评价，记录患者有无不适表现和反应，术中处理、用药和效果，并描写患者离开诊室时的一般情况。

（6）术后注意事项：需记录术后注意预防的并发症，如发热、出血、感染等，术后压迫止血 15 分钟，监护 4 小时，禁食 6 小时以上、卧床，保持伤口干燥 3 天。告知可能的并发症，如有异常随诊。

4. 署名　包括医师签名、操作日期和时间、记录者姓名等。

第二节　经超声内镜穿刺

超声内镜引导下穿刺活检经历了近 20 年的发展，已由最初的细针细胞学活检发展成为细针组织学活检，20 世纪 90 年代初的纵轴式 EUS 的应用，使得内镜超声引导下的胃肠道肿物穿刺真正进入了微创时代。EUS 引导下的穿刺活检是目前取得腹腔及胃肠道标本最为安全、有效的方法，与经皮超声或 CT 引导下穿刺相比，具有创伤小、并发症低、风险可控性好、不易引起肿瘤针道种植转移等优点，其敏感性可达 90% 以上，特异性接近 100%。

【适应证】

1. 胃肠道黏膜或黏膜下病变。

2. 胃肠道病变致肠壁增厚不明显的。

3. 受肠道气体影响超声无法经皮显示的病变。

4. 经皮超声显示病变穿刺路径上有重要脏器结构或腹腔大血管无法避免的。

5. 微量腹水的定性。

【禁忌证】

1. 严重心肺疾患或其他基础病不能耐受内镜操作者。

2. 内镜无法到达病灶处或超声内镜无法清楚显示病灶者。

3. 出凝血功能严重异常、出血倾向严重者。

4. 一般状况较差无法行穿刺活检术者。

【术前准备】

1. 患者准备

（1）检测血常规、凝血功能，女性患者应避开月经期。

（2）行心电图等检查以了解有无心肺疾患。

（3）术前禁食 4~6 小时。

（4）在专科医师允许的情况下停用影响凝血功能的药物如华法林、低分子肝素及阿司匹林等 1 周以上。

（5）由于操作时间较长及患者耐受性差等因素，可行适当的镇静镇痛等，有条件者可辅以静脉麻醉。

（6）术前向患者解释穿刺过程及风险，令其签署知情同意书。

2. 器械准备

（1）穿刺用超声内镜：目前一般应用具有血流多普勒功能的超声内镜，一般为线阵扫描方式的超声内镜仪器，其具有清晰显示病灶及其内血管及消化管与病灶间的血管的功能，可提高穿刺准确率同时减少穿刺并发症特别是出血风险。

（2）穿刺针：由针芯、针鞘及手柄三部分组成，穿刺针前端表面为粗糙面，以便在超声图像上清晰显示针尖。内镜超声穿刺针外径通常为 19~25G，为一次性穿刺针，新型穿刺针通常带有凹槽。

【操作方法】

1. 体位　患者一般取左侧卧位于检查床上。

2. 麻醉　检查前使用利多卡因凝胶行咽喉部局部麻醉，有条件者可行术中静脉基础麻醉，予生命体征监测。

3. 术前超声探查　术前应用超声内镜探查肿物及肿物周围情况，确定病灶位置、大小、内部血流、与周围组织及脏器的毗邻关系及评价穿刺路径安全性等，选择最佳进针部位与路径施行穿刺，穿刺路径与穿刺点的选择以最短路径且能避开重要脏器结构及主要血管为原则。

4. 进针与取材　细胞学活检的一般步骤如下:活检针及外鞘一同插入超声内镜的活检管道,将手柄固定在管道入口处,后外鞘前进约 1cm 直到超声视野中可见外鞘回声。使用抬钳器调整外鞘方向,继续前进直至外鞘紧紧顶住事先扫查的穿刺点处的肠壁。此时将外鞘撤出少许并暴露针头,同时进针穿透胃肠道壁并进入病灶内,给予 5~10ml 负压,于病灶内快速提拉抽吸 5~15 次。快速固定标本于载玻片上并即刻送细胞学检查。

组织学活检一般步骤如下:将连接手柄的弹簧激发装置提拉至发射位置,待超声清晰显示病灶时,在实时超声引导下将穿刺针刺入病灶内,将已回拉弹簧的手柄轻轻向前推出,使内部带取样凹槽的活检针进一步深入病灶内直至有阻力感。退出穿刺针并将取得的组织条置于 10% 甲醛固定液中送病理学检查。

5. 穿刺后卧床休息避免剧烈运动,观察生命体征及腹部情况,禁食 24 小时并补液,必要时给予止血药物及抗感染药物。

【注意事项】

1. 尽量选用细针进行穿刺,如穿刺路径上有不可避开的血管或重要脏器结构等可选用 25G 抽吸针。

2. 当病灶内有较多坏死时,推荐使用术前超声造影(CEUS)对病灶内实性活性成分进行定位,选取实性部分进行穿刺活检或细胞抽吸,以提高阳性率。

3. 当明显肠梗阻或有大量腹腔积液时,应谨慎施行经内镜超声的腹腔及胃肠道肿块穿刺活检。

4. 应用扇形操作可提高超声内镜引导下的取材样本量,进而提高病理诊断的阳性率及准确性,避免不必要的重复穿刺。

【不良反应和并发症预防】

超声内镜引导下的腹腔、胃肠道肿块穿刺较为安全、并发症发生率很低,文献报道并发症发生率均低于 1%,主要并发症有腹痛、发热、感染、局限性腹膜炎、穿刺局部血肿或出血、穿刺部位消化道穿孔及针道种植转移等。由于这一技术的总体并发症发生率较低且穿刺有效性高,因此经过严格培训具有资质的医师操作下,超声内镜引导下的腹腔及胃肠道肿块穿刺是安全而有效的。

【穿刺活检后的护理】

穿刺后应留院观察数小时,主要监测患者生命体征、腹部不适情况等。离院前应叮嘱患者避免剧烈运动及长途旅行,不适随诊。

【术后记录内容和要求】

1. 基本信息 患者的姓名、性别、年龄、住院号和床号、超声检查号、申请科室、穿刺部位、申请目的、仪器和探头型号、术前诊断。

2. 图像部分 采集的图像最好 4 张以上,包括有显示肿物大小测量值的二维声像图、CDFI 的声像图、穿刺针及其针道的声像图、术后复查的图像。

3. 文字描述

(1) 术前诊断与手术名称:超声引导下腹腔(或胃肠肿物)穿刺活检术。

(2) 一般情况:患者所取的穿刺体位,穿刺前的准备程序,如常规消毒、铺巾,麻醉方式、麻醉用药名称及用量。包括靶肿瘤位置、大小、形态、边界、内部回声、血供情况。

(3) 穿刺过程:包括引导方法、穿刺针规格、进针次数、取出组织长度、数量及大体病理表现、标本的保存和处理方式、压迫穿刺点方法和时间等。

(4) 术后复查:15~20 分钟后超声检查有无出血等。

(5) 结果评估:对穿刺过程和效果的总体评价,记录患者有无不适表现和反应,术中处理、用药和效果,并描写患者离开诊室时的一般情况。

(6) 术后注意事项:需记录术后注意预防的并发症,如发热、出血、感染等,术后压迫止血 15 分钟,监护 4 小时,禁食 6

小时以上、卧床,保持伤口干燥 3 天。告知可能并发症,如有异常随诊。

4. 署名　包括医师签名、操作日期和时间、记录者姓名等。

第十章 脾脏穿刺活检

脾脏局灶性病变少见,超声检出率约为 0.1%~1.0%,良性病变较恶性病变常见。仅通过病史、实验室检查和常规影像学鉴别诊断较困难。超声引导穿刺活检可以使得绝大多病例获得明确诊断。

【适应证】

1. 各种影像学检查发现的脾脏局灶性病变且不能明确诊断者。

2. 淋巴瘤或血液病患者需要了解脾脏浸润情况。

3. 脾脏外恶性肿瘤患者怀疑脾脏转移。

4. 免疫缺陷患者发现脾脏局灶性病变。

5. 怀疑疟疾或黑热病而血液、骨髓病原学检查未能证实者,可做脾脏细针活检。

6. 不明原因发热,脾脏发现异常病灶。

7. 囊性病变,怀疑脓肿或恶性肿瘤坏死液化。

【禁忌证】

1. 凝血功能异常不能纠正。

2. 缺少安全的穿刺路径。

3. 患者不能配合,如频繁咳嗽、躁动、意识不清等。

4. 严重心肺功能不全或全身衰竭。

5. 传染病的急性期。

6. 因淤血或肿瘤引起脾脏明显肿大,或脾周有大量积液应视为相对禁忌证。

7. 邻近脾门的病灶应视为相对禁忌证。

【穿刺前准备】

1. 检查血常规及凝血功能,正常者可行穿刺,异常者需进行相关处理,调整至正常后方可穿刺。

2. 术前禁食、禁饮 8~12 小时。

3. 术前谈话,向患者说明穿刺意义、风险及配合方法,令其签署知情同意书。

4. 穿刺使用设备、针具及环境符合消毒要求。

5. 复习影像学资料,选择最安全的穿刺路径。如果是全身多发病灶,尽量选择非脾脏部位的病灶穿刺。

【穿刺操作常规】

仪器及用具可采用手动细针穿刺或自动活检枪穿刺。手动细针穿刺通常采用 21~22G,而组织活检采用 18~20G。18G 活检针组织活检并发症发生率略高于细针穿刺。对于局灶性实性病灶而言,18G 针组织活检的准确性高于细针穿刺。采用彩色多普勒超声引导,探头频率为 3.0~5.0MHz 为宜。使用穿刺引导针,既可以较好地固定穿刺针,又可以减少皮下及腹膜的针道种植转移。

【操作方法】

1. 一般采用平卧位或右侧卧位,抬高左臂,也可依据病灶位置采用其他体位。

2. 可采用肋缘下进针或肋间隙进针,如病灶位置较高需要经肋间隙进针,要注意避开肺及胸膜腔。

3. 常规消毒铺巾、局麻,探头扫查确定穿刺路径。

4. 通过引导器将引导针穿刺至腹膜壁层。

5. 患者适度呼吸后屏气,迅速将穿刺针送达靶部位,针尖显示清楚后进行穿刺活检。

6. 穿刺活检取出的组织置于滤纸片上,放入 10% 甲醛溶液中固定后送病理检查。需做电镜检查的标本用戊二醛固定。要求新鲜标本送检者特殊处理。

7. 细针穿刺抽吸物推注于玻片上,涂片 2 张以上放入

95% 乙醇中固定,送细胞学检查。如果怀疑感染病灶,抽出物应按无菌操作,放入无菌容器内送检。

8. 消毒穿刺局部皮肤,腹带加压包扎。

【注意事项】

1. 经肋间隙进针时探头应与肋骨走向平行,沿肋骨上缘进针。

2. 脾脏上极活检时,进针处应在肋膈角以下 2~3cm,避免损伤肺组织。

3. 穿刺应避免在脾脏边缘较薄处进行,防止引起脾脏穿通伤。

4. 穿刺时患者必须屏住呼吸,避免针尖划破脾脏。

5. 脾脏张力过大时穿刺,可引起脾脏破裂。

【并发症预防及其处理】

1. 并发症　选择 ≤18G 针脾脏穿刺活检的并发症约为 4.2%~5.2%,而采用 14G 针穿刺,并发症高达 60.6%。

(1) 出血:因脾脏质地较脆,且血管丰富,穿刺后出血是最常见的并发症,多数可以自行停止,仅有极少数需要介入治疗或手术治疗。

(2) 脾破裂:是最严重的并发症,常发生在脾脏张力过大、穿刺时患者未屏气、脾肿瘤较大合并液化坏死等情况。

(3) 气胸:较少见,可在脾上极穿刺后发生。

(4) 尚未见脾脏肿瘤穿刺或针道种植的报道。

2. 预防方法　严格掌握穿刺适应证、禁忌证,选择合适的针具和安全的穿刺路径,减少穿刺次数。目前尚未见穿刺后针道注射凝胶海绵以减少出血并发症的研究报道。

3. 处理措施　发生脾脏出血时,应严密监测生命体征,多数患者可以采取保守治疗,通过止血、补液、局部消融或注射止血凝胶。当保守治疗无效时,可以考虑经股动脉插管栓塞或手术切除。

【穿刺后护理】

脾脏穿刺后应留观 4 小时以上。观察有无疼痛、咳嗽、呼吸困难等症状。测量脉搏、血压。观察 4 小时后无异常者可以离开医院,但仍需卧床休息 24 小时,近期避免剧烈运动及重体力劳动。

【术后记录内容和要求】

1. 基本信息　患者的姓名、性别、年龄、门诊号或住院号、超声检查号、申请科室、检查部位、申请目的、仪器和探头型号、术前诊断等。

2. 图像采集　采集包括术前穿刺部位清晰图像、测量图像、CDFI 图像、穿刺针及针道图像、术后即刻扫查图像等,必要时可包括超声造影图像及动态视频。

3. 文字描述

(1) 术前诊断与手术名称:脾脏包块超声引导穿刺活检术。

(2) 一般情况:患者体位,穿刺前的准备程序,如常规消毒、铺巾,麻醉方式、麻醉用药名称及用量。

(3) 穿刺过程:包括引导方法、穿刺针规格、进针次数、穿刺针射程、组织条数量及性状、组织条的保存和处理方式、穿刺点压迫止血时间等。

(4) 术后复查:术后即刻复查情况,15~20 分钟后再次超声检查有无出血等情况。

(5) 结果评估:对手术过程和效果的总体评价,记录患者有无不适表现和反应,术中处理、用药和效果,并描写患者离开诊室时的一般情况。

(6) 术后注意事项:需记录术后注意预防的并发症,如出血、感染等保持伤口干燥 3 天。告知可能的并发症,如有异常随诊。

4. 署名　包括医师签名、操作日期和时间、记录者姓名等。

第十一章　妇科疾病穿刺活检

第一节　妇科疾病穿刺

对盆腔、卵巢或附件区肿瘤穿刺活检有导致种植或播散的可能,历来比较谨慎。但是,近年来,随着新辅助化疗的需求,对妇科肿瘤的穿刺活检也逐渐增多。

【目的】

获取女性盆腔病变组织,明确其病理性质,为临床治疗提供依据。

【适应证】

1. 无法耐受手术或需术前化疗的盆腔肿瘤。
2. 盆腔炎表现、抗炎治疗效果不佳的盆腔包块。
3. 妇科检查呈冰冻骨盆、边界不清的盆腔包块。
4. 妇科肿瘤术后又出现性质不明的盆腔包块。
5. 疑似恶性肿瘤、宫颈活检阴性的宫颈管内包块。
6. 需除外转移癌的肿大盆腔淋巴结。

【禁忌证】

1. 凝血功能异常,有出血倾向。
2. 无安全的穿刺径路。
3. 超声显示病变不清晰。
4. 大量腹水患者,需要先抽腹水,而后活检。

【术前准备】

1. 了解病史　既往患有慢性病者如糖尿病、高血压等,需要时术前应请相应专科会诊,以控制病情,保证操作安全顺利地进行。患者是否服用抗凝药、抗生素等。若使用抗凝药,应停用至少一周。

2. 向患者解释穿刺活检的必要性、基本流程和安全性及存在的风险,重点说明可能出现术后出血、损伤周围脏器等并发症,以取得患者配合。还需向患者说明有出现取材不满意,导致不能明确诊断的可能。

3. 血常规、凝血功能、感染四项(乙肝、丙肝、艾滋、梅毒)检测。

4. 签署知情同意书。

【操作方法】

1. 选择穿刺路径　经腹壁或经阴道选最短路径并能避开肠管及血管等脏器。

2. 局部碘伏消毒、铺无菌巾。

3. 超声探头消毒或无菌塑料膜隔离,安装穿刺引导架。

4. 经腹壁穿刺进行局部麻醉(经阴道穿刺无需麻醉)。

5. 选择包块血供丰富的区域作为靶目标进行穿刺。

6. 采用自动活检枪、18G 活检针在超声实时引导下沿穿刺引导线穿刺,获取组织 2~3 条。

7. 组织条置于滤纸片上甲醛溶液固定后送病理科检查。

【注意事项和并发症】

1. 穿刺活检的取材成功率可达 98% 以上,获得病理诊断的概率可达 90% 以上,少数病例穿刺后仍可能无法明确诊断。

2. 穿刺活检可能引起穿刺部位出血,必要时需进行局部按压。

3. 穿刺活检可能会导致肿瘤的针道种植转移。

【术后记录内容和要求】

1. 基本信息　患者的姓名、性别、年龄、门诊号 / 住院号和床号、超声检查号、申请科室、检查部位、申请目的、仪器和探头型号、术前诊断。

2. 图像部分　采集的图像最好 3 张以上,包括有显示肿物大小测量值的二维声像图、CDFI 声像图、穿刺针及其针道的声像图、术后复查的图像。

3. 文字描述

(1) 施行手术名称:超声引导下妇科疾病穿刺活检术。

(2) 一般情况:穿刺体位,穿刺前的准备程序,如常规消毒、铺巾,局部麻醉,穿刺位置、大小、形态、边界、内部回声、血供情况。

(3) 穿刺过程:包括引导方法、穿刺针规格、进针次数、取出组织长度、数量、标本的保存和处理方式等。

(4) 术后复查:15~20 分钟后超声检查术后有无出血。

(5) 结果评估:对手术过程和效果的总体评估,记录患者有无不适表现和反应,术中处理、用药和效果,并描写患者离开诊室时的一般情况。

(6) 术后注意事项,告知可能并发症,如有异常随诊。

4. 署名　包括医师签名、操作日期和时间、记录者姓名等。

第二节　妇科盆腔囊肿硬化治疗

超声表现为囊性的盆腔病变病因复杂,特别是卵巢含液性病变所包含的疾病种类繁多,声像图表现无特异性,良性和恶性含液性病变声像图有时难以鉴别。因此,国际上对卵巢囊肿多采用腹腔镜下的微创治疗,较少采用超声引导介入治疗。在亚洲,卵巢良性含液性病变采用超声引导下介入治疗已有多年历史,其不仅可以避免手术损伤和不良反应,还可以保留卵巢的分泌功能,其对单纯性囊肿治疗效果最佳,其次是巧克力囊肿。但是,前提是必须排除黏液性或恶性病变,严格掌握适应证。

【目的】

在超声引导下以最小的损伤、最少的痛苦对妇科囊性病变进行治疗。

【适应证】

经阴道或经腹壁穿刺可及且能避免损伤其他脏器、血管的妇科良性囊性病变,尤其是术后并发、复发的病变,主要包括以下几种情况:

1. 盆腔包裹性积液(持续存在,有症状,非手术治疗无效)。

2. 子宫内膜异位症(囊液极黏稠似淤泥者不适合)。

3. 卵巢或卵巢冠单纯性囊肿(壁薄光滑,无乳头及实性凸起,持续存在 3 个月以上不消失且无明显增大)。

4. 宫颈及阴道囊肿。

5. 盆腔脓肿,包括输卵管积脓。

6. 症状性输卵管积水。

7. 巨大疼痛性淋巴囊肿等。

8. 复发囊肿的二次介入治疗。

【禁忌证】

1. 不能除外卵巢恶性肿瘤的囊性包块(囊壁及分隔不规则增厚、囊内有乳头样凸起等)。

2. 不能除外黏液性囊肿。

3. 囊性畸胎瘤。

4. 多房性、液体浓稠不易抽吸或脓肿腔小、分隔多。

5. 血肿瘤标记物明显升高。

6. 无安全穿刺径路。

7. 对乙醇过敏者不能进行无水乙醇硬化治疗。

【术前准备】

1. 治疗应安排在非月经期,卵巢巧克力囊肿最好在月经干净后一周内施行。

2. 血常规、尿常规、凝血功能、肝功能、感染四项(乙肝、丙肝、艾滋病、梅毒)及肿瘤标记物检测。

3. 向患者及家属介绍超声介入治疗的特点,术中、术后可能遇到的问题及各种并发症等,取得理解与配合,并令其签署手术知情同意书。

4. 治疗前再次超声检查了解病变的位置、大小、囊液黏稠程度,据此决定使用的穿刺针型号及穿刺路径等,准备好治疗需要的相关药品。

【操作方法】

1. 穿刺路径及体位　病变位于盆腔前上部接近前腹壁者选择经腹壁途径穿刺,患者取平卧位;病变位于盆腔底部靠近阴道穹窿的已婚患者,选择经阴道途径穿刺,患者取膀胱截石位。选择穿刺路径以距离最短,又能避开其他重要脏器为宜。若两个途径均可,应首选经阴道途径,后者显示病变清晰,囊液易抽净,更能保证效果。

2. 消毒与麻醉　用碘伏消毒,经腹壁穿刺可用 2% 利多卡因于穿刺点局部浸润麻醉,亦可不进行麻醉,后穹窿进针者不用麻醉。

3. 穿刺抽液及冲洗　根据病变位置、大小与囊液黏稠度选择不同长度与粗细的一次性穿刺针,经腹壁穿刺可选用较短(如 15cm 长)的针,经阴道穿刺至少应选用 18cm 长的针,囊液黏稠者需选用较粗的针(如 16G),病变体积小、张力低的囊肿可选用非常细的 21G 针,一般囊肿则选用 18G 针。进针时宜采用快速有力的手法,针尖进入囊腔后调整至囊腔中心,拔出针芯,针尾连接塑料延长管及注射器,将囊液抽吸干净。若囊腔内的液体为黏稠的陈旧性积血或脓液,需注入生理盐水或抗生素生理盐水反复冲洗囊腔,至冲洗液干净清亮后完全抽出。

4. 硬化治疗　以无水乙醇为硬化剂,单次注入量为抽出囊液容量的 1/4 至 2/3 左右,较大囊肿单次注入量以不超过 60ml 为宜,注入硬化剂留置 3 分钟后完全抽出。若抽出无水乙醇量多于注入量的 10% 说明囊液残留过多无水乙醇被稀释,计为一次无效硬化治疗,应重新注入硬化剂。若对乙醇过敏,可以选择其他硬化剂(平阳霉素、聚桂醇等)。

5. 其他囊内用药　盆腔脓肿在冲洗干净后注入抗生素留置,有药敏结果的据此使用敏感抗生素,无药敏结果的常规使用甲硝唑注射液＋庆大霉素治疗。

6. 单纯抽液及置管引流　巨大卵巢黄素囊肿及妇科恶性肿瘤淋巴清扫术后出现的持续性症状性淋巴囊肿,单纯抽液即可,无需进行硬化。单纯抽液仅能短时间缓解症状,需反复穿刺抽液的巨大持续症状性淋巴囊肿及晚期妇科恶性肿瘤顽固性腹水的患者还可采用置管引流的方法,使不断产生的液体能随时流出,从而减轻患者的痛苦。

【注意事项】

1. 选择穿刺路径时一定要注意避免损伤肠管、膀胱、血管等重要脏器,一定要在能清楚显示的条件下进行穿刺;要选择合适的针具,囊液黏稠时若选用细针可能无法完成治疗,经阴道穿刺若选用的针太短,有可能治疗过程中针尖脱出囊腔导致治疗失败。

2. 治疗的病变为多房囊肿时应对每个囊腔逐个分别穿刺抽吸硬化,治疗开始前仔细检查设计好治疗方案,应由近及远、由大到小进行治疗,尽可能一次经皮或经阴道穿刺,在囊肿内部通过改变针尖的方向和位置逐个完成全部囊腔的治疗,尽量避免每次都退出病变后再重新穿刺。抽液及硬化治疗整个过程中注意调整针尖位置,使其始终位于囊腔中央部位,以免针尖贴壁致使囊腔内液体不能完全抽净或刺穿囊壁。

3. 无水乙醇作为硬化剂,注入囊腔后患者都会有不同程度的疼痛反应,多数患者能耐受,但个别患者疼痛反应剧烈,可能导致硬化治疗失败。注入无水乙醇前,可以先注入 5% 利多卡因 10ml,以减轻疼痛。

4. 当囊液过于黏稠时,如巧克力囊肿,可在抽出少量囊液后注入生理盐水反复稀释抽吸。也可注入糜蛋白酶注射液,隔日再穿刺治疗。

5. 囊肿体积巨大者,单次穿刺硬化治疗常不能达到治愈,可间隔一些时间(2~3 个月)后重复硬化治疗,以提高治愈率。

6. 拔针时应一边向囊肿缓慢推注 5% 利多卡因,一边拔针,以免乙醇溢出,引起剧烈腹痛。

7. 拔针后,患者静卧 10 分钟,避免立即活动,造成乙醇从针道外溢。

【不良反应和并发症预防】

1. 出血 经阴道穿刺者,穿刺针及引导架有可能划伤阴道壁,应在窥器暴露下放置附上引导架的阴道探头,且尽量一次放置到后穹窿的预定进针点,避免大范围盲目调整探头位置,探头位置固定好后再将穿刺针沿引导支架进行穿刺。发现有活动性出血者,应及时用纱布加压止血,卧床休息,出血多能自行停止。选择套管针穿刺,穿刺成功后撤出钢针,留置套管抽吸和冲洗,可以有效避免损伤和脱出。

2. 乙醇吸收与刺激反应 部分患者治疗后会出现乙醇吸收反应,特别是乙醇保留过多者,如头晕、恶心、呕吐、心动过速等,个别患者拔针后甚至出现一过性虚脱,为微量乙醇刺激针道所致,以上症状经卧床休息,对症处理多可缓解。

3. 发热 少数患者有治疗后吸收热,通常不高于 38℃,多持续 3 天左右消失,若体温持续不降,伴有血象增高,盆腔压痛、反跳痛,提示继发感染,非手术治疗不奏效时,应及时穿刺引流后抗生素灌洗留置并配合全身抗生素治疗。

4. 其他 偶尔会发生少量乙醇漏至盆腔、盆腔内出血、膀胱损伤等并发症,术后应积极对症处理,严密观察患者生命体征,有无腹痛、盆腔内积液量及尿液颜色改变等。门诊患者治疗后应观察 0.5 小时,生命体征平稳及一般状况良好者可离开,并交代注意事项。只要严格掌握穿刺适应证和操作方法,妇科囊性病变的超声介入治疗是安全的,术后很少发生严重并发症。

【疗效评价】

通常介入治疗 3 个月后囊肿逐渐闭合。疗效评价标准：囊性病变消失为治愈；体积缩小 >1/2 为有效；体积不缩小或缩小 <1/2 为无效。未达治愈的患者，可以进行重复介入治疗。

【术后记录内容和要求】

1. 基本信息　患者的姓名、性别、年龄、门诊号 / 住院号和床号、超声检查号、申请科室、检查部位、申请目的、仪器和探头型号、术前诊断。

2. 图像部分　采集的图像最好 3 张以上，包括治疗前囊肿最大切面的图像、进针后针尖位于囊腔内的针道切面图像、治疗中及治疗后囊肿缩小闭合的图像，以及旁边遗留尚未治疗囊肿的图像，以便随诊和疗效评估。

3. 文字描述

(1) 手术名称：超声引导下盆腔囊肿穿刺治疗术。

(2) 一般情况：穿刺体位，穿刺前的准备程序，如常规消毒、铺巾，局部麻醉。囊肿大小、回声和囊肿周围有无大血管。

(3) 穿刺过程：包括引导方法、穿刺途径和穿刺点，穿刺针规格、进针深度、抽吸囊液量、颜色和性状，硬化剂名称、量等。必要时囊液标本送检。

(4) 术后复查：15~20 分钟后超声检查术后穿刺路径和盆腔有无出血。

(5) 结果评估：对手术过程和效果做总体评估，记录患者有无不适表现和反应，术中处理、用药和效果，并描写患者离开诊室时的一般情况。

(6) 术后注意事项：术后压迫止血 10~15 分钟，术后卧床休息 4~8 小时，普通进食，保持伤口干燥 3 天，禁止剧烈运动。告知复查时间和可能并发症，如有异常随诊。

4. 署名　包括医师签名、操作日期和时间、记录者姓名等。

第十二章 产科穿刺活检

第一节 绒 毛 活 检

绒毛细胞是由受精卵发育分化的滋养层细胞和绒毛间质中的胚外中胚层细胞组成,绒毛细胞与胎儿组织同源,具有同样的遗传性,通过产前对绒毛的检测,可准确地反映胎儿的情况,故绒毛活检(chorionic villus sampling,CVS)可以用于胎儿遗传病的产前诊断。CVS 的主要优点是能更早得到诊断结果,能采取更简单、安全的方法终止异常胎儿妊娠。

【目的】

利用细胞遗传学、分子生物学、生物化学等技术对绒毛组织进行染色体分析、基因分析和生化测定。

【适应证】

1. 高龄孕妇(孕妇年龄≥35 岁)。

2. 孕早期血清学筛查异常,第一孕期超声筛检高危或发现胎儿结构异常者。

3. 染色体异常儿生育史。

4. 家族遗传病史。

5. 单基因遗传病或代谢性疾病儿生育史。

6. 不良妊娠史。

注意:既往推荐绒毛活检适宜在怀孕的 10~13 周施行,但目前更多的研究建议为更好地获取绒毛标本并尽量减少胎儿横向截肢缺陷、小下颌及舌头过小等畸形的发生率,改为在孕

11~13^{+6} 周行绒毛活检。

【禁忌证】

1. Rh 阴性孕妇已被 Rh 阳性胎血致敏。

2. 宫颈病变或阴道炎症行经宫颈绒毛活检。

3. HIV 阳性。

4. 凝血功能异常或正在服用抗凝药物。

5. 无医学指征的胎儿性别鉴定。

6. 先兆流产。

7. 其他不宜介入检查的疾病。

【术前准备】

1. 孕妇查血常规、HIV 抗体、HBsAg、抗梅毒抗体、ABO 血型和 Rh 因子，如 Rh(−)，查间接 Coombs 试验，告知胎母输血的风险，建议准备抗 D 球蛋白。

2. 操作前准备　准备托盘放置无菌生理盐水约 40ml，并放入少许肝素抗凝。穿刺套管针内预先浸润少许抗凝生理盐水，20ml 针筒抽 2~4ml 抗凝生理盐水待用。

【操作方法】

1. 经宫颈绒毛活检(transcervical chorionic villus sampling，TC-CVS)

(1) 孕妇适当充盈膀胱，取膀胱截石位，经腹或经阴道超声观察子宫位置、胚胎或胎儿情况、绒毛位置。

(2) 在超声引导下，将长 25cm、直径 1.5mm 的聚乙烯套管(内置硬导丝)经宫颈插入宫腔，套管顶端到达叶状绒毛膜所在位置，退出导丝。

(3) 20ml 注射器抽吸 1ml 肝素生理盐水，连接套管，抽拉注射器栓至 10ml 产生负压，并在保持负压的状态下缓慢退管。

(4) 将混有绒毛的肝素盐水送检。

(5) 如 1 次活检的绒毛组织量不够，可按上述方法再操作 1 次。

(6) 术毕立即观察胎囊大小及胎心搏动，孕妇卧床休息 1

小时。3 次取样均未抽取到绒毛组织为活检失败。

2. 经腹壁绒毛活检(transabdominal chorionic villus sampling, TA-CVS)

超声引导下徒手或利用穿刺引导架采用双针套管技术完成(引导套针为 18G 或 19G,活检针为 20G 或 21G)。

(1) 孕妇仰卧位,在超声引导下将引导套针沿胎盘的长轴方向进针。

(2) 引导套针经腹壁及子宫壁穿刺入胎盘后,退出针芯。

(3) 将活检针经引导套针送至胎盘绒毛组织内,去除针芯,连接含 1ml 肝素生理盐水的 20ml 注射器,抽拉注射器栓至 10ml,在保持负压的状态下,小幅度上下提插活检针抽取绒毛组织。

(4) 将混有绒毛的肝素盐水送检。

(5) 如 1 次活检的绒毛组织量不够,可再次将活检针插入引导套针内抽吸。

注:国外在 1990 年后逐渐淘汰 TC-CVS,实行 TA-CVS。

【注意事项】

1. 经阴道绒毛活检,声像图可以准确显示导管从颈部到胎盘取样位置的进针路线。在吸取绒毛组织之前,导管的尖端应在胎盘的分叶中停留一段时间后再抽吸。

2. 经腹绒毛活检时,对后位胎盘穿刺针应尽量避免穿破羊膜结构。

3. 母体的膀胱完全排空和超声探头加压可以使子宫变直,后位胎盘可以经腹壁监视经阴道穿刺或经阴道超声引导穿刺。

【不良反应和并发症预防】

1. 胎儿丢失 0.5%~1.64%。

2. 绒毛膜下血肿或穿刺后阴道出血,经腹部操作的阴道出血率低于经阴道操作的出血率(0.2% : 2.5%)。

3. 感染   采用 TA-CVS 并严格无菌操作可以尽量避免发生。

4. 胎盘植入　局限性胎盘植入的发生率约 1%。

5. 穿刺失败率 0.19%。

6. 母体组织污染率低于 1%。

7. 胎儿肢体缺损可能性约 0.22%。

8. 取材不足导致无法进行产前诊断的发生率 0.1%。

【穿刺活检后的护理】

手术结束拔针后消毒并无菌敷料固定,持续穿刺点按压。超声立即对胎心及胎盘、腹壁扫描,检查有无胎心减慢及穿刺点有无出血。穿刺点压迫 10~15 分钟并休息室卧床休息,术后 30 分钟超声再次扫描,内容同前。

【术后记录内容和要求】

1. 基本信息　患者的姓名、性别、年龄、孕周、门诊号 / 住院号、床号、超声检查号、申请科室、检查部位、申请目的、仪器和探头型号、术前诊断。

2. 图像部分　采集的图像最好 3 张以上,包括有显示靶绒毛的二维声像图、术前胎儿胎心搏动频谱图、穿刺针及其针道的声像图、术后复查胎儿胎心搏动频谱图。

3. 文字描述

(1) 施行手术名称:超声引导下(经腹或经阴道)绒毛活检术。

(2) 一般情况:孕妇的穿刺体位,穿刺前的准备程序,如常规消毒、铺巾,局部麻醉。包括绒毛位置、血供情况。记录胎儿活动和胎心情况。

(3) 穿刺过程:包括引导方法、穿刺针规格、进针次数、取出组织数量、标本的保存和处理方式、压迫穿刺点方法和时间等。

(4) 术后复查:术后 15~20 分钟后超声检查有无穿刺点、子宫周围、腹腔、羊膜囊出血,胎儿活动和胎心是否正常。

(5) 手术过程的总体评价:孕妇和胎儿生命体征是否平稳,术后有无不适及并发症,描写患者离开诊室时的一般情况。

(6) 术后注意事项:术后压迫止血,卧床休息、少量进食、保持伤口干燥24小时,禁止剧烈运动1周。告知可能并发症,如有异常随诊。

4. 署名　包括医师签名、操作日期和时间、记录者姓名等。

第二节　羊膜腔穿刺

羊膜腔穿刺术起始于20世纪30年代,现已成为围产医学临床上不可缺少的一种手段,应用范围越来越广,在1960年超声引导技术也逐渐开始应用于羊膜腔穿刺术,使其拥有了取材方便、流产率低,并发症少等优点。在新生儿群体中,染色体异常儿的发生率为0.5%~0.7%,其中21-三体最高,其次为性染色体异常和染色体结构异常,而羊水培养后进行传统的染色体核型分析,为目前国内外公认的诊断染色体疾病的金标准,同时,在治疗方面,由于超声导向操作的可视化使通过羊膜腔的各种治疗方法成为可能。

【目的】

1. 诊断　包括胎儿染色体核型检查、胎儿成熟度评估、各项指标测定等。

2. 治疗　包括羊水减量、羊水灌注、促胎儿成熟治疗、羊膜腔内注药终止妊娠等。

【适应证】

1. 中期妊娠(16~20周)

(1) 胎儿染色体核型检查。

(2) 胎儿发育异常、代谢性疾病的羊水生化指标测定。

(3) 羊水过多时羊水减量,或过少时的羊膜腔灌注。

(4) 羊膜腔内注药终止妊娠。

2. 晚期妊娠

(1) 胎儿成熟度评估。

(2) 母子血型不合的诊断。

(3) 促胎儿成熟治疗。

(4) 胎儿宫内发育迟缓或羊膜炎患者羊膜内注药治疗。

【禁忌证】

1. 先兆流产。

2. 有盆腔或宫腔感染征象。

3. 术前两次测量体温(腋温)高于 37.2℃。

4. 有出血倾向(血小板≤70×10⁹/L,凝血功能检查有异常)。

5. 非医学需要的胎儿性别鉴定。

【术前准备】

1. 患者准备

(1) 认真核对适应证、妊娠周数、胎儿大小、羊水量、胎盘附着情况等有无穿刺禁忌证。

(2) 二维超声检查排除胎儿畸形。

(3) 查血常规、HIV 抗体、HBsAg、抗梅毒抗体、ABO 血型和 Rh 因子,如 Rh(-),查间接 Coombs 试验,告知胎母输血的风险,建议准备抗 D 球蛋白。

(4) 量体温,腋温低于 37.2℃孕妇方可手术。两次体温在 37.5℃以上者,穿刺暂缓。

(5) 术前有关手术风险及并发症与孕妇及家属详细沟通,并令其签署手术知情同意书。

2. 器械准备　超声诊断仪器、凸阵探头、穿刺针(20~22G)、无菌探头薄膜、注射器(5ml、20ml)、羊水采集瓶等。

3. 预备物品　无菌敷贴、肝素等。

【操作方法】

1. 孕妇术前排空膀胱,平躺手术床上,取仰卧位。

2. 超声检查了解胎儿情况、胎盘位置、羊水深度,选择穿刺点,做标记,尽可能避开胎盘、胎儿头面部,多数选择在羊水较多的胎儿肢体侧。

3. 常规消毒铺巾。

4. 左手固定穿刺部位皮肤,右手持穿刺针(20~22G、长15~20cm)在超声引导下刺入羊膜腔,垂直进入宫腔,有两次突破感,拔出针芯,见淡黄色液体流出,抽取 2ml,废弃(因混有母体组织,不能做细胞培养),换 5ml 注射器抽取 5ml 留作

TORCH 培养,再换 20ml 注射器抽取 20ml 羊水,速度不宜过快,插入针芯,拔出穿刺针。

5. 穿刺点局部无出血则敷以无菌敷料,若有出血则局部轻按止血后敷以无菌敷料。

6. 再次超声检查胎心、胎盘及胎儿情况。

7. 羊水注入无菌试管,即送实验室接种,如羊水中混有血液,应在标本中加入肝素抗凝,羊水采集瓶或培养瓶,需注明孕妇姓名、编号及取样日期,以防混乱。

8. 进行宫内治疗者注入相应的药物。

9. 穿刺后孕妇观察 2 小时,若无异常则可离院,并告知注意事项。

【注意事项】

1. 穿刺过程中出现子宫收缩或胎动频繁,应停止操作。

2. 一次穿刺失败只允许重复 1~2 次,且不能在同一部位重复进针。

3. 如果两次穿刺未获得羊水标本则为穿刺失败,可于 2 周后重新行羊膜腔穿刺。

4. 双胎妊娠时,在超声引导下先穿刺一个妊娠囊,抽吸羊水后,换穿刺针穿刺另一个妊娠囊。

5. 术毕超声观察胎心、胎动和羊水情况。

【不良反应和并发症预防】

1. 流产　孕中期羊膜腔穿刺的流产率在 0.5% 左右,多次穿刺会使流产率增加。

2. 损伤和出血　包括母体腹壁、子宫、脐带、胎盘或胎儿损伤,可发生腹壁、子宫浆膜下、脐带或胎盘血肿、胎儿出血。损伤会导致羊水内血液污染。

3. 羊水渗漏　羊水渗漏会导致羊水过少,很少发生。

4. 宫内感染　消毒不严格时可能发生感染,反复穿刺羊膜腔可能增加宫内感染和早产的风险。

【穿刺后的护理】

1. 敷料保持干燥 3 天。

2. 术后若有腹痛、阴道流血、阴道流液等不适应立即就诊。

3. 每天多饮开水。

4. 禁止性生活两周。

【术后记录内容和要求】

1. 基本信息　患者的姓名、性别、年龄、孕周、门诊号/住院号和床号、超声检查号、申请科室、检查部位、申请目的、仪器和探头型号、术前诊断。

2. 图像部分　采集的图像最好5张以上,包括穿刺前羊膜腔声像图、进针后的针尖位于羊膜腔内的针道切面图像、穿刺后羊膜腔的图像、穿刺前胎心频谱图。

3. 文字描述

(1) 手术名称:超声引导下羊膜腔穿刺术。

(2) 一般情况:孕妇的穿刺体位,穿刺前的准备程序,如常规消毒、铺巾。羊膜腔回声和周围有无大血管。记录胎儿活动和胎心情况。

(3) 穿刺过程:包括引导方法、穿刺途径和穿刺点、穿刺针规格、进针深度、抽吸羊水量、颜色和性状。

(4) 术后复查:术后15~20分钟后超声检查有无穿刺点、子宫周围、腹腔、羊膜囊出血,胎儿活动和胎心是否正常。

(5) 手术过程的总体评价:孕妇和胎儿生命体征是否平稳,术后有无不适及并发症,描写患者离开诊室时的一般情况。

(6) 术后注意事项:术后压迫止血10~15分钟,术后卧床休息4~8小时,普通进食,保持伤口干燥3天,禁止剧烈运动。告知复查时间和可能并发症,如有异常随诊。

4. 署名　包括医师签名、操作日期和时间、记录者姓名等。

第三节　脐带血穿刺

出生缺陷是影响我国人口素质的重要问题,染色体病是出生缺陷的常见原因之一,活产新生儿染色体异常率为0.5%~1.0%,介入性产前诊断是目前最有效的预防手段。1983年首次报道了超声引导下的经母腹抽取胎儿脐静脉血的宫内采血技术,由于该技术具有可获取纯胎血、对母儿造成的风险小、并发症少,较少受孕周限制等优越性,能更广泛地应用于胎儿遗传性疾病的诊断和胎儿宫内状态的评价,因此在临床上已逐渐开展和应用,使产前了解胎儿宫内状态,开展宫内诊断与治疗产生了一个飞跃。

【目的】

1. 诊断　包括胎儿脐血细胞染色体核型分析和单基因病诊断、血液系统疾病、免疫缺陷综合征的诊断等。

2. 评估　包括评估胎儿宫内治疗的效果等。

【适应证】

1. 胎儿脐血细胞染色体核型分析和单基因病诊断。

2. 血液系统疾病、免疫缺陷综合征的诊断。

3. 胎儿脐血血气分析。

4. 胎儿宫内感染的诊断。

5. 绒毛及羊水培养出现假嵌合体或培养失败进行矫正或补救诊断。

6. 评估胎儿宫内治疗的效果。

【禁忌证】

1. 先兆流产。

2. 术前两次测量体温(腋温)>37.2℃。

3. 有出血倾向(血小板计数≤70×10^9/L,凝血功能检查有异常)。

4. 有盆腔或宫腔感染征象。

5. 无医疗指征的胎儿性别鉴定。

【术前准备】

1. 术前经产前诊断医师与患者充分交流并签署产前穿刺知情同意书。

2. 严格掌握适应证及禁忌证。

3. 查血常规、HIV 抗体、HBsAg、抗梅毒抗体、ABO 血型和 Rh 因子,如 Rh(-),查间接 Coombs 试验,告知胎母输血的风险,建议准备抗 D 球蛋白。

4. 术前孕妇排空膀胱,给予孕妇服镇静剂,可使孕妇镇静,减少胎动以利取血。

5. 二维超声了解胎儿、羊水及胎盘附着情况。

【操作方法】

1. 穿刺点的选择首选部位应选择脐带显示清晰,较固定,且离胎盘、胎体较远处,如脐带插入胎盘 10~20mm 处,也可以在脐带进入胎儿脐部或游离段取样。

2. 选择好穿刺点,按羊膜腔穿刺方法,穿刺针(21~22G)首先进入羊膜腔内,达穿刺段脐带表面。

3. 超声引导下快速进针,进入脐静脉中,然后轻轻上提穿刺针,见脐带随针上移,证实针已刺中脐血管,超声屏幕上脐静脉管腔内可见一针尖强回声点,若针尖穿过脐血管,轻轻旋转上提穿刺针使针尖强回声点上移至脐静脉管腔内,抽出针芯,连接注射器抽吸脐血 1.5~3.0ml。

4. 用棉球压迫穿刺点片刻,术毕观察胎心、胎动及羊水情况。

5. 若两次穿刺均未刺入脐血管内则为穿刺失败,1 周后重新穿刺。

【注意事项】

1. 若羊水过少,可以在羊膜腔灌注 100~300ml 温生理盐水,以帮助显示合适的穿刺部位。若羊水过多,可以先进行羊膜穿刺抽液治疗,以减小腹壁与脐带插入胎盘处之间的距离。

2. 不宜在孕妇空腹时进行穿刺。因胎儿在低血糖的情况下,脐带血管易发生痉挛或出现胎心过缓。

3. 术后卧床休息 4~8 小时。

【不良反应和并发症预防】

1. 并发症

(1) 流产:发生率为 1.6%~6.0%。

（2）胎儿心动过缓：可能与脐带受刺激而发生痉挛、仰卧位综合征等因素有关，发生率为 3%~12%。胎心心动过缓大多数为一过性，可在术后立即恢复正常水平，无须给予特殊处理。如果穿刺后即刻出现胎心减慢，孕妇四肢发冷、脉搏细弱，可嘱孕妇左侧卧位，吸氧可缓解，必要时给予 10% 葡萄糖和维生素 C 或阿托品 0.5mg 加葡萄糖 20ml 静脉注射。

（3）脐带出血：为针刺部位出血，出血常在 1~2 分钟内停止。偶尔可能导致胎儿严重失血。脐带血肿的发病率为 0.5%~1.0%，主要发生在脐带游离段的穿刺，大多数脐带血肿不影响脐带的血流量，但较大的血肿可能部分或完全压迫脐带血管，导致胎儿窘迫或死亡。

（4）胎盘出血：为针刺部位的出血。常见于针杆多次抽插时或拔针后，前壁胎盘者多见。出血持续时间 3~90 秒。

（5）胎儿宫内死亡：发生率约 1.1%。

（6）子宫阵发性收缩：多为子宫前壁局部应激性收缩。超声图像上可见穿刺部位肌层局部增厚、隆起，施术者感觉针杆抽插困难。少数为子宫体收缩，子宫变硬。子宫收缩发生除与子宫敏感性有关外，还与手术时间及针杆抽插频率成正比。子宫收缩发生时暂停针杆抽插 2~3 分钟可得到缓解。胎心率正常者待缓解后可继续手术。子宫收缩导致的胎儿缺氧可能是引起胎心过缓甚至胎儿死亡的原因之一。

（7）其他：感染。

2. 降低并发症发生率的建议

（1）术前与患者进行沟通，通过看穿刺录像、宣传册等形式解除孕妇的紧张及恐惧，术前避免空腹，如喝奶等防止孕妇低血糖。

（2）提高施术者的熟练程度，超声定位要准确，进针深度测量要准确，宁深勿浅，保证穿刺针和脐带在同一切面，避免穿刺针和脐带平行重叠的现象，另外，穿刺速度要快而稳。严格执行无菌操作。

（3）最佳穿刺孕周为 25~30 周。

(4) 穿刺时间不应超过 20 分钟。

(5) 穿刺进针次数尽量减少,进针力度适中,抽血避免过速。

(6) 出现子宫收缩应暂缓操作,出现脐带痉挛应暂缓抽血,出现胎心率过缓应停止操作。

【穿刺活检后的护理】

1. 敷料保持干燥 3 天。

2. 术后若有腹痛、阴道流血、阴道流液等不适应立即就诊。

3. 禁止性生活两周。

【术后记录内容和要求】

1. 基本信息　患者的姓名、性别、年龄、孕周、门诊号/住院号、床号、超声检查号、申请科室、检查部位、申请目的、仪器和探头型号、术前诊断。

2. 图像部分　采集的图像包括取样前胎心频谱、脐带切面的二维图像、CDFI 图像、进针后的针尖位于脐带内的针道切面图像,以及取样后脐带 CDFI 的图像、取样后胎心频谱。

3. 文字描述

(1) 手术名称:超声引导下经皮脐带血取样术。

(2) 一般情况:孕妇的穿刺体位,穿刺前的准备程序,如常规消毒、铺巾。脐带位置、血流和周围有无大血管。记录胎儿活动和胎心情况。

(3) 穿刺过程:包括引导方法、穿刺途径和穿刺点,穿刺针规格、进针深度、抽吸脐带血量、颜色和性状。

(4) 术后复查:术后 15~20 分钟后超声检查有无穿刺点、子宫周围、腹腔、羊膜囊出血,胎儿活动和胎心是否正常。

(5) 手术过程的总体评价:孕妇和胎儿生命体征是否平稳,术后有无不适及并发症,描写患者离开诊室时的一般情况。

(6) 术后注意事项:术后压迫止血 10~15 分钟,术后卧床休息 4~8 小时,普通进食,保持伤口干燥 3 天,72 小时内避免穿刺部位接触不洁物品、禁止剧烈运动、避免进食生冷或不洁食物,告知复查时间和可能并发症,如有腹痛或阴道流水等异常情况就近诊治。

4. 署名　包括医师签名、操作日期和时间、记录者姓名等。

第四节　胎儿心脏穿刺

随着产前诊断水平的迅速发展,胎儿宫内取血已成为了解胎儿有无先天性缺陷及评估胎儿宫内状况的重要手段,这使产前诊断进入分子遗传学阶段。经母腹穿刺脐静脉取血是目前最常用的宫内采血术,当脐血管或肝内血管穿刺困难或失败时,胎儿心脏穿刺术可作为一种补救方法,获得胎血。另外,胎儿心脏穿刺术也可以为血管内治疗、选择性减胎和先天性心脏疾病的子宫内治疗等提供另一种途径。该技术为胎儿宫内诊断和治疗提供了新的方法,但是,其相关的风险比脐带穿刺更高,必须在产生的预期结果大于相关胎儿和母体的风险时采用胎儿心脏穿刺。

【目的】

1. 诊断　包括胎儿染色体核型分析和单基因病诊断、血液系统疾病、免疫缺陷综合征、胎儿心包积液等的诊断。

2. 治疗　包括多胎妊娠减胎术、胎儿心包积液治疗,血管内治疗,先天性心脏疾病的子宫内治疗等。

【适应证】

1. 有脐静脉穿刺适应证,但脐静脉穿刺困难或失败者。

2. 胎儿心包积液的诊断和治疗。

3. 胎儿心脏内注药治疗。

4. 多胎妊娠减胎术。

【禁忌证】

1. 先兆流产。

2. 术前两次测量体温(腋温)>37.2℃。

3. 有出血倾向(血小板≤70×10^9/L,凝血功能检查有异常)。

4. 有盆腔或宫腔感染征象。

【术前准备】

1. 患者准备

(1) 严格掌握适应证及禁忌证。

(2) 超声检查了解胎儿、胎儿心脏、羊水及胎盘附着情况。

(3) 查血常规、出凝血功能、HIV 抗体、HBsAg、抗梅毒抗体、ABO 血型和 Rh 因子,如 Rh(−),查间接 Coombs 试验,告知胎母输血的风险,建议准备抗 D 球蛋白。

(4) 量体温,腋温低于 37.2℃ 孕妇方可手术。两次体温在 37.5℃ 以上者,穿刺暂缓。

(5) 术前有关手术风险及并发症与孕妇及家属详细沟通,并签署手术知情同意书。

2. 器械准备 超声诊断仪器、凸阵探头、穿刺针 (21~22G、长 15~20cm)、无菌探头薄膜、注射器等。

3. 预备药品 无菌敷贴等。

【操作方法】

1. 孕妇术前排空膀胱,平躺手术床上,即仰卧位。

2. 超声检查了解胎儿情况,胎盘位置,尽可能避开胎盘。

3. 常规消毒铺巾。

4. 超声引导下使用穿刺针(21~22G、长 15~20cm),垂直进入宫腔,见针尖达胎儿左侧胸壁,经肋间隙快速进针达心腔内,拔出针芯,抽出血液标本。如需治疗或减胎,注入相应药物。尽量以右心室为进针目标,避免针道穿过室间隔。

5. 穿刺点局部无出血则敷以无菌敷料,若有出血则局部轻按止血后敷以无菌敷料。

6. 术毕观察胎心、胎动、羊水及是否有心包积血。

7. 穿刺后孕妇观察 2 小时,若无异常则可离院,并告知注意事项。

【注意事项】

当脐静脉穿刺困难或失败时可行胎儿心脏穿刺术,彩超引导可清晰显示胎儿心内血流变化并缩短穿刺时间。胎儿心脏穿刺术有一定的风险性,应慎重选择。

【不良反应和并发症预防】

1. 胎儿心脏停搏、心包积血 严重并发症,这是该技术被谨慎使用的重要原因。有报道 6 例胎儿心脏穿刺术均出现心包积血和心动过缓的并发症。尽量选用较细的穿刺针(22G),可减少心包积血发生。

2. 胎儿心动过缓 最常见的并发症,常见一过性心动过缓,心率 <80 次 / 分。其发生可能与子宫收缩、直接穿刺胎儿心脏、心电传导系统受损或取血过多导致胎儿血容量急剧下降有关。在术前超声检查评估,确定胎儿位置,并确定右心室作为最前心腔。尽量以右心室为进针目标,确保最短的路径。

3. 胎盘渗血 也时有发生,其与穿刺部位、穿刺针的选择及进针力度直接相关,也与胎盘位置有很大关系。穿刺时应尽量避开胎盘,如实在无法避开,进针方向应垂直胎盘,以减少对胎盘的损伤,选用细针穿刺也是很重要的,同时进针力度也要加以控制,要以有节制的冲击力进针。胎盘渗血不需特殊处理,均可自行停止,这可能与羊水对胎盘有一定的压力及羊水内含有促凝物质有关。

4. 流产 一项胎儿产前诊断研究的报道中,158 例胎儿心脏穿刺,总流产率为 6.5%。可于术后 1~2 小时进行胎心监测,并注意子宫收缩情况。必要时术后 24 小时后复查 B 超。

【穿刺后的护理】

1. 敷料保持干燥 3 天。

2. 术后若有腹痛、阴道流血、阴道流液等不适应立即就诊。

3. 禁止性生活两周。

【术后记录内容和要求】

1. 基本信息 患者的姓名、性别、年龄、住院号和床号、超声检查号、申请科室、治疗部位、申请目的、仪器和探头型号、术前诊断。

2. 图像部分 采集的图像最好 4 张以上,包括有显示穿刺部位的二维声像图、CDFI 声像图、穿刺针及其针道的声像图、术后复查的图像。

3. 文字描述

（1）术前诊断与手术名称：超声引导下胎儿心脏穿刺术。

（2）一般情况：孕妇的穿刺体位,穿刺前的准备程序,如常规消毒、铺巾,局部麻醉。包括穿刺部位及周围脏器情况。

（3）穿刺过程：包括引导方法、穿刺针规格、进针次数、抽出血样的量、颜色和性状、有无注射药物、种类、用量、压迫穿刺点方法和时间等。

（4）术后复查：术后 15~20 分钟超声检查有无穿刺点、子宫周围、腹腔、羊膜囊出血,胎儿活动和胎心是否正常。

（5）结果评估：孕妇和胎儿生命体征是否平稳,术后有无不适及并发症,描写患者离开诊室时的一般情况。

（6）术后注意事项：术后压迫止血 15 分钟,卧床休息 8 小时、少量进食、保持伤口干燥 3 天,禁止剧烈运动 1 周。告知可能并发症,如有异常随诊。

4. 署名　包括医师签名、操作日期和时间、记录者姓名等。

第五节　减　胎　术

近年来,随着诱发排卵药物及辅助生殖技术的广泛应用,多胎妊娠的发生率明显升高。多胎妊娠的母婴并发症发生率明显增加。随着孕周缩短,新生儿并发症及由于低体重儿带来的后遗症如眼科异常、呼吸道窘迫综合征、小肠坏死及脑瘫等增加,而且新生儿围产期死亡率,双胎妊娠比单胎高 4 倍,三胎妊娠比单胎高 6 倍。超声介导下减胎作为多胎妊娠后最有效的补救措施,可有效降低多胎妊娠母婴并发症。

【目的】

多胎妊娠早期选择性减胎术,可有效减少生产胎儿数目,减少产妇并发症,提高新生儿成活率。适当减少胎儿数目可降低妊娠丢失率、早产率、新生儿发病率和病死率。

【适应证】

1. 三胎及三胎以上的多胎妊娠,孕龄在 8~14 周者。

2. 双胎妊娠合并子宫畸形或内科合并症不能承受双胎妊娠者。

3. 双胎妊娠坚决要求保留单胎妊娠者。

【禁忌证】

1. 无绝对禁忌证。

2. 已有阴道流血的先兆流产者,慎行减胎术。

3. 患有泌尿生殖系统急性感染或性传播疾病者。

【减胎的途径】

常用的多胎妊娠减胎的途径有如下几种。

1. 经宫颈途径　因需扩张宫颈吸出孕囊,改变了宫腔容积致使减胎术后流产率高,现已弃用。

2. 经阴道途径　减胎一般在妊娠早期(7~8周)被选择,因为此时施行手术相对安全且母胎并发症较少。经阴道途径的优点是施术时间较早,手术时间短、安全有效,可不必向胎体注射药物。

3. 经腹途径　通常是注射高浓度氯化钾,其手术对象较明确,定位准确。经腹减胎术也会因腹肌张力大,针尖活动方向难以控制,尤其当胚芽较小更不易将药物准确注入胎心,所以早期妊娠时其减胎失败率高。大多数学者也认为选择性减胎应在妊娠中期时进行,因为在妊娠中期可准确而有效的灭活异常胎儿,降低严重妊娠并发症的发生率,改善妊娠预后。

【术前准备】

1. 通过向孕妇讲解治疗的方法,使孕妇了解治疗过程,减轻其紧张、恐惧等心理,积极主动配合治疗。

2. 进行血生化、血常规、凝血,以及白带等常规检查。

3. 利用超声准确扫查子宫及妊娠囊情况(位置、大小、心管搏动等),防止误穿。

4. 手术前向孕妇以及孕妇家属讲述手术效果、可能后果等,并令其确认签署手术知情同意书。

5. 术前预防性使用抗生素。

【操作方法】

1. 经腹壁穿刺减胎术 孕妇排空膀胱,取仰卧位。减胎操作前再次认真核实被减胎儿,常规消毒铺巾,超声探头套无菌套,安放穿刺支架,超声显示心脏最大切面,在超声引导下用 21G 穿刺针快速刺入胎儿心腔,回抽见血后注入 10% 氯化钾 2~5ml。注药后被减胎儿心跳及血流消失,继续观察 15 分钟,未见心跳恢复即可拔针结束操作。

2. 经阴道穿刺减胎术 孕早期患者于孕 7~8 周时,超声确认心管搏动后,行减胎术。术时排空膀胱,1‰醋酸氯己定液消毒外阴、阴道后用生理盐水冲洗干净并擦干。穿刺前再次确认有心管搏动的孕囊数目。选择好减灭目标胚胎后调整减灭胚胎的心管搏动区处在屏幕显示的穿刺径线上,用 16G 穿刺取卵针由阴道穹窿部进针,沿着穿刺径线经宫壁刺入胚胎胚芽心管搏动处,开动负压吸引器,小幅度、一次或重复抽吸直至胚胎组织全部或大部分吸出,尽可能不抽吸羊水;确认胚胎完全吸出后或残留胚胎无胎心搏动时,退出穿刺针。需要减灭第二胚胎时,可不必拔针,仅转动探头改变针尖方向即可连续穿刺。对其他待减孕囊重复上述步骤。

【不良反应和并发症预防】

1. 感染 可致胎膜早破及妊娠胎儿丢失,减胎术中应严格无菌操作,术后抗生素预防感染。对于术后有阴道流血者应加强管理,除住院保胎治疗外,应进行宫颈的细菌培养,合理应用抗生素。

2. 流产及早产 引起多胎妊娠减胎术后流、早产的原因很多,可能为感染、多胎妊娠及被减胎儿坏死物质的释放,心理压力也是原因之一,因此要掌握好减胎的适应证、确定合适的被减胎儿数目,稳定孕妇情绪减轻其心理负担,特别是孕 28 周后,若出现早产迹象,应卧床休息、积极保胎、对症治疗,提高新生儿的存活率。

3. 凝血功能障碍 虽然死胎可发生胎儿血管栓塞综合征引起血栓形成及弥散性血管内凝血(DIC),但胎儿死亡后胎盘血管的闭塞,胎盘表面纤维素的沉积可阻止凝血酶的释放,使凝血障碍产生的危险性大大减小,因此许多减胎患者并无 DIC 的临床、亚临床表现。

4. **氯化钾误入母体的处理**　当氯化钾注入胎儿体内时,孕妇应无任何不适,若注药时孕妇突感明显的下腹疼痛,应考虑误注入孕妇体内的可能。为防止这一严重的并发症,首先应确定针尖的位置,注药时应缓慢,一旦出现孕妇突然的疼痛立即停止。

【术后护理】

1. 术后适当卧床休息,严密观察腹痛及阴道分泌物情况。

2. 保持外阴清洁,每日用 0.2% 碘伏擦洗外阴。

3. 鼓励孕妇多进富含维生素、蛋白质、纤维素的易消化饮食,保持大便通畅。

【术后记录内容和要求】

1. **基本信息**　患者的姓名、性别、年龄、孕周、门诊号 / 住院号和床号、超声检查号、申请科室、检查部位、申请目的、仪器和探头型号、术前诊断等。

2. **图像部分**　采集的图像最好 3 张以上,包括有显示穿刺部位的二维声像图、CDFI 声像图、穿刺针及其针道的声像图、术后复查的图像。

3. **文字描述**

(1) 施行手术名称:超声引导下减胎术。

(2) 一般情况:孕妇的穿刺体位,穿刺前的准备程序,如常规消毒、铺巾。包括穿刺部位及周围血管情况。

(3) 穿刺过程:包括引导方法、穿刺针规格、进针次数、有无注入药物、种类、用量等。

(4) 术后复查:术后 15~20 分钟后超声检查有无穿刺点、子宫周围、腹腔、羊膜囊出血,检查胎儿活动和胎心情况。

(5) 手术过程的总体评价:生命体征是否平稳,术后有无不适及并发症,描写患者离开诊室时的一般情况。

(6) 术后注意事项:术后压迫止血 15 分钟,卧床休息 8 小时、少量进食、保持伤口干燥 3 日,禁止剧烈运动 1 周。告知可能并发症,如有异常随诊。

4. 署名 包括医师签名、操作日期和时间、记录者姓名等。

第六节 异位妊娠介入超声治疗

异位妊娠是妇产科常见的急腹症,指的是胚泡着床于子宫内膜以外,超过 95% 以上的异位妊娠发生在输卵管。传统的治疗方法为手术或药物保守治疗,但手术创伤较大,药物治疗疗效多不确定。介入超声是近几年发展日趋成熟的一门新技术,介入超声穿刺注射药物治疗异位妊娠,具有操作简便、安全有效、微创、副作用小等优点,为临床非手术治疗异位妊娠提供了一种新的治疗方法。

【目的】

1. 诊断 明确异位妊娠诊断并定位。

2. 治疗 胚囊内注药终止妊娠。

【适应证】

1. 异位妊娠未破裂,生命体征平稳,血流动力学稳定。

2. 经 B 超检查附件混合型包块≤5cm,盆腔液性暗区 <3cm,未见明显原始心管搏动。

3. 血 β-HCG<5000IU/L,肝肾功能正常,血常规正常。

4. 孕周不超过 8 周被认为是局部药物灌注疗法的较佳时机。

5. 无甲氨蝶呤用药禁忌。

【禁忌证】

1. 异位妊娠已破裂大出血。

2. 术前两次测量体温(腋温)高于 37.2℃。

3. 有出血倾向(血小板≤70×10⁹/L,凝血功能检查有异常)。

4. 甲氨蝶呤用药禁忌。

【术前准备】

1. 患者准备

(1) 认真核对适应证、妊娠周数、胎儿大小等有无穿刺禁忌证。

(2) 查血常规、HIV 抗体、HBsAg、抗梅毒抗体、ABO 血型和 Rh 因子,如 Rh(−),查间接 Coombs 试验,告知胎母输血的风险,建议准备抗 D 球蛋白。

(3) 量体温,腋温低于 37.2℃孕妇方可手术。两次体温在37.5℃以上者,穿刺暂缓。

(4) 术前有关手术风险及并发症与孕妇及家属详细沟通,并令其签署手术知情同意书。

2. 器械准备　超声诊断仪器、凸阵探头、阴道探头、无菌探头薄膜、21G PTC 针,灭菌注射器(5ml、10ml)等。

3. 预备药品　甲氨蝶呤、利多卡因、生理盐水、无菌敷贴等。

【操作方法】

1. 孕妇术前排空膀胱,平躺手术床上,即仰卧位。

2. 常规超声扫查病变部位,确定穿刺点。

3. 依据异位妊娠囊的位置分别采用腹部或经阴道穿刺路径介入治疗。穿刺路径选择原则,应避开血管、肠管等重要脏器和穿刺障碍物,尽量缩短穿刺距离,以减少并发症。其中宫颈妊娠选择经阴道途径,宫角妊娠选择经腹部途径,输卵管妊娠则以异位妊娠囊距腹壁的距离近或远选择经腹部穿刺途径或经阴道穿刺途径。

4. 常规消毒铺洞巾,探头套无菌套,安装穿刺架,使用穿刺针。

5. 采用表面麻醉下或经腹部局部浸润麻醉,当超声仪屏幕上显示异位妊娠包块最清晰时,经阴道或经腹部将穿刺针在超声引导下刺入妊娠囊,针尖进入胚囊后拔出针芯,回抽液体,待胚囊形态皱缩后,停止回抽,再缓慢推注用生理盐水稀释的甲氨蝶呤 20mg(约 2~5ml)于胚囊内,停留观察 2~3 分钟取针。

6. 穿刺后孕妇观察 0.5 小时,若无异常则可返回病房,术后卧床休息 3~5 天,并告知注意事项。

【注意事项】

1. 因异位妊娠包块较硬且活动度较大,为确保药物注入妊娠囊内,超声引导穿刺治疗时需于异位妊娠囊上方加压腹部(起固定作用)并快速进针,确定针尖在妊娠囊内,再用 2ml 注射器缓慢抽尽囊内液,显示囊内无回声区基本消失,抽出血性液体时再次确认针尖在妊娠囊内,才能开始缓慢注入甲氨蝶呤,注药过程中超声显示妊娠囊内呈"云雾状翻滚"的强回声即证实药物准确注入妊娠囊内,注药完毕后缓慢退出穿刺针。

2. 一次穿刺失败只允许重复 1~2 次,且不能在同一部位重复进针。

3. 术毕观察血压、脉搏、阴道流血等情况,适当应抗生素预防感染。

【不良反应和并发症预防】

1. 血肿形成。

2. 损伤和出血。

3. 妊娠囊破裂。

4. 感染 消毒不严格时可能发生感染。

5. 药物不良反应 恶心、呕吐、口腔溃疡。

【术后护理】

1. 敷料保持干燥 3 天。

2. 术后若有腹痛、阴道流血、阴道流液等不适立即就诊。

3. 每天多饮白开水。

4. 禁止性生活两周。

【术后记录内容和要求】

1. 基本信息 患者的姓名、性别、年龄、孕周、门诊号 / 住院号和床号、超声检查号、申请科室、检查部位、申请目的、仪器和探头型号、术前诊断。

2. 图像部分 采集的图像最好 3 张以上,包括穿刺前异位妊娠声像图、进针后的针尖位于异位妊娠囊内的针道切面图像及穿刺注药后妊娠囊的图像。

3. 文字描述

(1) 手术名称:超声引导下介入治疗异位妊娠。

(2) 一般情况:孕妇的穿刺体位,穿刺前的准备程序,如常规消毒、铺巾,局部麻醉。异位妊娠囊回声和周围有无大血管。

(3) 穿刺过程:包括引导方法、穿刺途径和穿刺点、穿刺针规格、进针深度、药物注入。

(4) 手术过程的总体评价:患者生命体征是否平稳,术后有无不适及并发症,描写患者离开诊室时的一般情况。

(5) 术后注意事项:术后压迫止血 10~15 分钟,术后卧床休息 3~5 日,普通进食,保持伤口干燥 3 日,禁止剧烈运动。告知复查时间和可能并发症,如有异常随诊。

4. 署名 包括医师签名、操作日期和时间、记录者姓名等。

第三篇

介入超声治疗

第一章　超声引导穿刺抽吸和置管引流

第一节　腹部脓肿穿刺抽吸和置管引流

一、腹　部　脓　肿

腹部脓肿由腹盆部炎性疾病、创伤、手术或空腔脏器穿孔引起。按部位分为腹腔脓肿、腹膜后脓肿、盆腔脓肿和脏器内脓肿等。腹部脓肿是一种严重的感染性疾病,若不能得到及时、有效的诊断和治疗,病死率可达80%。随着介入性超声技术的发展,超声引导下穿刺抽吸和置管引流已成为腹部脓肿的首选治疗方法。

【目的】

1. 引流脓液、细菌培养及药敏试验。

2. 脓腔减压。

3. 有效控制感染。

4. 局部冲洗和用药。

【适应证】

1. 超声检查能够显示的腹部脓肿,抗生素治疗效果较差者。

2. 有安全穿刺路径。

3. 较小或多发脓肿,可采用多次分别抽吸引流;较大脓肿可采用置管引流。

【禁忌证】

1. 有严重出血倾向者。

2. 脓肿早期、脓肿尚未液化,以实性炎症包块为主者,暂缓穿刺治疗。

3. 穿刺针道无法避开大血管及重要脏器者。

4. 不能除外动脉瘤或血管瘤合并感染者。

【器具】

1. 穿刺针　18~14G。

2. 导丝　直径 0.035in (0.09cm) 或 0.047in (0.12cm),前端柔软呈 J 形。

3. 引流管　6~16F,长 15~30cm,前端带侧孔的直形或猪尾形引流管。7~10F 的引流管能够满足绝大多数脓肿引流的需求。

【术前准备】

1. 检查血常规、出凝血指标、心肺功能等。

2. 病情复杂、超声显像欠满意者,应术前行增强 CT 扫查有助于评估腹腔内脓肿情况。

3. 患者禁食 8~12 小时。腹胀明显者,应事先服用消胀药或清洁灌肠。

4. 拟行脓腔冲洗或注药者,准备生理盐水和抗生素。

5. 经直肠穿刺引流者,治疗前 1 天口服抗生素,穿刺前要清洁灌肠。

6. 向患者做必要的解释,消除其紧张情绪。

7. 患者术前签署知情同意书。

【操作方法】

1. 穿刺前行超声扫查以确定脓肿所在的位置、大小、数目及与周围脏器和血管的关系。根据脓肿的位置选择距离最近而又安全的穿刺路径。有条件时应参考 CT 图像。

2. 常规消毒铺巾,用无菌隔离套包裹探头,穿刺点行利多卡因局麻,在超声引导下用 18G 或 16G 穿刺针诊断性穿刺脓腔,抽出脓液即可确诊。

3. 抽吸冲洗　若脓腔较小,脓腔孤立,可一次性将脓液抽吸干净再用替硝唑(或甲硝唑)或庆大霉素溶液(生理盐水100ml 含庆大霉素 4 万 U)或稀释聚维酮碘(碘伏)盐水反复冲洗脓腔后抽尽,然后拔针。

4. 置管引流　若脓肿较大,或经反复穿刺抽吸后未能治愈者,或考虑与消化道、胆管等腔道相通者,可行超声引导下穿刺置管引流。根据脓肿大小、位置、脓液黏稠度、引流时间长短、穿刺的难易度,选择套管针直接穿刺法(一步法或Trocar 法)或 Seldinger 方法(两步法)(表 3-1-1)置管。置管后持续引流,间断冲洗。目前以 Seldinger 方法最常用,选用猪尾和球囊引流导管可减少引流管脱落。

表 3-1-1　一步法与两步法的优缺点

	一步法	两步法
优点	快捷、步骤简单	1. 适用于穿刺路径复杂 2. 需要经阴道或经直肠探头引导时 3. 穿刺通路需要扩张器扩张时;更换引流管时 4. 适用于大孔径引流管 5. 一步法穿刺困难的病例
缺点	不适用于大孔径引流管	1. 有时需要 X 线透视下引导 2. 比较费时,步骤较复杂

注:Dietrich CF et al. EFSUMB Guidelines on... Ultrasound in Med

5. 将引流管缝合或用专用固定器固定在皮肤上,接无菌引流瓶或引流袋并计量。

6. 穿刺抽出的脓液应常规送细菌培养,以指导临床使用抗生素。

【注意事项】

1. 应用穿刺抽吸、冲洗法者,穿刺 2 次以上、抽吸不能治愈的脓肿,则考虑置管引流。与体内腔道相通者置管引流效果更佳。

2. 穿刺前选择最佳穿刺点及穿刺路径是穿刺成功和减少并发症的关键。尽量避开肋膈窦或肋膈角以免引起脓胸或化脓性心包炎;对腹膜后和肾脓肿进行穿刺置管时尽量不经过腹腔,以免造成腹腔感染等。

3. 脓肿的引流在考虑到超声引导可行的入路同时,应注意置管的位置,置管尽可能位于脓腔最低点以便引流彻底。

4. 如果脓肿由多个脓腔构成,必须对每个脓腔分别进行穿刺或置管引流。

5. 虽然可以经胃对深部脓肿作细针穿刺,但对脓肿置管引流不允许贯穿任何空腔脏器,必要时可经肝进行穿刺,应选择最直接的途径,同时避开肝内管道。

6. 留置引流管期间,开始每天用生理盐水或抗生素冲洗脓腔 2~3 次,保持引流管通畅,使坏死物、碎屑被冲出。随着脓腔逐渐缩小,可适当减少冲洗次数。

7. 冲洗时经常会遇到由于脓液黏稠堵塞产生活瓣作用,使冲洗液容易注入而不易抽出。遇到此种情况时,切勿盲目注入过多液体,而且必须记录冲洗液出入量,避免注入量大于抽出量而使脓腔内压过高导致脓液外溢,甚至脓肿扩散破溃。

8. 当脓液黏稠不易抽出时,可注入糜蛋白酶或玻璃酸酶(透明质酸酶),12~24 小时后再抽吸。若引流仍不通畅,可用导丝疏通或考虑更换更大管径的引流管。

9. 对未充分液化和局限的脓肿穿刺或不适当的高压冲洗,均有可能使病原菌大量进入血液循环,引起菌血症,甚至脓毒血症。

10. 若怀疑胸腹壁、腹膜后等部位的脓肿为结核所致的寒性脓肿,可进行诊断性抽吸,不宜做脓腔冲洗甚至置管引流,以防窦道难以愈合。

11. 超声复查脓腔消失,每日引流液 <10ml,体温和白细胞恢复正常,停药后行夹管 2~3 天后临床症状无反复,可拔管。

12. 治疗前应让患者或其亲属知情,了解治疗的目的、方法、疗效及治疗过程中可能发生的不适症状、并发症及意外情况等,患者或其亲属表示同意治疗后签署知情同意书。告知患者和家属引流管保护和护理方法。

【不良反应和并发症预防】

超声引导使腹部脓肿穿刺的并发症显著减少,文献报道腹部脓肿经皮穿刺置管引流的并发症约8.6%。常见的并发症如下:

1. 感染扩散 对未充分液化和局限的脓肿穿刺或不适当高压冲洗,有可能导致病原菌大量进入血液循环,引起菌血症,甚至脓毒血症,患者出现高热、寒战等症状。此外,由于感染扩散,可能在其他部位形成新的脓肿,也可发生腹膜炎。

2. 出血 由于彩色多普勒超声的引导,损伤大血管已很少见,但必须高度重视。误伤血管会引起腹腔内出血,主要发生在粗针穿刺或置管引流。

3. 气胸、脓胸、肋膈窦损伤 对膈下脓肿穿刺置管引流时,进针点过高可能误伤胸膜或肺,引起气胸或脓胸。因此,超声引导穿刺必须避开含气肺组织和肋膈窦,选择肋膈窦以下肋间穿刺较适宜。

4. 其他并发症 如胃肠穿孔、肠瘘、腹膜炎及针道周围感染等较为罕见,多数是由于穿刺路径选择不当或监视引导不准确所致。

【临床疗效】

1. 超声引导穿刺抽吸和置管引流与外科手术引流相比,具有操作简便、微创、安全、疗效可靠、疗程短等优点,为腹部脓肿提供及时诊断和有效治疗。

2. 该技术使患者可以在最小创伤下,达到与手术引流相媲美的治疗效果。据统计可使82%~98%的腹腔脓肿免除外科手术,尤其对于术后及年老体弱的危重患者具有特殊的应用价值,不仅减轻了患者的痛苦,而且避免了因再次手术带来的风险。

3. 少数情况下脓肿太小、位置深在、隐藏及受肺或胃肠内气体干扰或患者过度肥胖,脓肿显示不清,无安全路径等,该技术在使用上受到一定限制。对于弥散性多发小脓肿或脓肿有多个分隔性小房或合并有窦道、瘘管等复杂情况,采取单纯经皮置管引流方法效果不佳时,应及早手术切开引流。

【术后记录内容和要求】

1. 基本信息　患者的姓名、性别、年龄、住院号和床号、超声检查号、申请科室、治疗部位、申请目的、仪器和探头型号、术前诊断。

2. 图像部分　采集的图像最好4张以上,包括脓腔穿刺前的二维声像图、CDFI声像图、穿刺针道和引流管道、穿刺置管引流后的图像。

3. 文字描述

(1) 术前诊断与手术名称:超声引导下腹部脓肿穿刺抽吸或置管引流术。

(2) 一般情况:患者所取的治疗体位,治疗前的准备程序,如常规消毒、铺巾,麻醉方式、麻醉用药名称及用量。抽吸或置管引流脓腔的数目、部位、大小、形态、边界、内部回声、与器官的距离和解剖关系。

(3) 治疗过程:引导方法、穿刺针规格、进针深度、抽吸液体量、颜色和性状。引流管置入过程、引流管的类型、直径、体内长度等。脓液标本送细菌培养。

(4) 术后复查:15~20分钟后超声检查有无出血等。

(5) 结果评估:穿刺过程和结果的总体评价,记录生命体征是否平稳,术后有无不适及并发症,描写患者离开诊室时的一般情况。

(6) 术后注意事项:注意穿刺点敷料情况,引流液的量及颜色,观察生命体征2小时。术后压迫止血15分钟,术后卧床休息4~8小时,普通进食,引流液计量,保持伤口干燥,禁止剧烈运动和急速转身,固定好引流管,避免脱落。告知引流管护理知识、计量方法和可能的并发症,如有异常及时随诊。

4. 署名　包括医师签名、操作日期和时间、记录者姓名等。

二、肝 脓 肿

【目的】

1. 充分引流脓液。

2. 脓腔减压。

3. 配合抗生素治疗有效控制感染。

4. 局部冲洗。

【适应证】

1. 超声检查可以显示的肝内脓肿且液化充分者。

2. 有安全的穿刺和(或)置管路径。

3. 较小或多发脓肿,可采用多次单纯穿刺抽液及冲洗,较大的脓肿采用置管引流效果更佳。

【禁忌证】

1. 血检显示出凝血指标重度超标者。

2. 脓肿早期、脓肿尚未液化者。

3. 脓肿因胃肠胀气、肺气肿等难以显示者。

4. 穿刺针道无法避开大血管及重要脏器者。

【器具】

1. 穿刺针　18~14G PTC 穿刺针,长度 15~30cm。

2. 导丝　直径 0.035in(0.09cm),前端柔软呈 J 形的超滑导丝为首选。

3. 引流管　7~12F,长 15~30cm,前端带多个侧孔的猪尾形导管。为了使引流管不易脱出,选用拉线式前端猪尾锁定的引流管更为稳妥。

4. 尖刀片　置管引流时局部破皮用。

5. 引流袋　收纳引流液用,最好采用防回流式。

6. 三通管　可分别连接引流管和引流袋,方便脓液抽吸及脓腔冲洗。

【术前准备】

1. 检查血常规、出凝血指标。术前应行增强 CT 或超声造影扫查,有助于全面评估肝脓肿的位置、数目、大小、液化程度和范围等。

2. 患者禁食 6~8 小时。腹胀明显者,应事先服用消胀药或胃肠插管减压。

3. 向患者做必要的解释,以消除其紧张情绪。

4. 术前签署知情同意书。

【操作方法】

1. 首先超声对肝脏进行全面扫查,确定脓肿的位置、大小、数目及与大血管、胆管、胆囊及周边脏器的关系。依据通路最近而又安全的原则,标记穿刺点。对肝包膜下脓肿应避免直接穿刺而要选择经部分肝实质(质地正常的肝脏至少1cm,肝硬化者至少 1.5cm 以上)的方式。

2. 常规消毒铺巾,利多卡因局麻,探头消毒或用无菌隔离套包裹。在超声引导下用 18G 或 16G 穿刺针穿刺脓腔,抽出脓液即可确诊。

3. 单纯抽液及冲洗　若脓腔较小(<3cm)、脓腔孤立且液化完全,可经穿刺针一次性将脓液抽吸干净并用替硝唑(或甲硝唑)或生理盐水反复冲洗脓腔至冲洗液澄清后拔针。

4. 置管引流　若脓肿较大(≥3cm),或经 2 次以上穿刺抽吸后未能治愈者,或考虑与胆管相通者,可行超声引导下穿刺置管引流。根据脓肿大小、位置、脓液黏稠度、引流时间长短、穿刺的难易度,选择套管针直接穿刺法(一步法或 Trocar 法)或 Seldinger 方法(两步法)置管。置管后持续引流,间断冲洗。目前以 Seldinger 方法最常用,为减少引流管脱落,带拉线式尾端自锁的猪尾引流管最适宜。7~8F 规格的引流管能够满足绝大多数脓肿引流的需求,只有脓液过于黏稠或脓腔内坏死组织较多时才选用 10F 以上的引流管。

5. 将引流管缝合或使用专用固定器固定在皮肤上,接无菌引流瓶或引流袋并计引流量。

6. 穿刺抽出的脓液应即刻送细菌培养,以指导临床使用抗生素。

【注意事项】

1. 对于直径 <3cm 且脓肿液化完全、囊壁较薄的脓肿,宜采用超声引导下穿刺抽吸;直径 ≥3cm 的脓肿、液化不完全、液化腔不规则、囊壁较厚的脓肿则需要置管引流。应用穿刺抽吸、冲洗法者,穿刺 2 次以上、抽吸不能治愈的脓肿,也要考虑置管引流。与胆管相通者置管引流效果最佳。

2. 穿刺前选择最佳穿刺点和穿刺路径是穿刺成功和减少并发症的关键。尽量避开肋膈窦或肋膈角以免引起脓胸或化脓性心包炎;位于肝表面的脓肿要尽量通过一些正常肝组织;不经肝脏而直接穿刺脓肿会使脓液外漏污染腹腔。

3. 如果脓肿由多个脓腔构成,必须对每个脓腔分别进行穿刺或置管引流。

4. 留置引流管期间,开始每天用生理盐水或抗生素冲洗脓腔 1~2 次,保持引流管通畅,使坏死物、碎屑被冲出,随着脓腔逐渐缩小,可适当减少冲洗次数。

5. 冲洗时经常会遇到由于脓液黏稠堵塞引流管产生活瓣作用,使冲洗液容易注入而不易抽出。遇到此种情况时,切勿盲目注入过多液体,而且必须记录冲洗液出入量,避免注入量大于抽出量而使脓腔内压过高导致细菌或毒素逆流入血产生高热寒战。

6. 当脓液黏稠不易抽出时,可注入糜蛋白酶或尿激酶,12~24 小时后再抽吸。若引流仍不通畅,可考虑更换更粗的引流管。

7. 超声复查脓腔消失,每日引流液 <10ml,体温和白细胞恢复正常,停用抗生素并夹管 2~3 天后临床症状无反复,可拔管。

8. 治疗前应让患者或其亲属知情,了解治疗的目的、方法、疗效及治疗过程中可能发生的不适症状、并发症及意外情况等,患者或其亲属表示同意治疗后签署知情同意书。告知患者和家属引流管保护和护理方法。

【不良反应和并发症预防】

超声引导下肝脓肿穿刺引流的并发症较少见。常见的并发症如下。

1. 出血　应用彩色多普勒超声的引导,可降低血管损伤的风险,但必须高度重视。误伤血管会引起腹腔内出血,主要发生在粗针穿刺或一步法置管引流。

2. 感染扩散　对未充分液化和局限的脓肿穿刺或不适当高压冲洗,有可能导致病原菌大量进入血液循环,引起菌血症,甚至脓毒血症,患者出现高热、寒战等症状。

3. 气胸、脓胸、肋膈窦损伤　对肝脏膈顶部脓肿穿刺置管引流时,进针点过高可能误伤胸膜或肺,引起气胸或脓胸。因此,超声引导穿刺必须避开含气肺组织和肋膈窦,选择肋膈窦以下肋间穿刺较适宜。

4. 膈肌损伤或穿孔　对位置较高而显示困难的脓肿应尽量行两步法置管引流,同时在穿刺全过程中的实时监视穿刺针尖尤为重要。

【临床疗效】

超声引导肝脓肿穿刺抽吸和置管引流与外科手术引流相比,具有操作简便、微创、安全、疗效可靠、疗程短等优点。国内外大量文献显示此技术已经成为肝脓肿治疗的首选引流方式,使肝脓肿免除外科手术治疗,尤其对于术后及年老体弱危重患者具有特殊的应用价值,不仅减轻了患者的痛苦,而且避免了因手术带来的风险。

【术后记录内容和要求】

1. 基本信息　患者的姓名、性别、年龄、住院号和床号、超声检查号、申请科室、治疗部位、申请目的、仪器和探头型号、术前诊断。

2. 图像部分　采集的图像最好 4 张以上,包括脓腔穿刺前的二维声像图、CDFI 声像图、穿刺针道和引流管道、穿刺置管引流后的图像。

3. 文字描述

(1) 术前诊断与手术名称:超声引导下肝脓肿穿刺抽吸或置管引流术。

(2) 一般情况:穿刺体位、穿刺途径和穿刺点。穿刺前的准备程序,如常规消毒、铺巾、局部麻醉。抽吸或置管引流脓腔的大小、数目、位置、形态、边界、内部回声、与器官的距离和解剖关系。

(3) 治疗过程:包括引导方法、穿刺针规格、进针深度、抽吸液体量、颜色和性状;引流管置入过程,引流管的类型、直径、体内长度等;脓液标本送细菌培养。

(4) 术后复查:15~20 分钟后超声检查术后肝周或腹腔有无出血。

(5) 结果评估:手术过程和结果的总体评价,记录生命体征是否平稳,过程是否顺利,引流是否通畅,术后有无不适及并发症,描写患者离开诊室时的一般情况。

(6) 术后注意事项:术后卧床休息 4~8 小时,普通进食,引流液计量,保持伤口干燥,禁止剧烈运动和急速转身,固定好引流管,避免脱落。告知引流管护理知识、计量方法、引流液的颜色和可能的并发症,如有异常及时随诊。

4. 署名　包括医师签名、操作日期和时间、记录者姓名等。

三、肾 脓 肿

肾脓肿又称肾积脓,是指肾实质感染所致广泛的化脓性病变,或尿路梗阻后肾盂肾盏积水感染而形成一个积聚脓液的囊腔。致病菌有革兰阳性球菌和革兰阴性杆菌或结核杆菌,多在肾结石、肾结核、肾盂肾炎、肾积水等疾病的基础上并发化脓性感染而形成。肾脓肿治疗不及时,脓液可穿透肾包膜形成肾周围脓肿尿源性败血症。

【目的】

1. 充分引流脓液。

2. 脓腔减压。

3. 配合抗生素治疗有效控制感染。

4. 局部冲洗。

【适应证】

1. 超声检查可以显示的肾脓肿且液化充分者。

2. 有安全的穿刺和（或）置管路径。

3. 较小或多发脓肿，可采用多次单纯穿刺抽液及冲洗，较大的脓肿采用置管引流效果更佳。

【禁忌证】

1. 出凝血功能异常者。

2. 脓肿早期、脓肿尚未液化者。

3. 脓肿因胃肠胀气、肺气肿等难以显示者。

4. 穿刺针道无法避开大血管及重要脏器者。

【器具】

1. 穿刺针　18~14G PTC 穿刺针，长度 15~30cm。

2. 导丝　直径 0.035in（0.09cm），前端柔软呈 J 形的超滑导丝为首选。

3. 引流管　7~12F，长 15~30cm，前端带多个侧孔的猪尾形导管。为了使引流管不易脱出，选用拉线式前端猪尾锁定的导管更为稳妥。

4. 引流袋　收纳引流液用，最好采用防回流式。

5. 三通管　可分别连接引流管和引流袋，方便脓液抽吸及脓腔冲洗。

【术前准备】

1. 检查血常规、出凝血指标。术前应行增强 CT 或超声造影扫查，这有助于全面评估肝脓肿的位置、数目、大小、液化程度和范围等信息。

2. 患者禁食 6~8 小时。

3. 向患者做必要的解释，以消除其紧张情绪。

4. 患者术前签署知情同意书。

【操作方法】

1. 首先超声对肾脏进行全面的扫查，确定脓肿的位置、大小、数目及与肾血管、输尿管的关系。依据通路最近而又安全的原则，首选经过腹膜后穿刺，尽量避免经过腹腔。

2. 常规消毒铺巾,利多卡因局麻,在超声引导下用 18G 或 16G 穿刺针穿刺脓腔,抽出脓液即可确诊。

3. 单纯抽液及冲洗　若脓腔较小(<3cm)、脓腔孤立且液化完全,可经穿刺针一次性将脓液抽吸干净并用替硝唑(或甲硝唑)或生理盐水反复冲洗脓腔至冲洗液澄清后拔针。

4. 置管引流　若脓肿较大(≥3cm),或经反复穿刺抽吸后未能治愈者,或考虑与肾盏或肾盂相通者,可行超声引导下穿刺置管引流。置管后持续引流,间断冲洗。目前以 Seldinger 方法最常用,为减少引流管脱落,带拉线式尾端自锁的猪尾引流管最适宜。7~8F 规格的引流管能够满足绝大多数脓肿引流的需求,只有脓液过于黏稠或脓腔内坏死组织较多时才选用 >10F 的引流管。

5. 将引流管缝合或使用专用固定器固定在皮肤上,接无菌引流瓶或引流袋并计引流量。

6. 穿刺抽出的脓液应即刻送细菌培养,以指导临床使用抗生素。

【注意事项】

1. 对于直径 <3cm 且脓肿液化完全、囊壁较薄的脓肿,宜采用超声引导下穿刺抽吸,直径 ≥3cm 的脓肿、液化不完全、液化腔不规则、囊壁较厚的脓肿则需要置管引流。应用穿刺抽吸、冲洗法者,穿刺 2 次以上、抽吸不能治愈的脓肿,也要考虑置管引流。与肾盏或肾盂相通者考虑置管引流效果最佳。

2. 穿刺前选择最佳穿刺点及穿刺路径是穿刺成功和减少并发症的关键。尽量避免经腹腔穿刺。

3. 如果脓肿由多个脓腔构成,必须对每个脓腔分别进行穿刺或置管引流。

4. 留置导管期间,开始每天用生理盐水或抗生素冲洗脓腔 1~2 次,保持导管通畅,使坏死物、碎屑被冲出,随着脓腔逐渐缩小,可适当减少冲洗次数。

5. 冲洗时经常会遇到由于脓液黏稠堵塞产生活瓣作用,使冲洗液容易注入而不易抽出,遇到此种情况时,切勿盲目注入过多液体,而且必须记录冲洗液出入量,避免注入量大于抽出量,否则会使脓腔内压过高而导致细菌或毒素逆流入血产生高热寒战。

6. 当脓液黏稠不易抽出时,可注入糜蛋白酶或尿激酶,12~24 小时后再抽吸。若引流仍不通畅,可考虑更换更粗的引流管。

7. 超声复查脓腔消失,每日引流液 <10ml,体温和白细胞恢复正常,停用抗生素并夹管 2~3 天后临床症状无反复,可拔管。

8. 治疗前应让患者或其亲属知情,了解治疗的目的、方法、疗效及治疗过程中可能发生的不适症状、并发症及意外情况等,患者或其亲属表示同意治疗后签署知情同意书。告知患者和家属引流管保护和护理方法。

【不良反应和并发症预防】

1. 出血　由于彩色多普勒超声的引导,可降低血管损伤的风险,但必须高度重视,误伤血管会引起腹膜后、腹腔内出血、肾周血肿或血尿等,主要发生在粗针穿刺或一步法置管引流。

2. 感染扩散　对未充分液化和局限的脓肿穿刺或不适当高压冲洗,有可能导致病原菌大量进入血液循环,引起菌血症,甚至脓毒血症,患者出现高热、寒战等症状。

3. 肾周血肿　小血肿可不做处理,较大的血肿应抽吸干净或置管引流治疗。

4. 尿外渗、肾盂穿孔　多数由于操作不当造成。

5. 血管并发症　如动静脉瘘、假性动脉瘤,主要原因是用较粗的穿刺针引起血管损伤,或者糖尿病、高血压等其他肾硬化类型病变损害了血管壁的收缩性,血管并发症是造成后期出血的主要原因,需外科手术或血管栓塞治疗。

6. 其他　肺不张、胸水、气胸或血胸往往与穿刺有关,如穿刺到周围脏器则造成相应的损伤。

【临床疗效】

超声引导肾脓肿穿刺抽吸和置管引流与外科手术引流相

比,具有操作简便、微创、安全、疗效可靠、疗程短等优点,已经成为肾脓肿治疗的首选引流方式,尤其对于术后及年老体弱危重患者具有特殊的应用价值,不仅减轻了患者的痛苦,而且避免了因手术带来的风险。

【术后记录内容和要求】

1. 基本信息　患者的姓名、性别、年龄、门诊号/住院号和床号、超声检查号、申请科室、检查部位、申请目的、仪器和探头型号、术前诊断。

2. 图像部分　采集的图像最好4张以上,包括脓腔穿刺前的二维声像图、CDFI声像图、穿刺针道和引流管道、穿刺置管引流后的图像。

3. 文字描述

(1) 施行手术名称:超声引导下肾脓肿穿刺抽吸/置管引流术。

(2) 一般情况:穿刺体位、穿刺途径和穿刺点。穿刺前的准备程序,如常规消毒、铺巾,局部麻醉。包括脓腔的大小、数目、位置、形态、边界、内部回声、与器官的距离和解剖关系。

(3) 穿刺过程:包括引导方法、穿刺针规格、进针深度、抽吸液体量、颜色和性状;引流管置入过程,引流管的类型、直径、体内长度等;脓液标本送细菌培养。

(4) 术后复查:15~20分钟后超声检查术后肾周或腹膜后、腹腔有无出血。

(5) 结果评估:手术过程和结果的总体评价,记录生命体征是否平稳,过程是否顺利,引流是否通畅,术后有无不适及并发症,描写患者离开诊室时的一般情况。

(6) 术后注意事项:术后卧床休息4~8小时,普通进食,引流液计量,保持伤口干燥,禁止剧烈运动和急速转身,固定好引流管,避免脱落。告知引流管护理知识、计量方法,引流液的颜色和可能的并发症,如有异常及时随诊。

4. 署名　包括医师签名、操作日期和时间、记录者姓名。

第二节 腹部囊肿穿刺硬化治疗

腹部囊肿最常见的是肝、肾囊肿,是临床常见病和多发病,人群发病率高,肾囊肿在 50 岁以上人群中检出率高达50%。在形态学上,单纯性肝、肾囊肿是一个具有完整结构的液性包块,属良性病变。囊内液体因与囊壁及周围脏器组织存在着一定程度的进出交换而保持容量相对稳定,故临床表现为囊肿即使增大也较缓慢。较小囊肿可无临床症状而不需治疗。部分囊肿可因囊壁细胞的分泌及周围组织液体的进入相对增多而增大,因占位效应产生压迫症状,挤压周围组织或器官,如门脉、胆管、肾盂、输尿管等,甚至引起相应组织、器官功能受损。

超声诊断肝肾囊性病变极为敏感,且易与实性肿块鉴别。应用超声引导行囊肿穿刺抽液进行生化、细菌学、细胞学等检查,能够明确各种囊性病变的性质,并且,对有适应证的囊肿进行经皮穿刺引流,注入硬化剂(无水乙醇、聚桂醇等)硬化治疗已成为目前临床腹部囊肿治疗的首选方案。

【目的】

囊肿治疗的目的是使囊腔缩小或闭合,从而减轻和消除相应的临床症状。囊肿穿刺抽吸硬化治疗的基本原理是打破原有囊液的进出平衡且硬化剂导致囊壁组织变性坏死,虽因囊壁组织短时间无菌性炎症反应渗出增多而表现为"囊腔再现"(非复发),但随着炎性反应减退、渗出被周围组织吸收,最终因减少和阻断了囊液的产生和进入而使囊壁萎缩及囊腔逐渐缩小或闭合。事实上,部分单纯囊肿仅经反复穿刺抽吸致囊压变化、囊壁老化,亦可使囊腔逐渐缩小甚至闭合。主要以肝、肾囊肿为例介绍,腹腔或腹膜后其他部位的囊肿治疗参照肝、肾囊肿治疗原则。

【适应证】

1. 肝囊肿直径 >5cm,肾囊肿直径 >4cm 的单发或多发的单纯性囊肿。

2. 肝、肾囊肿引起明显临床症状者:如上腹不适、腹痛、血尿、腰背酸痛等。

3. 压迫周围脏器引起继发性合并症者:如胆道梗阻、胃肠梗阻、肾盂积水等,或影响肝肾功能,需要临床干预治疗。

4. 囊肿合并感染者。

5. 多囊肝、多囊肾　为缓解因占位效应引起压迫症状或影响脏器功能者,对较大囊肿(直径 >5cm)可行抽吸减压治疗。硬化剂是否使用及用量应参考患者具体肝肾功能情况而定。

【禁忌证】

1. 有严重出血倾向,凝血机制障碍者。

2. 囊肿与胆道、肾盂有交通者。

3. 无安全路径　穿刺路径不能避开大血管、胆管等重要脏器者,或囊肿位于穿刺不易达到的部位。

4. 一般状况差,不能配合完成穿刺过程者。

【术前准备】

1. 穿刺前应先了解病史(包括麻醉药品、乙醇过敏史),审核是否适合进行超声引导穿刺,确定无明确禁忌证存在。

2. 常规进行血常规、凝血功能、血压及心电图检查。

3. 常规禁食 4~6 小时。

4. 治疗前须与患者或家属签署知情同意书。

5. 穿刺针具的选择:临床常用针具有 21~18G PTC 针、21G 多孔穿刺针(酒精针)、16~18G 塑料直套管针及 6~10F 猪尾导管针等。具体选用应视囊肿所在部位(涉及穿刺路径及损伤大小)、体积大小(与无水乙醇用量及术后副作用相关)及便利性(使用者习惯)并结合具体硬化方式方法而定。

6. 硬化剂的选择目前多用浓度 99% 医用无水乙醇注射液作为硬化剂。

【治疗方法】

1. 常规法

(1) 穿刺尽量抽净囊液(使用套管针或置管引流)。

（2）麻醉囊壁（2% 利多卡因 5~10ml）。

（3）注射无水乙醇（常规为抽出囊液的 1/4~1/3 量，囊内单次无水乙醇量不宜超过 100ml）。

（4）抽出所注无水乙醇，再重复 1~3 次（末次保留 1~3 分钟）。

（5）抽出残余液体，结束治疗。

2. 置换法　此法最重要的目的是避免针尖脱出囊腔。

（1）穿刺尽量抽出大部分囊液（但始终能看到针尖位于囊腔内）。

（2）麻醉囊壁（利多卡因用量同上）。

（3）注入无水乙醇（用量同上）。

（4）抽出所注无水乙醇，再重复 2~5 次至囊液变清。

（5）抽出残余液体，结束治疗。

【操作常规】

1. 患者体位　视囊肿所在部位和穿刺进针路径而定。

2. 肾囊肿穿刺路径选择　应在充分考虑避免不必要损伤的基础上确定穿刺点、置针路径及囊肿的进针点，尽量少经过肾实质穿刺囊肿，而对于肝囊肿则尽量要经过正常肝实质 1cm 以上进行穿刺，防止乙醇沿针道外溢导致酒精性腹膜炎。置针（置管）角度必须预先考虑囊液抽出及囊壁塌陷后，囊肿及脏器移位（回位）方向和幅度，防止针尖（导管）脱出囊腔、乙醇外溢。

3. 常规消毒铺巾，局部麻醉穿刺点。

4. 实时超声监视下穿刺囊肿抽吸（针尖置于囊肿中心）或置管引流，并行常规硬化治疗（肝肾囊肿硬化治疗前须行蛋白定性试验，以排除与胆道或肾盂相通）。

5. 治疗后应常规观察 2~4 小时，必要时行超声检查。

【注意事项】

1. 严格掌握适应证、禁忌证。

2. 注入无水乙醇前应确保针尖或导管在囊腔内，不能确定时禁止注入。可在超声监视下试验性注入少量生理盐水，如见囊腔充起且注入液可顺利抽出方可注射硬化剂。

3. 肾囊肿硬化治疗前应常规行蛋白定性试验及尿氨定性试验。蛋白定性试验阳性,尿氨定性试验阴性方可注入无水乙醇行硬化治疗。肝囊肿硬化治疗前应常规行蛋白定性试验。

4. 囊肿合并感染者可行抗菌药物冲洗,是否硬化治疗可视感染程度而定。

【不良反应和并发症预防】

1. 囊内出血 出血多因误伤囊壁及相应脏器实质,多数经继续无水乙醇硬化治疗,出血即可停止。

2. 发热 少数患者可因无水乙醇硬化治疗后致热物质吸收而体温升高,一般不超过 38℃,常无需特殊处理。

3. 醉酒样反应 少数患者乙醇耐受性低,可产生皮肤潮红、头晕、呕吐、多语等症状,对症处理即可。

4. 疼痛 少数患者出现较为剧烈疼痛,多因无水乙醇漏出刺激肝肾被膜所致,症状常短时间内消失。

5. 血尿 肾脏囊肿硬化治疗后可有一过性的镜下血尿,多无需特殊处理。

【疗效判断】

1. 术后可分别于 1 周、1 个月、3 个月、6 个月、12 个月随诊复查超声,观察囊肿的缩小、闭合程度。囊腔闭合或复查囊腔直径缩小至 5cm 以下,随访不再增大者,认为临床治愈。

2. 硬化治疗后囊肿闭合时间相对规律:直径 5cm 以下囊肿一般 3~5 个月内闭合,直径 6~10cm 较大囊肿常需 6~10 个月闭合,直径大于 10cm 囊肿可能需要多次治疗,闭合多在 12 个月以上。

【术后记录内容和要求】

囊肿穿刺抽液硬化治疗的报告应包括患者的基本信息、超声图像、文字叙述、署名等部分。

1. 基本信息 患者的姓名、性别、年龄、门诊号、住院号、联系方式、病区床位等内容。

2. 图像部分 应留取患者治疗过程中的典型超声图像,

通常留取治疗前囊肿最大切面的图像、进针后的针尖位于囊腔中心的针道切面图像、治疗中以及治疗后囊肿缩小闭合的图像,以及旁边遗留尚未治疗囊肿的图像,以便随诊显示囊肿在治疗前、中、后的大小、位置,进针和疗效等情况。

3. 文字描述

(1) 施行手术名称:超声引导下经皮肝/肾囊肿穿刺硬化治疗术。

(2) 一般情况:穿刺体位、穿刺途径和穿刺点。穿刺前的准备程序,如常规消毒、铺巾,局部麻醉。包括肝/肾囊肿的大小、内部回声、位置、数量等。

(3) 穿刺过程:包括消毒、麻醉方法,穿刺路径的选择,穿刺所用器具以及方法,穿刺硬化过程、抽出囊液量及颜色等,蛋白定性实验结果,注入硬化剂的名称和量、持续时间;囊液标本送细菌培养或脱落细胞学检查。

(4) 术后复查:15~20 分钟后超声检查术后穿刺针道有无出血。

(5) 结果评估:手术过程和结果的总体评价,记录生命体征是否平稳,过程是否顺利,术中、术后有无不适及并发症,描写患者离开诊室时的一般情况。

(6) 术后注意事项:观察生命体征 2~4 小时,告知可能并发症,如有异常,及时随诊。

4. 署名 应包括主要操作者和助手姓名、穿刺检查治疗时间、记录者姓名等。

第三节 经皮经肝胆管穿刺置管引流

以往胆管引流需依靠开腹手术完成,经皮经肝胆管穿刺置管引流(PTCD)是在经皮经肝穿刺胆管造影术的基础上发展而来的。近年来,由于高分辨率实时超声仪的应用和导管治疗技术的发展,使得经皮经肝胆管引流术可以在不依于胆管 X 线造影的先决条件下直接完成。

【目的】

1. 引流胆汁,减轻黄疸,改善肝功能。

2. 术前胆道减压或姑息性引流。

3. 急性化脓性胆管炎胆道引流,控制感染。

4. 为胆道支架植入建立良好的通道。

【适应证】

凡胆管梗阻导致胆汁淤积并且不能手术或不宜马上手术者,均适于 PTCD 治疗,主要适应证为:

1. 临床上各种良性或恶性病变引起梗阻性黄疸,肝内胆管直径在4mm以上,需要术前胆道减压或姑息性胆道引流者。

2. 胆道梗阻合并化脓性胆管炎,尤其是高龄和休克等危重患者,须紧急胆道减压引流者。

3. 超声检测肝内胆管直径4mm左右,但肝门区胆管直径大于10mm,且细针诊断性胆管穿刺抽出混浊或脓性胆汁也应置管引流。

【禁忌证】

1. 绝对禁忌证　很少。

2. 相对禁忌证

(1) 有严重出血倾向及全身衰竭者。

(2) 有大量肝前腹水者。

(3) 不能配合穿刺者。

【器具】

1. 穿刺针　17G 或 18G,长 20cm,针尖呈斜面带有针芯。

2. 导丝　直径 0.035in(0.09cm),长 40~60cm,前端柔软呈 J 形。

3. 引流管　7~9F,前端卷曲成猪尾状,有侧孔。

4. 扩张管　特氟隆制,6~8F,长 10~15cm。

5. 套管针　可选 17G 或 18G 穿刺针,紧套于针外壁的导管为聚乙烯或四氟乙烯薄壁导管,长度与穿刺针相同,管尖呈锥形,前端可卷曲成猪尾,有侧孔。

【术前准备】

1. 常规检查血常规、凝血功能、肝肾功能。

2. 黄疸严重者术前 3 天开始肌注维生素 K,术前 2 天静脉滴注胆道排泄性抗生素。

3. 术前禁食 8~12 小时,术前半小时肌注阿托品 0.5mg,地西泮 10mg,术前测血压、心率。

4. 应详细了解患者病情,结合超声检查资料选择相应穿刺部位及进针路径。

5. 术前应向患者做必要的解释,如患者情绪紧张可用小剂量镇静剂,根据操作需要及可能,教会患者如何配合穿刺。

6. 急性化脓性胆管炎通常伴有高热、脱水症状,术前应快速静脉滴注加有抗生素和肾上腺皮质激素的液体,如有低血压应予以纠正,注意防止 DIC 的发生。

7. 患者术前签署知情同意书。

【操作方法】

1. 穿刺靶胆管的选择

(1) 扫查容易显示该胆管,并距皮肤较近。

(2) 管径相对较粗(≥4mm),迂曲较少。

(3) 穿刺路径应无较大血管和肿瘤。

(4) 穿刺针与胆管长轴夹角要适当,一般以 60°~70° 为宜。

2. 常规消毒铺巾,局麻,超声引导采用套管针法或 Seldinger 方法完成穿刺置管引流。

(1) 套管针法:超声引导下将套管针刺入胆管,见胆汁后,将针尖斜面转向肝门,导丝由针孔引入胆管内,然后向前推套管,放入合适位置后将穿刺针和导丝一并拔出。在胆管扩张明显,且不要求置管较深的病例,可不用导丝,将金属穿刺针退出后直接将引流管推向肝门部的远端胆管,最后将引流管外露端缝合固定于皮肤。

(2) Seldinger 方法:超声引导下将穿刺针刺入靶胆管→拔出针芯见胆汁→将针尖斜面转向肝门→插入导丝→拔出针鞘→用扩张导管扩张针道→顺导丝插入引流管(该方法更加

安全,适用范围更广)。

3. 将引流管缝合固定在皮肤上,接无菌引流袋。

【注意事项】

1. 穿刺中经常发生一种情况,显示器上可见穿刺针已进入胆管,而回抽未见胆汁,出现此现象的原因是容积效应,穿刺针并未完全进入胆管。预防方法是显示靶胆管后左右侧动探头,使靶胆管显示最清晰时表示靶胆管已位于声束中央,再行操作,同时应体会穿刺针进入胆管时的突破感。

2. 局部麻醉需达肝包膜,避免针尖刺入肝包膜时患者因疼痛而深呼吸,使肝脏发生运动。

3. 穿刺时要求患者须平静呼吸,以免深吸气情况下皮肤与肝之间产生错动使置管困难。

4. 避免将左右肝管、肝总管作为靶胆管。

5. 为了降低出血并发症,应尽可能减少进针次数,避免误伤大血管,重新穿刺时针不必退出肝包膜外。

6. 术后卧床 24 小时,观察胆汁的成分,是否混有血液成分,并密切观察引流量,以防引流管堵塞或脱落。

7. 术后继续使用广谱抗生素和维生素 K 3 天以上。

8. 引流管脱落多发生在术后 1 周以内,在此期间应根据情况进行 X 线检查,以及早发现并校正引流管的位置。

9. 当肝内胆管扩张不明显时(靶胆管内径 <4mm),应待其扩张后再进行穿刺置管,若病情需要立刻进行治疗,建议超声引导下穿刺,在 X 线监视下置管,如此可增加成功率,降低并发症的发生率。

10. 对于一些肿瘤引起的胆管梗阻患者,需要进行术前评估,了解肿瘤位置、分期以及相应的治疗策略,特别是一些高位胆管癌患者,往往离肿瘤近的胆管扩张明显,但也往往是手术需要切除的部分,因此对于这类患者 PTCD 往往要选择手术不被切除的肝脏的扩张胆管,起到保存残余肝脏功能的作用,而非选择需要切除部分的肝内胆管进行穿刺置管。

11. 一侧或·支胆管穿刺置管成功后,可经引流管行胆管内超声造影评估其他胆管是否相通,来确定是否需要其他胆管穿刺置管引流。

12. 治疗前应让患者或其亲属知情,了解治疗的目的、方法、疗效以及治疗过程中可能发生的不适症状、并发症及意外情况等,患者或其亲属表示同意治疗后签署知情同意书。

【不良反应和并发症预防】

1. 胆漏和胆汁性腹膜炎　最主要的并发症,与胆道梗阻后其内压力较高、穿刺直接损伤胆管以及放置引流管不顺利或置管后短期内脱管有关。一般胆漏并不一定引起严重的胆汁性腹膜炎而导致患者休克和死亡,关键在于要早期发现,如果患者右上腹剧烈疼痛和明显肌紧张,强烈提示有胆漏发生。应尽早进行超声检查,并经引流管造影,了解引流管位置,保证胆道外引流通畅。若腹腔内有积液,要在超声引导下做腹腔穿刺抽液及置管引流,病情严重者采取手术治疗。

2. 胆道内出血　原因是置管操作过程中损伤血管,继而形成假性动脉瘤等。如果引起压力性坏死再次损伤胆管或胆道恶性肿瘤侵犯时便易发生胆道出血,引流管内涌出大量血液。如胆汁内混有少量血液可不做特殊处理,如涌出大量血液时应立即将引流管封闭,同时采用血管造影下肝动脉栓塞处理胆道出血。

3. 腹腔内出血　较少见,常发生于粗针穿刺或因各种原因引起的置管操作失败,肝表面留下裂隙出血口等造成,通常不引起严重症状,保守治疗即可,出血严重而不能停止者可采取肝动脉栓塞或手术治疗。

4. 菌血症　临床上有明显急性胆道感染表现做 PTCD 应限于胆道引流,不宜造影检查。否则,推注造影剂后可急剧增加胆道内压,使小胆管和肝血窦间形成解剖性吻合,造成感染胆汁直接流入静脉即发生术后菌血症。

5. 胆管 - 门静脉瘘　胆管与门静脉紧贴,穿刺针穿透胆管后很容易进入门静脉,以致压力较高的胆汁经针道进入门静脉,使患者出现寒战、高热、继而发生菌血症;当门静脉压力高于胆道压力时,门静脉血液进入胆道,出血量大时可在胆道内形成大量凝血块,引起胆系感染和黄疸加重。临床上可采取调整引流管位置并更换更粗的引流管压迫止血。

6. 其他　如低血压、气胸等,一旦发生要立即处理。

7. 引流管堵塞或脱落　大多发生在远期,冲洗或更换引流管,必要时重新置管。

【临床疗效】

1. 重度黄疸的患者施行手术死亡率较高,PTCD 可使胆管减压,改善肝肾功能、全身营养状况和免疫功能,为手术治疗创造条件,减少术后并发症,提高术后存活率。

2. 对于不能手术的患者,PTCD 可以作为姑息性治疗措施,起到改善症状、延长生命的作用,同时为胆道支架的植入建立良好通道。

3. 对急性化脓性胆管炎患者传统采用胆总管切开引流术作为急救措施,但对年老体弱和休克患者其危险性甚高,PTCD 操作简便、治疗时间短、创伤小,可在床旁施行,便于急诊、危重或高龄患者的治疗,可作为急性化脓性胆管炎患者首选的胆道引流术。

【术后记录内容和要求】

1. 基本信息　患者的姓名、性别、年龄、申请科室、仪器信息、住院号和床号、超声检查号等。

2. 图像部分　采集的图像最好 4 张以上,包括胆管穿刺前的二维声像图、CDFI 声像图、穿刺针道和引流管道、穿刺置管引流后的图像或经胆管超声造影图像。

3. 文字描述

(1) 术前诊断与手术名称:超声引导下经皮经肝胆管置管引流术。

(2) 一般情况:穿刺体位、穿刺途径和穿刺点。穿刺前的准备程序,如常规消毒、铺巾,局部麻醉。包括胆管的大小、位置、形态、内部回声、内部有无占位或结石等。

(3) 穿刺过程:包括消毒、麻醉方法,靶胆管、穿刺路径的选择,穿刺、置管所用器具以及置管的方法,引流管置入过程、引出胆汁的量、颜色及性状等;脓液标本送细菌培养。

(4) 术后复查:15~20 分钟后超声检查术后肝周或腹腔有无出血。

(5) 结果评估:手术过程和结果的总体评价,记录生命体征是否平稳,过程是否顺利,引流是否通畅,术后有无不适及并发症,描写患者离开诊室时的一般情况。

(6) 术后注意事项:卧床 24 小时,观察引流液的成分,是否混有血液成分,并密切观察引流量,以防引流管堵塞或脱落。术后继续使用广谱抗生素和维生素 K 3 天以上。

4. 署名　包括治疗医师的签名、治疗时间以及记录员的姓名等。

第四节　经皮经肝胆囊穿刺置管引流

经皮经肝胆囊穿刺置管引流(PTGD)是一种简便的胆囊穿刺置管引流技术,主要用于治疗患有急性胆囊炎而手术风险很高的危重和老年患者,对低位胆道梗阻患者也可达到胆道引流的作用。

【目的】

1. 胆囊引流减压,控制感染。

2. 对低位梗阻患者引流胆汁,减轻黄疸,改善肝功能。

【适应证】

PTGD 是结石性或非结石性胆囊炎、胆管炎、胆道梗阻的方便减压方法。

1. 急性胆囊炎　患者症状危重或年老体衰,或合并有心、肾、肝等脏器疾病,不能耐受外科手术者。

2. 胆总管下端梗阻　胰头癌、胆管癌或结石嵌顿引起胆总管梗阻合并胆囊肿大者,尤其是做经皮经肝胆管插管引流失败而病情危重者。

3. 急性化脓性胆管炎　胆石症并发急性胆管炎患者,肝内胆管扩张并不明显而胆囊显著肿大者,用超声引导作胆囊引流比 PTCD 要简单容易而效果相同。

4. 妊娠期急性胆囊炎　有效地减轻症状,待产后行胆囊切除。

【禁忌证】

1. 有凝血功能障碍者。

2. 全身衰竭者不能耐受经皮经肝穿刺者。

3. 有大量腹水者。

4. 胆囊充满结石或无结石但胆囊腔过小者。

5. 由于胃肠气体、肋骨干扰或患者过于肥胖导致胆囊显示不清者。

6. 无安全穿刺路径者。

【器具】

1. 穿刺针　17G 或 18G,长 20cm,针尖呈斜面带有针芯。

2. 导丝　直径0.035in(0.09cm),长 40~60cm,前端柔软呈 J 形。

3. 引流管　7~9F,前端卷曲或猪尾状,有侧孔。

4. 扩张管　特氟隆制,6~8F,长 10~15cm。

5. 套管针　可选 17G 或 18G 穿刺针,紧套于针外壁的导管为聚乙烯或四氟乙烯薄壁导管,长度与穿刺针相同,管尖呈锥形,前端可卷曲成猪尾,有侧孔。

【术前准备】

1. 常规检查血常规、凝血功能、肝肾功能。

2. 积极纠正严重的内科合并症。

3. 术前半小时肌注阿托品 0.5mg,地西泮 10mg,术前测血压、心率。

4. 急性化脓性胆囊炎通常伴有高热、脱水症状,术前应快速静脉滴注加有抗生素和肾上腺皮质激素的液体,如有低血压应予以纠正,注意防止 DIC 的发生。

5. 术前签署知情同意书。

【操作方法】

1. 穿刺前先用普通探头扫查胆囊,选择最佳穿刺点和穿刺路径,原则上选择经肝脏胆囊床进入胆囊。然而解剖学上的胆囊床超声难以判别,一般可选择胆囊体部的中心或近颈部的体部作为穿刺部位。

2. 常规消毒铺巾,局麻,超声引导采用套管针法或Seldinger方法完成穿刺置管引流。

(1) 套管针法:超声引导下将套管针刺入胆囊,见胆汁后,然后向前推套管,放入合适位置后将穿刺针拔出,最后将引流管外露端缝合固定于皮肤。

(2) Seldinger方法:超声引导下将穿刺针刺入胆囊→拔出针芯见胆汁→插入导丝→拔出针鞘→用扩张导管扩张针道→顺导丝插入引流管。

3. 将引流管缝合固定在皮肤上,接无菌引流袋。

【注意事项】

1. 要力求一次穿刺置管成功,尽可能减小粗针对肝脏和胆囊的损伤。

2. 局部麻醉需达肝包膜,避免针尖刺入肝包膜时患者因疼痛而深呼吸,使肝脏发生运动。

3. 穿刺时要求患者须平静呼吸,以免深吸气情况下皮肤与肝之间产生错动使置管困难。

4. 胆囊穿刺部位应该选择在胆囊与肝脏接触最紧密的胆囊体近胆囊颈的部位,不宜在胆囊壁的游离部位进行穿刺,易造成胆漏,引起胆汁性腹膜炎。

5. 穿刺和置管过程应有满意的超声监视,要避免用力过猛而贯穿损伤胆囊后壁。

6. 置入的引流管在胆囊腔内应有一定的长度,以免脱出。

7. 术后要卧床休息24小时,密切监测生命体征并观察症状,术后4~6小时,可以出现局部和肩部疼痛。

8. PTGD术后1周应进行胆囊造影,判断胆囊管的通畅程度、有无胆囊管结石和观察引流管位置,术后2~3周试行闭管,当胆囊管通畅且胆囊造瘘窦道形成时方可拔出引流管。

9. 长期置管引流患者,需3个月更换一次引流管。

10. 治疗前应让患者或其亲属知情,了解治疗的目的、方法、疗效以及治疗过程中可能发生不适症状、并发症及意外情况等,患者或其亲属表示同意治疗后签署知情同意书。

【不良反应和并发症预防】

超声引导下经皮经肝胆囊造瘘术的并发症较少,通常发生于手术即刻或数天内。

1. 胆漏　胆漏是最常见的并发症之一,处理同 PTCD。

2. 胆道内出血　发生率较低,约占 10%,多发生于术后 24 小时内,一般症状较轻,如血块未造成胆道梗阻,则无需特殊处理。

3. 其他　其他少见并发症有迷走神经反射、脓血症、胆汁性腹膜炎、气胸、肠管穿孔、继发感染和引流管脱出。

4. 远期并发症　有引流管脱出和复发性胆囊炎。

【临床疗效】

PTGD 是一种应急措施,常用于高龄、危重而不宜立即进行外科手术的患者,通过胆囊引流减压达到控制感染、改善肝脏和全身情况的目的,为手术创造条件。通过留置在胆囊内的导管,还可进行胆系造影,抽吸胆汁做细胞学或细菌学检查,以进一步明确病变的性质和病因,还可通过导管进行溶石疗法和扩张取石。

【术后记录内容和要求】

1. 基本信息　包括患者的姓名、性别、年龄、申请科室、仪器信息、住院号和床号、超声检查号等。

2. 图像部分　采集的图像最好 4 张以上,包括胆囊穿刺前的二维声像图、穿刺针道和引流管道、穿刺置管引流后的图像。

3. 文字描述

(1) 施行手术名称:超声引导下经皮经肝胆囊置管引流术。

(2) 一般情况:穿刺体位、穿刺途径和穿刺点。穿刺前的准备程序,如常规消毒、铺巾,局部麻醉。包括胆囊的大小、位置、形态、内部回声、内部有无占位或结石等。

(3) 穿刺过程:包括消毒、麻醉方法,穿刺路径的选择,穿刺、置管所用器具以及置管的方法,引流管置入过程、引出胆汁的量、颜色及性状等;脓液标本送细菌培养。

(4) 术后复查:15~20 分钟后超声检查术后肝周、胆囊窝或腹腔有无出血。

(5) 结果评估:手术过程和结果的总体评价,记录生命体征是否平稳,过程是否顺利,引流是否通畅,术后有无不适及并发症,描写患者离开诊室时的一般情况。

(6) 术后注意事项:卧床 24 小时,观察引流液的成分,是否混有血液成分,并密切观察引流量,以防引流管堵塞或脱落。术后继续使用广谱抗生素和维生素 K 3 天以上。

4. 署名　包括治疗医师的签名、治疗时间以及记录员的姓名等。

第五节　经皮门静脉穿刺栓塞

【目的】

超声引导下经皮门静脉穿刺栓塞(PVE)可通过使预计剩余肝脏(FLR)增生肥大来增加肝脏的储备功能,从而可以切除更多的带瘤肝组织,扩大了手术的适应证,防止肿瘤沿门静脉播散、配合动脉栓塞使肿瘤完全坏死、防止门静脉瘤栓形成,可提高肝癌的治疗疗效,延长患者生命。

【适应证】

理论上位于门静脉除主干外的任何部位均可行经皮门静脉穿刺栓塞治疗。

1. 慢性肝损伤病例　如肝硬化、慢性肝炎、脂肪肝以及近期肝脏局部化疗等,需行半肝切除者。

2. 肝实质正常的患者需行扩大半肝切除而预计肝脏剩余体积(FLR)<25% 者。

3. 肝脏多发性转移癌患者适合行二期切除者。

【禁忌证】

PVE 的禁忌证均为相对的,具体包括以下几方面:

1. 存在血管造影的禁忌证 如碘过敏、凝血功能障碍、有出血倾向经积极治疗(包括给予止血剂、凝血因子、输血等)后仍然不能纠正者。

2. 门静脉阻塞或海绵样变性。

3. 明显梗阻性黄疸,有 FLR 胆管扩张者需先行胆道引流术。

4. 中至大量腹水。

5. 严重心、肺、脑、肾疾病,一般情况极差、伴有严重全身疾病、具有恶病质者。

6. 门静脉主干癌栓穿刺难以到达,或合并肠系膜上静脉、脾静脉癌栓者。

7. 有肝外远处转移灶,肝门有不能切除的淋巴转移。

8. 中重度肝损害者不宜行 PVE,因为未栓塞的肝叶增生能力受限,PVE 术后有肝衰竭的危险。

9. 胆管扩张者需先行胆道引流术。

10. 不能配合检查,特别是神志不清醒、精神病症状严重者。

11. 相对禁忌有大量腹水、穿刺针道难以避开肿瘤、严重肝萎缩等,这些情况下确有必要做 PVE 时,应酌情放腹水、给予止血剂、后备应急措施(如输血、选择性肝动脉栓塞等)。

12. 发热及全身性感染者。

【术前准备】

1. 常规超声检查及血清甲胎蛋白(AFP)检查,必要时结合 CT 或 MRI 等影像学检查,明确肝癌病灶数目、大小、部位及门静脉癌栓的部位、范围。

2. 检查血常规、肝肾功能、凝血功能等并确定穿刺栓塞位置。

3. 术前应签署治疗知情同意书。

【器械准备】

彩色多普勒超声诊断仪,普通凸阵探头或穿刺探头,相关治疗物品包括穿刺包、无菌手套、探头无菌隔离套、栓塞剂。栓塞剂种类很多,可单用也可以数种联合应用。文献报道的常用栓塞材料有明胶海绵、氰基丙烯酸盐、微粒(如聚乙烯醇颗粒、微球)、碘油、纤维蛋白胶、凝血酶、弹簧圈、纤维蛋白的黏附混合物和无水乙醇等。麻醉药品(一般为利多卡因)等,并准备急救药品、物品等。

【操作方法】

1. 超声定位选择穿刺点　超声仔细扫查肝、肿瘤和门静脉分支情况,选择超声检查能显示穿刺欲栓塞之门静脉,离体表最近或较近的体位,选择穿刺点。

2. 消毒与麻醉　常规消毒穿刺点周围皮肤 20~30cm 的范围,铺无菌巾,1% 或 2% 利多卡因局麻至肝包膜。

3. 穿刺及注射方法　嘱患者平稳呼吸或屏气,用 2% 利多卡因局部麻醉穿刺点直至肝表面,在超声引导下选用 21G PTC 穿刺针穿刺靶门静脉。操作时应注意不能在靠近门静脉分支汇合处穿刺,穿刺成功后,拔出针芯可见暗红色门静脉血液流出。根据穿刺部位又可分为同侧穿刺和对侧穿刺。同侧途径即穿刺与栓塞部位在同侧,同侧穿刺的主要优点是避免 FLR 组织的穿刺插管损伤,并有利于肝的第 4 段门静脉分支插管,同时使得肝右叶门脉分支插管因其锐角而变得困难,从而需要采用反弧或球囊导管。另外,同侧途径存在穿刺经过肿瘤组织的潜在危险,增加肿瘤转移的概率。对侧途径即穿刺部位在余留肝侧,主要优点是因其没有锐角而便于门脉分支插管及栓塞剂的输送,同时也没有潜在的栓塞剂移位危险。其缺点是损伤 FLR 而导致外科不能手术的可能。对侧穿刺一般用 18G 注射针和 0.035 英寸(0.09cm) 亲水导丝完成,因为通过 FLR 应注意穿刺的次数,同时应避免穿刺中央支尽量从末梢支进入。治疗后密切观察患者血压、脉搏等生命体征,观察患者有无明显疼痛等不适,患者平卧休息 0.5 小时后无任何明显不适方可离开治疗室。

4. 疗程　根据复查情况而定,每次治疗前复查肝功能、

AFP 和超声,注射量与注射间隔时间需根据患者具体病情及治疗后反应而定。每个疗程结束后,观察 2~3 个月,观察期间,每 2~4 周复查一次肝功能、血常规、AFP 和超声,若 2 个月后肿瘤和门静脉癌栓缩小不明显或 AFP 不能降至正常,且肝功能和血常规均正常,可进行下一个疗程的治疗。

【注意事项】

1. 肝门静脉系统伴行胆管和丰富的神经等组织,行门静脉穿刺或门静脉癌栓内注射栓塞剂将刺激门静脉管壁及伴行的神经,可引起不同程度的疼痛甚至剧痛,以致一些体质衰弱者无法坚持治疗,故门静脉癌栓穿刺技术要求较高,力求准确无误地一次穿入,避免多次重复穿刺门静脉,造成疼痛加剧,甚至出血。

2. 门静脉癌栓生长的一个显著特点常为沿门静脉内壁离心式向门静脉主干方向发展,因此应先治疗癌栓头端(即靠近门静脉主干端),以阻止癌栓向主干方向发展。

3. 超声引导穿刺时,更适宜选择普通探头,采用徒手穿刺法,由于普通探头操作简便灵活,探头具有可上下滑动、左右摆动倾斜和及时调整方向等优点,有利于多点多部位进行注射,有利于显示进针全过程及针尖到达的部位。

4. 在注射栓塞剂时应缓慢推注,尤其在前 1~2 次注射时更是如此,以减少患者疼痛,必要时可同时肌内注射镇痛药物。

【不良反应和并发症预防】

超声引导下 PVE 介入最常见的并发症是肝区疼痛、发热及恶心呕吐,经一般处理如吸氧等可缓解,疼痛明显者可注射镇痛药。部分患者肝功能可受到影响,疗程结束后 1 个月内多可恢复。

1. 腹腔内出血　多是穿刺路径封闭失败引起。肝硬化患者,肝脏本身顺应性大、患者凝血功能差、血小板数量减少,容易出血且不易自止。另外在穿刺操作时,患者剧烈咳嗽及大幅度呼吸运动可撕裂肝包膜引起出血。一般小量出血时可行保守治疗。大量出血时,应在输血补液的同时进行外科手术治疗。

2. 肝脏被膜下血肿　一般都能自行吸收,不需特殊处理。

3. 瘘管形成　包括肝动脉 - 门静脉、动脉胆道、肝动脉 -

静脉之间的瘘管,小的瘘管不需特殊处理,由肝动脉所致的大的瘘管可采用肝动脉栓塞治疗。

4. 胆汁性腹膜炎 肝内胆管内胆汁通过穿刺路径溢出所致,预防的关键是封闭穿刺路径。

5. 门静脉血栓形成 可因门静脉血流缓慢自发形成,也可由栓塞剂注入或反流入门静脉内及导管损伤门静脉管壁所致。操作时应使用软头导管及导丝,并且应在透视下完成操作,必要时术后可进行抗凝或袪血小板预防。

6. 气胸 穿刺点位置选择过高所致。避免的方法是在透视定位穿刺。小量气胸无需处理,大量气胸应行负压引流。

7. 胸腔内出血 一般为穿刺时损伤肋间动脉及肺动脉所致。穿刺时应远离肋骨下缘。

8. 误穿刺腹腔内其他脏器 常见有胆囊和结肠,主要因穿刺位置、方向不当造成。影像导向下穿刺可减少该类并发症的发生。

9. 肝功能异常 由于门脉栓塞导致门脉分布区域的这部分肝脏缺血所致。

【临床疗效】

治疗后严密观察 1~2 周,观察肝功能与 AFP 情况,随访 1~3 年。短期疗效的判断方法有以下几种。

1. 血清学随访 AFP 是肝癌伴门静脉癌栓的敏感性指标,观察患者血清 AFP 的变化可提示疗效和转归。大多数 AFP 阳性患者治疗后转阴或测定值降低。

2. 超声随访 二维超声以肿瘤缩小、癌栓缩小、消失或停止发展与癌栓内血流信号消失为近期治疗有效,超声造影门静脉栓子模式为无增强时,则表示近期治疗有效。随着时间延长,栓子可机化,门静脉再通。

3. CT 和 MRI 癌栓坏死 CT 图像为低密度影,增强 CT 无增强表现,如有增强则提示癌组织存活。MRI 的价值同 CT。

4. 穿刺活检 为判断癌组织是否存活的金标准,但应注意某一点的穿刺活检结果并不能代表整个癌栓的情况,也不如其他检查简便易行。

【术后记录内容和要求】

1. 基本信息　患者的姓名、性别、年龄、门诊号/住院号和床号、超声检查号、申请科室、检查部位、申请目的、仪器和探头型号及术前诊断。

2. 图像部分　采集的图像最好3张以上,包括显示每个肿瘤大小测量值的肝癌及门静脉癌栓二维声像图、CDFI的声像图、穿刺针置于肿瘤及癌栓的位置及其针道的声像图、治疗过程中栓塞剂的声像图、治疗结束消融范围的声像图等。

3. 文字描述

(1) 施行手术名称:经皮门静脉穿刺栓塞。

(2) 一般情况:患者所取的穿刺体位,穿刺前的准备程序,如常规消毒、铺巾,局部麻醉。包括肝癌及癌栓的数目、部位、大小、回声、血流、周围有无重要脏器及血管。

(3) 治疗过程:包括引导方法、穿刺针的规格、穿刺进针次数,无水乙醇用量及弥散情况等。

(4) 结果评估:对手术过程和效果的总体评价,记录患者有无不适表现和反应,术中处理、用药和效果,并描写患者离开诊室时的一般情况。

(5) 术后超声表现:术后栓塞剂弥散范围、术后有无出血。

(6) 术后注意事项:需记录术后注意预防的并发症,如出血、感染等,术后监护4小时禁食、卧床、补液。卧床休息8小时后,普通进食,保持伤口干燥3天,禁止剧烈运动2周。告知可能的并发症,如有异常及时随诊。

4. 署名　包括医师签名、操作日期和时间、记录者姓名等。

第六节　经皮肾盂造瘘

以往须借助X线平片定位进行肾盂穿刺,既不能观察到肾盂的解剖结构,又无法看到穿刺针的径路和针尖达到位置,显然有很大的盲目性。近年来,临床上多采用超声引导下穿刺,可以清晰显示肾脏及其周围结构,选择最安全的径路和部位引导穿刺,操作过程简便而安全。

【目的】

1. 尿路造影。

2. 尿液实验室检查和尿动力学检查。

3. 引流尿液,改善肾功能。

4. 对感染性疾病进行引流减压,控制感染。

5. 通过造瘘口对肾盂和上尿路疾病进行诊断和治疗。

【适应证】

1. 急性上尿路梗阻引起的尿闭,为挽救肾功能。

2. 不宜手术的上尿路梗阻患者和恶性肿瘤患者的姑息性经皮尿流改道治疗。

3. 肾盂积脓或肾脓肿时,用此法减压、引流、冲洗、控制感染,避免手术或为进一步的手术治疗创造条件。

4. 积水肾引流后的功能评价,作为病肾取舍的依据。

5. 输尿管手术后因水肿或炎症引起的尿路梗阻,为促进炎症消除、避免再次手术。

6. 输尿管损伤后出现尿外渗,采用本方法临时转移尿流方向,促进愈合。

7. 移植肾术后出现肾盂积水、积血或积脓等并发症,采用此方法促使肾功能恢复。

8. 经皮肾镜检查或取石的术前准备。

9. 药物溶石或肿瘤化疗。

【禁忌证】

1. 有出血倾向者。

2. 无安全路径。

3. 非梗阻原因引起的严重肾功能衰竭者。

4. 未控制的严重高血压患者。

5. 穿刺局部皮肤感染或严重皮肤病者。

【器具】

1. 穿刺针　一般选用外径为 18~20G 穿刺针,可通过针芯置入导丝即可。

2. 导丝　直径 0.035in(0.09cm),长 40~60cm,前端柔软呈 J 形。

3. 导管　单纯引流可选用外径较细的引流管,常用 6~10F 的猪尾形或球囊导管。

4. 扩张管　特氟隆材质,6~8F,长 10~15cm。

5. 套管针　可选 17G 或 18G 穿刺针,紧套于针外壁的导管为聚乙烯或四氟乙烯薄壁导管,长度与穿刺针相同,管尖呈锥形,前端可卷曲成猪尾,有侧孔。

【术前准备】

1. 常规检查　血、尿常规,凝血功能,肝肾功能等,如患者有凝血功能异常,需先纠正。

2. 尿路影像学检查(包括超声、X 线尿路造影、CT、MRI 等),以明确病肾和上尿路的一般状态(位置、外形、大小、肾盂和输尿管、有无积水、梗阻程度等),估计可能发生的严重并发症,准备相应的急需药物,必要时备血。

3. 对体质虚弱、高龄等具有感染高危因素的患者,应预防使用抗生素。

4. 对小儿或过分紧张的患者,术前半小时给予镇静药物,必要时全麻下进行。

【操作方法】

1. 患者取俯卧位或侧卧位,俯卧位者腹部垫高,侧卧位者对侧腰部垫高,穿刺前先用普通探头扫查,选择最佳穿刺点和穿刺路径。

2. 常规消毒、铺巾,局麻,采取套管针法或 Seldinger 方法完成穿刺置管引流。套管针法适用于中度到重度积水的置管引流,Seldinger 方法适用于各种程度积水的置管引流。

(1) 套管针法:先用尖头手术刀或粗针刺破穿刺点皮肤,再选用带有塑料外鞘的导管针穿刺扩张的肾盏,进入肾盂后,一边向前轻轻推进外鞘,一边拔出针体,外鞘作为导管留置肾盂内,或经外鞘插入引流管。

（2）Seldinger 方法：最常用，超声引导下将穿刺针刺入扩张的肾盂→拔出针芯见尿液→插入导丝→拔出针鞘→用扩张导管扩张针道→顺导丝插入引流管。

3. 将引流管缝合固定在皮肤上，接无菌引流袋。

【注意事项】

1. 造瘘部位尽可能选在后侧方 Brodel 无血管区，穿刺针通过中下部肾盏或肾盏与漏斗部交界处，以防损伤叶间或弓形动脉。

2. 穿刺路径必须注意避开肝、脾和结肠。

3. 加用彩色多普勒成像避免血管损伤。

4. 穿刺须避开胸膜腔，尽可能不经过腹膜腔。

5. 进针时应尽量一次到位，如出血较多应及时冲洗，防止血块堵塞引流管，并使用利尿剂，术后注意监测血压。

6. 对梗阻肾进行引流时，由于突然减压，可能出现大量利尿，术后及时纠正水和电解质紊乱。

7. 对于肾盂积脓患者，应尤其注意穿刺动作要轻柔，穿刺通道建立后要及时减压，避免引起肾盂内压急剧增加的操作，防止肾盂内脓液逆流入血，导致脓毒血症。

8. 双侧肾积水时穿刺肾的选择：①一般不作双侧肾同时穿刺造瘘；②双侧肾积水程度均较严重时，宜先穿刺积水程度相对较轻的肾或梗阻发生较晚的肾，以挽救可能尚未完全丧失功能的肾；③双侧肾积水程度较轻时，宜先穿刺积水相对较重的肾，以减轻积水对肾功能的损害。

9. 术后卧床 24 小时以上，严密观察血压、脉搏变化。

10. 对需长期置管引流患者，必须注意保持引流管通畅无菌，定期更换引流管。

11. 治疗前应让患者或其亲属知情，了解治疗的目的、方法、疗效以及治疗过程中可能发生不适症状、并发症及意外情况等，患者或其亲属表示同意治疗后签署知情同意书。

【不良反应和并发症预防】

1. 出血　最常见，可发生在操作过程中，也可发生在拔管时或在其后延迟出血。如尿液混血多,而尿量又不多,可能是引流管侧孔在肾实质内,必须调整引流管位置。为了防止血块阻塞引流管,应用生理盐水冲洗;如果引流量不多但血细胞比容下降,应做超声检查是否有内出血。严重出血常因大血管损伤,有些患者可通过插入更粗的引流管以堵塞通道达到止血的目的,如无法止血则要进行血管栓塞或外科手术治疗。

2. 感染和脓毒血症　多发生在脓肾患者,可能与操作技术不良引起肾盂过度扩张、肾盂内压力急增有关,一旦发生感染,应延迟拔管。此外,如果发生肾周脓肿,需引流治疗。

3. 肾周血肿　小血肿可不做处理,较大的血肿应抽吸干净或切开清除。

4. 尿外渗、肾盂穿孔　多数由于操作不当造成。

5. 血管并发症　如动静脉瘘、假性动脉瘤,主要原因是用较粗的穿刺针引起血管损伤,或者糖尿病、高血压等其他肾硬化类型病变损害了血管壁的收缩性,血管并发症是造成后期出血的主要原因,需外科手术或血管栓塞治疗。

6. 引流管滑脱和堵塞　引流管置入深度要适当,过深会影响引流,过浅则容易滑脱,治疗后发生引流不畅者应及时用注射器抽吸或经引流管注入少量生理盐水进行冲洗,防止血块或组织碎屑堵塞引流管。

7. 其他　肺不张、胸水、气胸或血胸往往与穿刺有关,如穿刺到周围脏器则造成相应的损伤。

【临床疗效】

超声引导下经皮肾盂造瘘(PCN)克服了传统靠静脉肾盂造影(IVP)和体表标志定位穿刺的盲目性,能便捷而准确地完成经皮肾盂穿刺、尿液引流,使患者有时间等待进一步的治疗,已取代了创伤较大的外科肾切开术。

【术后记录内容和要求】

1. 基本信息　包括患者的姓名、性别、年龄、申请科室、仪器信息、住院号和床号、超声检查号等。

2. 图像部分　采集的图像最好4张以上,包括肾盂穿刺前的二维声像图、CDFI 声像图、穿刺针道和引流管道、穿刺置管引流后的图像。

3. 文字描述

(1) 施行手术名称:超声引导经皮肾盂置管引流术。

(2) 一般情况:穿刺体位、穿刺途径和穿刺点。穿刺前的准备程序,如常规消毒、铺巾,局部麻醉。包括肾盂积水的厚度、内部回声、内部有无占位或结石、肾皮质厚度等。

(3) 穿刺过程:包括消毒、麻醉方法,穿刺路径的选择,穿刺、置管所用器具以及置管的方法,引流管置入过程、引出尿液的量、颜色及性状等;引流液标本送细菌培养。

(4) 术后复查:15~20 分钟后超声检查术后肾周或腹腔有无出血。

(5) 结果评估:手术过程和结果的总体评价,记录生命体征是否平稳,过程是否顺利,引流是否通畅,术后有无不适及并发症,描写患者离开诊室时的一般情况。

(6) 术后注意事项:卧床 24 小时,观察引流液的成分,是否混有血液成分,并密切观察引流量,以防引流管堵塞或脱落。术后继续使用广谱抗生素和维生素 K 3 天以上。

4. 署名 包括治疗医师的签名、治疗时间以及记录员的姓名等。

第七节 心包积液穿刺和置管引流

心包积液是严重影响心脏收缩和舒张功能的病症。其种类包括肿瘤性心包积液、结核性心包积液、外伤性心包出血、医源性心包感染或出血、急性非特异性心包炎和化脓性心包炎等。超声引导心包穿刺术因其准确、安全、快速等优点已经成为心包积液诊断性抽液和治疗性置管引流的首选方法。

【目的】

1. 心包腔液体抽吸或引流,解除心脏压迫。

2. 确定心包积液性质(渗出液、漏出液或血性液体),有无心包内占位病变、心包腔粘连和心包增厚。

3. 必要时可同时行心包腔内药物注射。

【适应证】

1. 诊断性心包穿刺。

(1) 心包积液的性质鉴别。

(2) 心包组织活检或心包占位病变组织活检。

2. 治疗性心包穿刺

(1) 心脏压塞(二尖瓣舒张期过瓣血流速度频谱吸气和呼气时相峰值速度差异 >25%,肝静脉前向血流呼气时相消失、右心室壁和右心房壁塌陷、室间隔与左心室后壁同向运动和心脏摆动等)引流减压。

(2) 恶性心包积液抽液和置管引流。

(3) 心包腔积脓药物冲洗。

(4) 恶性心包积液药物注射治疗。

【禁忌证】

1. 心包积液量少(积液深度 <0.5cm)。

2. 严重心包粘连。

3. 严重出血倾向。

4. 严重多器官或心肺功能衰竭。

5. 患者极度不配合。

【术前准备】

1. 签署心包穿刺和(或)心包置管引流知情同意书。

2. 常规体检,检查血常规、出凝血时间、血压和常规心电图。

3. 体位:卧位、半卧位、坐位或左侧卧位。

4. 标定穿刺点。

5. 设计穿刺路径及预测穿刺深度。

6. 穿刺器具

(1) 穿刺针:18~16G,长度 10~20cm。

(2) 导丝:0.035in(0.09cm)前端柔软 J 形导丝。

(3) 引流管:一次性中心静脉导管或猪尾引流导管,16G 或 7F。

7. 消毒引导穿刺的超声探头或采用消毒探头隔离套。

8. 准备量杯,准备细胞学、组织标本及生化检测采样瓶。

9. 依据不同心包病变类型和治疗目的准备相应的心包腔注射药物(抗生素、抗肿瘤药物、激素等)。

【操作方法】

1. 超声心动图探查区域 剑突下、胸骨旁和心尖区。

2. 超声心动图观察切面及观察内容

(1) 超声心动图观察切面:剑突下四腔心切面;胸骨旁左心室长轴切面;胸骨旁左心室心尖、乳头肌和二尖瓣口短轴切面;心尖左心室长轴、两腔和四腔切面。

(2) 超声心动图观察内容:①心包积液量及其分布。明确舒张末期或收缩末期心前、心尖和心底心包积液深度;②心包有无增厚及粘连分隔;③心包内有无占位性病变;④观察心脏摆动情况。重点观察心脏房室壁与心包壁层的时间和空间位置关系。

3. 依据穿刺距离最近、液体厚度最大和避开肺组织及膈肌的原则,选取诊断性穿刺和置管的部位并在体表标记。

4. 常规消毒、铺巾和局部麻醉(1%~2% 利多卡因)。

5. 呼吸控制 保持呼吸平静,应在呼气末期停止吸气时进针,以减少穿刺针对肝脏和肺脏损伤机会。

6. 心电图和血压监控 观察有无室性心律失常出现;观察有无血压突然降低或升高。

7. 进针角度和方向控制

(1) 进针角度:①心尖区肋间垂直进针或向左侧偏斜进针,针尖尽量避开心脏;②剑突下区与胸壁成 30° ~40° 角,向左肩方向进针。

(2) 在全程超声监控下,选用最短穿刺距离、心包积液舒张期最大宽度和心脏房室壁最小摆动幅度切面引导进针。

(3) 避开肺或肝组织的遮挡。

(4) 进针方向尽量与心室壁平行,减少心脏损伤机会。

(5) 在超声引导下缓慢进针直至突破感或落空感出现和液体抽出。

8. 进针深度判断　依据超声测量和实时超声图像,显示针尖位置,掌控进针深度。

9. 对于置管引流或心包腔内药物注射的患者,应在超声引导下采用 Seldinger 法置入,即按以下步骤完成操作:超声引导下将穿刺针刺入心包积液、拔出针芯、抽出少量积液、插入导丝、拔出针鞘、用扩张导管扩张针道、顺导丝插入引流管、接引流袋并计量、固定引流管。

10. 引流液送检　根据不同病情可选取体液常规、细胞学检查、细菌培养 + 药敏等其中一项或全部。

【注意事项和并发症】

1. 注意事项

(1) 术前检查超声心动图,全面了解情况,预备急救设备和药品。

(2) 穿刺针不宜过深,到达积液即可。抽液过程中应密切监视针尖位置,切勿让针尖触及心脏。

(3) 心包积液置管引流时,应将引流导管置于心包低位,以利于积液的有效引流。

(4) 抽液和引流速度均不宜太快,特别是大量积液时,抽出液体 100~150ml 后,应减慢速度或间歇引流。

(5) 置管后需长期引流心包积液时,应适当应用抗生素预防感染。

(6) 注射药物应缓慢进行,避免注射过快刺激心脏导致心律失常。

(7) 术后注意事项:术后压迫止血 10~15 分钟,心电监护 4 小时,卧床休息 4~8 小时,普通进食,保持伤口干燥,禁止剧烈运动 1 周。告知可能并发症,如有异常随诊。

2. 并发症

(1) 冠状动脉和(或)心肌损伤、急性出血性心脏压塞。

(2) 肝脏或肺脏损伤导致的出血和气胸。

(3) 严重室性或房性心律失常。

(4) 右心室和右心房急性扩张伴心力衰竭。

（5）先天性心包缺失导致左心耳或右心耳嵌顿。

（6）胸膜破裂致心包积液漏入胸膜腔。

（7）心包积液引流导管感染或刺激反应。

【术后记录内容和要求】

1. 基本信息　患者的姓名、性别、年龄、住院号和床号、超声检查号、申请科室、治疗部位、申请目的、仪器和探头型号、术前诊断。

2. 图像部分　采集的图像最好 4 张以上，包括治疗前积液最大切面的图像、进针后针尖位于积液内的针道切面图像、引流管进入心包的图像、治疗后液体减少的图像。

3. 文字描述

（1）术前诊断与手术名称：超声引导下心包穿刺或置管引流术。

（2）一般情况：穿刺体位，穿刺前的准备程序，如常规消毒、铺巾，局部麻醉；超声观测指标包括液体量多少、回声、分布、心包厚度和心脏搏动情况等。

（3）穿刺过程：包括引导方法、穿刺途径和穿刺点，穿刺针规格、进针深度、抽吸液量、颜色和性状及积液标本送检项目。

（4）术后复查：15~20 分钟后超声检查术后穿刺路径、胸腔和心包腔有无出血。

（5）结果评估：手术过程和结果的总体评价，记录生命体征是否平稳、过程是否顺利，术后有无不适及并发症，术中处理、用药和效果，描写患者离开诊室时的一般情况。

（6）术后注意事项：术后压迫止血 10~15 分钟，心电监护 4 小时，术后卧床休息 4~8 小时，普通进食，保持伤口干燥，禁止剧烈运动 1 周。

4. 署名　包括医师签名、操作日期和时间、记录者姓名等。

第八节　胸腔积液穿刺置管引流

胸腔积液的病因繁多，常见的有恶性胸腔积液、结核性胸腔积液、肺炎旁胸腔积液、心功能不全引起的胸腔积液、肝硬化引起的胸腔积液、肾病性胸腔积液、风湿性结缔组织病导致的胸腔积液、外伤性胸腔积液、膈下手术和炎症造成的反应性胸腔积液、医源性胸腔积液、爆震伤性胸腔积液等。由于胸腔积液会造成肺不张继而发生肺通气障碍和肺内感染，所以胸腔积液抽液和置管引流成为临床极为常见的手术。目前绝大多数医院都采用超声定位或超声引导进行胸腔积液穿刺抽液或置管引流。

【目的】

1. 确定积液性质。

2. 抽吸和引流，消除肺脏压迫。

3. 必要时可同时行胸腔内药物注射。

【适应证】

1. 诊断性胸腔穿刺　用于胸腔积液的性质鉴别。超声引导下即便是极少量积液穿刺成功率也极高。

2. 治疗性胸腔穿刺

(1) 无论何种原因的大量胸腔积液均需要抽液或引流。

(2) 恶性胸腔积液化疗药物注射。

(3) 胸腔积脓引流及药物冲洗。

(4) 液气胸的置管引流。

【禁忌证】

1. 严重出血倾向。

2. 无合适体位。

3. 患者极度不配合。

【术前准备】

1. 签署胸腔穿刺或置管引流知情同意书。

2. 常规体检，检查血常规、出凝血时间、血压和常规心电图，胸部 CT。

3. 体位　坐位、半卧位、侧卧位或卧位。

4. 标定穿刺位点。

5. 设计穿刺路径及预测穿刺深度。

6. 穿刺器具

(1) 穿刺针：18~14G，长度 10~20cm。

(2) 导丝：0.035in(0.09cm)前端柔软 J 形导丝。

(3) 引流管：一次性中心静脉导管或猪尾引流导管，7~16F，多数情况下 7~10F 能够满足引流需求。

7. 引导穿刺的超声探头或采用消毒探头隔离套。

8. 准备量杯，准备细胞学、组织标本及生化检测采样瓶。

9. 依据导致胸腔积液的不同病变类型和治疗目的准备相应的胸腔注射药物(抗生素、抗肿瘤药物、激素、纤维素溶解药物等)。

【操作方法】

1. 患者取坐位，不能采取坐姿的外伤或重症患者可采用半卧位或侧卧位。

2. 超声观察内容

(1) 对游离性胸腔积液先观察前、后、侧肋膈窦内有无液性暗区，液性暗区的上下径是判断液体量的最佳标准。对包裹性积液应观察积液的位置、数目、范围、积液内部回声及有无分隔等。

(2) 观察拟穿刺点及设计避开针道上心脏和肺脏运动的穿刺路径。

(3) 胸膜有无增厚及粘连。

(4) 胸膜腔内有无占位性病变。

3. 依据穿刺距离最近、液体厚度最大和避开肺组织及膈肌的原则，选取诊断性穿刺和置管的部位并在体表标记。

4. 常规消毒、铺巾，局部浸润麻醉至胸膜全层。

5. 呼吸控制　保持呼吸平静，应在呼气末期停止吸气时进针，以减少穿刺针对肺脏、膈肌及膈下脏器的损伤。

6. 心电图和血压监控　观察有无突发性心率变化；观察有无血压突然下降或升高。

7. 进针角度和方向控制

(1) 多数情况下采用垂直胸壁进针，部分病例为了避开肺脏、大血管或膈肌而采用全程超声监视下斜行进针。

(2) 避开肺组织的遮挡。

(3) 在超声引导下缓慢进针直至突破感或落空感出现和液体抽出。

8. 进针深度判断 依据超声测量预估和实时超声图像,显示针尖位置,掌控进针深度。

9. 胸腔置管引流时,熟练的操作者对液体深度超过 3cm 的积液可采用一步法。但超声引导下两步法(Seldinger)置管是最为安全的,即按以下步骤完成操作:超声引导下将穿刺针刺入胸腔积液、拔出针芯、抽出少量积液、插入导丝、拔出针鞘、用扩张导管扩张针道、顺导丝插入引流管、接引流瓶或引流袋并计量、固定引流管。

10. 引流液送检 根据不同病情可选取体液常规、细胞学检查、细菌培养 + 药敏等其中一项或全部。

【注意事项】

1. 负责胸腔穿刺的医师必须事先阅读患者前期的病史资料,和临床医生进行沟通以了解穿刺的目的。

2. 预备急救设备和药品。

3. 穿刺前必须重复和详细地进行超声检查,穿刺路径要与局麻部位一致。

4. 穿刺针不宜过深,达到积液即可。抽液过程中应密切监视针尖位置,切勿让针尖触及肺脏、膈肌和心脏。

5. 穿刺点要设在肋骨上缘,避开肋间动脉。若不慎损伤肋间动脉,由于胸腔内为负压,可能会导致胸腔内大出血,甚至危及生命。

6. 需置管引流时应将引流导管置于胸腔低位,以利于积液的有效引流。

7. 抽液和引流应缓慢进行,避免放液过快导致急性肺充血或纵隔摆动。一般成人第一次缓慢放液 600~1000ml 是安全的,以后每天引流总量 1000ml 左右。双侧胸腔引流积液时,引流量总和遵循上述原则。

8. 术后注意事项　术后卧床休息 4~8 小时,普通进食,保持伤口干燥,禁止剧烈运动 24 小时。告知可能并发症,如有异常随诊。

【不良反应和并发症预防】

1. 血胸　可能因穿刺部位不正确,刺破肋间动静脉所致,有时原因不明。处理:①如抽胸水过程中发现胸膜腔出血,应停止抽胸水;②观察病员脉搏、血压、每小时 1~2 次,如 4 小时后无变化,即可延长观察时间;③必要时按医嘱止血治疗。

2. 气胸　多系针头后皮管未夹紧,漏入空气或因穿破脏层胸膜所致。量少不必处理,量较多时可以抽出。明显气胸应严密观察,由临床医生按气胸处理。

3. 穿刺口出血　用消毒纱布按压及胶布固定即可。

4. 胸膜反应　表现为胸腔穿刺过程中,患者出现头晕、面色苍白、出汗、心悸、胸部压迫感或剧痛、血压下降、脉细、肢体发凉、晕厥等。发现胸膜反应应立即停止抽液,让患者平卧,吸氧,必要时皮下注射 0.1% 肾上腺素 0.3~0.5ml 或静脉注射葡萄糖液,观察血压、脉搏。

5. 肺复张后低血压　患者在抽液或抽气后会出现心慌、胸闷、出汗、面色苍白、脉搏细弱及血压下降。

6. 复张后肺水肿　由于过多过快的抽液或抽气或抽吸负压过大,使胸膜腔负压骤然增大,压缩的肺组织快速复张,肺血管也随之扩张,可很快造成血管外渗,形成复张后肺水肿,处理按急性肺水肿处理。

7. 引流管堵塞　使用生理盐水冲洗,如不能解除可考虑更换更粗的引流管。

【术后记录内容和要求】

1. 基本信息　患者的姓名、性别、年龄、住院号和床号、超声检查号、申请科室、治疗部位、申请目的、仪器和探头型号、术前诊断。

2. 图像部分　采集的图像最好 4 张或以上,包括治疗前积液最大切面的图像、进针后针尖位于积液内的针道切面图像、治疗后液体减少的图像。

3. 文字描述

(1) 术前诊断与手术名称:超声引导下胸腔穿刺或置管引流术。

(2) 一般情况:穿刺体位,穿刺前的准备程序,如常规消毒、铺巾,局部麻醉。超声观测内容包括液体量多少、回声、分布、胸膜厚度、肺受压情况等。

(3) 穿刺过程:包括引导方法、穿刺途径和穿刺点,穿刺针规格、进针深度、抽吸液量、颜色、性状、积液标本送检项目。

(4) 术后复查:15~20分钟后超声检查术后穿刺路径、胸腔和心包腔有无出血。

(5) 结果评估:手术过程和结果的总体评价,记录生命体征是否平稳、过程是否顺利,术后有无不适及并发症,术中处理、用药和效果,描写患者离开诊室时的一般情况。

(6) 术后注意事项:术后卧床休息4~8小时,普通进食,保持伤口干燥,禁止剧烈运动24小时。观察引流液的颜色和量。

4. 署名 包括医师签名、操作日期和时间、记录者姓名等。

第九节 盆腔积液穿刺抽吸和置管引流

盆腔积液大多数与炎症有关且往往形成包裹。急性输卵管炎、输卵管积脓、输卵管卵巢脓肿、急性盆腔腹膜炎、急性盆腔结缔组织炎、盆腹腔结核等是常见的原因;此外,胃肠穿孔、化脓性阑尾炎穿孔、妇科及结直肠手术后也常常发生。由于盆腔积液或脓肿位置深、周围组织粘连等原因使手术切开引流难以进行,因此穿刺抽液或置管引流成为有效的治疗手段。

【目的】

1. 确定积液性质。

2. 抽吸和引流,消除炎性产物。

3. 必要时可同时行药物注射或硬化剂注入。

【适应证】

1. 超声检查可以显示的积液、脓肿且液化充分者。

2. 有安全的穿刺或置管路径。

3. 较小或多发脓肿,可采用多次单纯穿刺抽液及冲洗;较大的脓肿采用置管引流效果更佳。

【禁忌证】

1. 严重出血倾向。

2. 脓肿早期、脓肿尚未液化者。

3. 脓肿因胃肠胀气等难以显示者。

4. 穿刺针道无法避开肠道、大血管及重要脏器者。

【器具】

1. 穿刺针 18~16G 穿刺针,长度 15~30cm;目前市面常见的 16G×133mm 一次性静脉留置针,因其安全、有效、易操作等优点,非常适用于盆腔积液和脓肿的诊断性穿刺、单纯抽液冲洗及两步法置管的导丝引导。

2. 导丝 直径 0.035in(0.09cm),前端柔软呈 J 形的超滑导丝为首选。

3. 引流管 7~12F,长 15~30cm,前端带多个侧孔的猪尾引流导管。为了使引流管不易脱出,选用拉线式前端猪尾锁定的引流管更为稳妥。

4. 尖刀片 置管引流时局部破皮用。

5. 引流袋 收纳引流液用,最好采用防回流式。

6. 三通管 可分别连接引流管和引流袋,方便脓液抽吸及脓腔冲洗。

【术前准备】

1. 检查血常规、出凝血指标。如有条件应行增强CT扫查,这有助于全面评估病灶的位置、数目、大小、液化程度和范围等信息。

2. 患者禁食 6~8 小时,腹胀明显者,应事先服用消胀药或胃肠插管减压。

3. 向患者做必要的解释,以消除其紧张情绪。

4. 患者术前签署知情同意书。

【操作方法】

1. 首先在膀胱充盈后对盆腔进行全面的超声扫查,确定积液的位置、大小、数目、与大血管和周边脏器的关系,尤其注意前方有无肠管覆盖或粘连。盆腔积液因其位置深在,前方又往往被肠管、子宫、膀胱、髂血管等部分或完全遮盖,故穿刺点的选择因病而异。耻骨上、双侧髂窝部、会阴、骶前、肛周等都是可选择的穿刺部位。对个别复杂部位的脓肿也可经直肠或阴道穿刺抽吸或置管引流。

2. 常规消毒铺巾,利多卡因局麻至腹膜全层,探头消毒或用无菌隔离套包裹。在超声引导下用18G或16G穿刺针沿局麻区域穿刺进入液腔,抽出积液或脓液即可确诊。

3. 单纯抽液及冲洗。如为清亮透明的液体或脓腔较小(<2cm)、脓腔孤立且液化完全,可经穿刺针一次性将液体抽吸干净,脓液则用替硝唑(或甲硝唑)或生理盐水反复冲洗至冲洗液澄清,然后拔针。

4. 置管引流。若脓肿较大(≥2cm),或经反复穿刺抽吸后未能治愈者,可行超声引导下穿刺置管引流。根据脓肿大小、位置、脓液黏稠度、引流时间长短、穿刺的难易度,选择7~10F的引流管。Seldinger法(两步法)置管因其成功率高、并发症少,是盆腔置管的最佳方法。置管后持续引流,间断冲洗。

5. 将引流管缝合或使用专用固定器固定在皮肤上,接无菌引流瓶或引流袋并计引流量。

6. 穿刺抽出的脓液应即刻送细菌培养,以指导临床使用抗生素。

【注意事项】

1. 直径<2cm且脓肿液化完全的脓肿,宜采用超声引导下穿刺抽吸并行脓腔冲洗。直径≥2cm、液化不完全、液化腔不规则、囊壁较厚的脓肿置管引流可大大缩短治疗时间。应用穿刺抽吸、冲洗法者,穿刺2次以上而不能治愈的脓肿,也应考虑置管引流。

2. 穿刺前选择最佳穿刺点和穿刺路径是穿刺成功和减少并发症的关键。被膀胱遮盖的液腔,可经阴道或直肠进行穿刺抽液。

3. 如果脓肿由多个脓腔构成,必须对每个脓腔分别进行穿刺或置管引流。

4. 留置导管期间,每天用生理盐水或抗生素冲洗脓腔1~2次,保持引流管通畅,使坏死物、碎屑被冲出,随着脓腔逐渐缩小,可适当减少冲洗次数。

5. 冲洗时经常会遇到由于脓液黏稠堵塞产生活瓣作用,使冲洗液容易注入而不易抽出。遇到此种情况时,可用导丝进行疏通,切勿盲目注入过多液体而使脓腔内压过高而导致细菌或毒素逆流入血产生高热寒战。

6. 超声复查脓腔消失,每日引流液 <10ml 且引流液清亮、体温和白细胞恢复正常、停用抗生素并行夹管 2~3 天后临床症状无反复时可拔管。

7. 治疗前应让患者或其亲属知情,了解治疗的目的、方法、疗效及治疗过程中可能发生的不适症状、并发症及意外情况等,患者或其亲属同意治疗后签署知情同意书。告知患者和家属引流管保护和护理方法。

8. 术后注意事项 术后卧床休息 4~8 小时,引流液计量,保持伤口干燥,禁止剧烈运动和急速转身,固定好引流管,避免脱落。告知引流管护理知识、计量方法和可能的并发症,如有异常及时随诊。

【不良反应和并发症预防】

超声引导下盆腔穿刺引流难度高,最易出现并发症。常见的并发症如下。

1. 出血 虽然彩色多普勒超声的引导可减少损伤大血管意外的发生,但盆腔内血管丰富,穿刺时仍可发生出血时,尤其在粗针穿刺或一步法置管引流时。

2. 感染扩散 对未充分液化和局限的脓肿穿刺或不适当高压冲洗,有可能导致病原菌大量进入血液循环,引起菌血症,甚至脓毒血症,患者出现高热、寒战等症状。

3.肠管损伤　应常规使用高频线阵探头反复观察,在穿刺路径上避开肠管后再选定穿刺点。16G 以下的穿刺针误穿肠管后多不会发生严重并发症。一旦误将引流管误放置入肠管,不要立即拔出,应立即联系相关临床医生处理。多数情况下 10 天后当引流管周边形成稳定窦道后拔出是安全的。

4.膀胱损伤　细针穿刺即便穿透膀胱往往也不会产生严重后果。但粗针或引流管一步法放置时如果触及或穿透膀胱壁可以造成膀胱撕裂性损伤。选择细针穿刺和两步法置管是避免此并发症的有效方法。

【术后记录内容和要求】

1.基本信息　患者的姓名、性别、年龄、住院号和床号、超声检查号、申请科室、治疗部位、申请目的、仪器和探头型号、术前诊断。

2.图像部分　采集的图像最好 4 张以上,包括脓腔穿刺前的二维声像图、CDFI 声像图、穿刺针道和引流管道、穿刺置管引流后的图像。

3.文字描述

(1)施行手术名称:超声引导下盆腔积液穿刺抽吸或置管引流术。

(2)一般情况:穿刺体位、穿刺途径和穿刺点。穿刺前的准备程序,如常规消毒、铺巾、局部麻醉。超声观测内容包括液腔的大小、数目、位置、形态、边界、内部回声、与器官的距离和解剖关系。

(3)穿刺过程:包括引导方法、穿刺针规格、进针深度、抽吸液体量、颜色和性状;引流管置入过程,引流管的类型、直径、体内长度等;脓液标本送细菌培养。

(4)术后复查:15~20 分钟后超声检查术后盆腔有无出血。

(5)结果评估:手术过程和结果的总体评价,记录生命体征是否平稳,过程是否顺利,引流是否通畅,术后有无不适及并发症,描写患者离开诊室时的一般情况。

（6）术后卧床休息 4~8 小时，引流液计量，保持伤口干燥，禁止剧烈运动和急速转身，固定好引流管，避免脱落。告知引流管护理知识、计量方法和可能的并发症，如有异常及时随诊。

4. 署名　包括医师签名、操作日期和时间、记录者姓名等。

第二章　超声引导消融治疗

第一节　肝脏肿瘤消融治疗

一、肝脏肿瘤射频与微波消融治疗

随着射频和微波热消融设备的发展、临床经验的积累以及辅助治疗方法的出现,局部热消融在肝脏恶性肿瘤中的应用范围逐步扩大,已成为肝脏恶性肿瘤治疗中不可或缺的方案之一。

【目的】

1. 热消融可作为根治性手段用于肝脏肿瘤的治疗　与手术切除相比,5cm 以下的肿瘤消融治疗可取得和手术切除相同的疗效,且损伤小、痛苦少、并发症和死亡率低。

2. 拓宽肝癌根治性治疗的适应证　热消融与开腹手术相比损伤小、对肝功能要求低,可使部分不能手术切除的患者得到根治性治疗。

3. 对不能根治的肝癌进行姑息性减瘤治疗,减轻症状,改善患者生存质量,延长其生命。

4. 与经导管动脉化疗栓塞(TACE)等其他治疗方法联合应用,增强疗效。

5. 作为肝移植前的桥梁治疗。

【适应证】

1. 直径≤5cm 的单发肿瘤和最大直径≤3cm 数量在 5 个以内的原发、复发或转移性肝肿瘤。

2. 肝功能 Child 分级 A 或 B 级,无严重的凝血功能障碍和心、肝、肾、脑功能障碍。

3. 肿瘤距离膈肌、胆总管、左右肝管、胆囊、胃肠道 0.5cm 以上。

4. 尤其适用于特殊部位手术切除困难、肝功能差或门脉高压不能耐受切除的肝癌的治疗。

5. 肿瘤直径 >5cm 或数量 >5 个的不适宜手术者,热消融可和 TACE 联合应用。

6. 转移性肿瘤对化疗和内分泌治疗敏感者,热消融可与化疗或内分泌治疗联合应用。

7. 肿瘤距离膈肌、肝总管、左右肝管、胆囊、胃肠道距离 <0.5cm 者,应予以人工胸腹水或无水乙醇注射联合应用。

8. 作为 TACE 后残留或复发、局限性门静脉癌栓的治疗。

9. 肝移植供体等待期的过渡治疗。

相对适应证:对于肿瘤病灶较大、数目较多,但一般情况较好、无明显出血倾向、肝功能 A 或 B 级,不适宜手术切除和肝动脉化疗栓塞者,可行姑息性消融治疗,以减缓病情。

【禁忌证】

1. 绝对禁忌证

(1) 严重的心、肺、肝、肾器官功能衰竭、意识障碍和呼吸控制困难者。

(2) 存在不可纠正的凝血功能障碍和出血倾向。

(3) 弥漫型肝癌,或肝外转移灶生长快无法控制。

(4) 广泛门静脉癌栓、肝外胆管癌栓、肝静脉癌栓、下腔静脉癌栓。

(5) 活动性胆系感染、败血症。

(6) 近期有门脉高压食管静脉曲张破裂大出血者。

(7) 对装有心脏起搏器者严禁实施单极射频消融。

2. 相对禁忌证

(1) 肝功能 Child-Pugh C 级。

(2) 血小板(PLT)$<5 \times 10^9$/L,凝血酶原活动度 <60%。

（3）肿瘤外凸超过 1/3。

（4）顽固性大量腹水。

（5）梗阻性黄疸。

【术前准备】

1. 术前检查

（1）术前 2 周内行常规超声或超声造影检查和三期增强 CT 或 MRI 检查,判断肿瘤是否为消融治疗适应证。比对两种影像学检查,确保肿瘤数目、大小和位置一致。

（2）血、尿、大便常规,肝、肾功能,生化指标、凝血功能,肿瘤标志物（AFP 等）,血型,感染疾病筛查等资料。重点注意血小板、凝血酶原时间和凝血酶原活动度、肌酐、胆红素、电解质、血糖等指标,及时发现和纠正凝血指标和生化指标等异常。白细胞 $<3 \times 10^9/L$、血小板 $<5 \times 10^9/L$、肌酐 $>300\mu mol/L$、谷草转氨酶（AST）和谷丙转氨酶（ALT）大于正常上限三倍、Child-Pugh 不能达到 B 级者,应进行相应处理和纠正。

（3）有心电图明显异常、冠心病史、心脏手术史的患者需行超声心动图检查并请心脏内科会诊。

（4）胸透或胸部平片。胸廓畸形、肺部病变者应请胸外科会诊。

2. 医生的准备

（1）详细询问既往病史、药物过敏史、高血压、糖尿病等慢性病及用药情况、体内有无起搏器、金属植入物和义齿等。根据患者的年龄、基础疾病、肝脏储备功能等评估患者的获益与风险。

（2）了解影像学检查结果,包括超声、CT、MRI,明确待消融肿瘤的位置、大小、数量以及与周围组织器官的关系,确定安全穿刺路径并制定最佳治疗方案。

（3）向患者及其家属告知治疗的目的、预期治疗疗效、治疗风险以及可能发生的并发症及预防措施等,令其签署知情同意书。

3. 患者准备

（1）术前禁食、禁水 6 小时。

（2）术前排空小便。

（3）按常规服用慢性高血压、糖尿病药物，但需要停用阿司匹林、华法林等抗凝药物 5~7 天。

4. 药品准备

（1）一般药物：麻醉药、镇静剂、镇痛药、止吐药、止血药、阿托品、激素、抗生素、生理盐水、糖盐水、碳酸氢钠注射液等。对有感染风险的病例应预防性使用抗生素。

（2）特殊用药：强心药、抗心律失常药、升压药、降压药、呼吸兴奋剂等。

5. 器械准备

（1）消融相关的仪器：射频或微波消融仪、消融电极、活检穿刺针、彩色多普勒超声仪。根据操作者情况准备穿刺引导架及测温针、融合成像及磁导航系统。

（2）监护及抢救设备：多功能监护仪、氧气通道、麻醉机、除颤器以及吸引器等。

（3）其他器械：无菌探头套及消毒手术包。

【操作方法】

1. 体位 根据肿瘤位置和穿刺进针路径，采取仰卧位或 45°左侧卧位。左肝病变可用右侧卧位。

2. 麻醉和术中监测 通常采用静脉镇痛＋局麻，术中密切监测生命体征、镇痛效果和患者的反应。预估治疗时间较长、高龄及合并心肺疾病或心电图异常者，建议采用静脉麻醉。

3. 消毒和局麻 常规消毒铺巾，1% 利多卡因局部麻醉穿刺点。

4. 仪器的连接 检查仪器连接、检查水冷循环、消融参数设定。

5. 引导计划和穿刺 根据消融范围应超出肿瘤边缘 0.5cm 以上的原则，结合肿瘤部位、大小、数目，计划穿刺路径和消融点数；避开肺、大血管及胆管等重要组织结构。有条件的单位可应用三维超声或融合影像导航。采用先深后浅、先难后易的布针方法,尽可能预先插入所有消融电极,以免消融气体影响后续消融电极的插入。

6. 消融启动能量释放,按计划逐点消融,直至覆盖整个肿瘤和安全边缘。

7. 退针出针时烧灼针道,预防出血和肿瘤种植,注意勿灼伤皮肤。

8. 治疗完毕,待消融区域微气泡散尽后常规行超声(推荐 CEUS)扫查,再次确认消融疗效是否满意,穿刺针道有无活动性出血,并观察肝周及腹腔内有无积液、积血,以便及时发现并处理并发症。

【注意事项】

1. 消融肿瘤大小以及个数无明确限制,但推荐单次治疗肿瘤数最多不超过 5 个,肿瘤最大直径不超过 5cm。当肿瘤直径较大时,建议联合 TACE 治疗。

2. 在不能确保安全穿刺路径或肿瘤在声像图上显示不清时,严禁盲目对肿瘤进行热消融治疗。

3. 穿刺过程要清晰显示针尖的位置,消融过程中应固定好针柄,以免针尖位置随呼吸运动发生改变。

4. 掌握一定的消融技巧,对有明确滋养动脉的肝癌,可先凝固滋养动脉再行肿瘤消融。对于外生性肿瘤的消融,可首先选择经正常肝实质穿刺消融肿瘤基底部后再行瘤体的消融,减少肿瘤破裂出血的风险。

5. 根据肿瘤位置、大小、数量以及毗邻结构等相关信息,灵活运用生理盐水建立隔离带、导管注水降温等保护手段,选择恰当的辅助治疗方法。位于肝脏表面的、邻近膈肌、胃肠道等器官或组织的肿瘤消融可通过建立人工胸腹水或放置测温针以确保安全消融;对于胆管旁肿瘤的消融治疗,可自胆总管插管全肿瘤近端持续注入低温生理盐水进行辅助降温;对胆囊旁的肿瘤可向胆囊床注水以避免胆囊壁损伤;对大血管旁肿瘤可辅以经皮无水乙醇注射(PEIT)以确保完全消融。

6. 携带心脏起搏器的患者经评估获益大于风险时可行

微波或双极射频消融治疗,但在治疗过程中应该密切监测心电及血氧饱和度,并在治疗后检查心脏起搏器是否正常工作。

7. 有多发基础疾病的复杂病例应在治疗前进行多学科会诊,反复评估患者的获益与风险并制定科学合理的个性化治疗方案,以延长患者生存期和提高生活质量为目标,进行多学科联合治疗。

8. 对原发初治病例消融前推荐行穿刺活检。

【并发症】

超声引导热消融治疗肝肿瘤属于微创操作,并发症的发生率较低,且多具有自限性,通常情况下无需干预处理。热消融的常见并发症及不良反应包括:

1. 腹部疼痛   消融治疗后最常见的症状。通常为持续数天的Ⅰ~Ⅱ级疼痛,部分患者可持续1~2周。多数情况下无需干预,必要时可予以止痛药治疗。

2. 消融后综合征   治疗后患者出现的短暂的、自限性的轻度发热、恶心、呕吐等不适症状。上述症状通常在1周内消失。

3. 胸腔积液或腹腔积液   多数患者可在消融后出现少量的反应性胸腹腔积液,多可自行吸收,无需处理。如大量胸腹积液导致患者出现呼吸困难等症状则应进行穿刺抽液或引流。

4. 肝功能损伤   部分患者在治疗后出现转氨酶的升高或 Child 分级的漂移,多在治疗后1周至1个月内恢复。肝功能的损伤与消融肿瘤的大小以及位置有关。肝硬化严重的患者应在治疗前对肝功能进行评估,并在治疗后及时行保肝治疗。

5. 肾功能损害   当治疗的肿瘤过多、治疗时间过长时易导致一过性肾功能损害。为预防肾功能损害可用 5% $NaHCO_3$ 100~250ml 静脉滴注以碱化尿液,适当补液及利尿,减少肿瘤坏死产生的酸性物质造成的损害,或用激素地塞米松减轻治疗引起肾小管的水肿,保护肾功能。

6. 邻近脏器的热损伤　包括膈肌、胆道以及胃肠道的损伤。上述组织或器官的轻度损伤无需处理,但严重时可导致膈肌、胃肠道的穿孔以及胆汁漏从而引起严重并发症。因此,对邻近上述部位的肿瘤进行消融时,应当引起足够的重视。

7. 出血　多为穿刺针道或穿刺损伤大血管所致,常发生在有出血倾向或肿瘤位于肝脏表面的患者中。少量出血可行压迫止血或烧灼针道止血;活动性出血时可行动脉栓塞止血、消融止血或开腹止血;失血性休克可在输血、补液、升压的同时行选择性动脉插管栓塞止血或局部热消融止血等治疗。

8. 肝脓肿　胆道系统的异常,如胆肠吻合、十二指肠乳头切开、胆道支架以及不明原因的胆道积气,是发生肝脓肿的重要因素。治疗过程中应高度重视无菌操作,对高危患者可预防性应用抗生素,糖尿病患者术前应严格控制血糖。

9. 其他罕见并发症　包括气胸、肿瘤种植转移、皮肤烫伤、肝内动 - 门脉瘘形成以及门静脉血栓形成等,通过规范化操作和对周围组织或器官的保护可预防上述并发症发生。

【疗效评估与随访】

1. 评估内容　消融后即刻评估操作是否成功及消融后 1 个月进行疗效评估。

2. 评估方法

(1) 增强 CT 和增强 MRI:肝脏肿瘤热消融疗效评估和随访监测的金标准。

(2) 超声造影:肝脏肿瘤热消融后常用的随访监测方法。对于肝内复发病灶的监测,超声造影是较为有效的影像检查方法,但增强 CT 和 MRI 可提供较好的回顾性对比和周围的解剖关系,是监测肝内及肝外复发灶有效的影像方法。因此,推荐将超声造影和增强 CT 或 MRI 结合起来进行热消融治疗肝肿瘤影像学随访。此外,在热消融治疗后应结合实验室检查,如肿瘤标志物 AFP 以及肝功能指标来判断治疗疗效。穿刺活检一般不作为判断疗效的常规方法,仅作为影像学诊断困难时的补充手段。

3. 评价标准

（1）完全消融：治疗后首次增强 CT/MRI，肿瘤内未见强化。

（2）不完全消融：治疗后首次增强 CT/MRI，消融区周边在动脉期出现不规则的强化灶应高度怀疑消融不完全，可再次补充消融治疗。

（3）局部肿瘤进展：先前判定为完全消融的病灶内出现新发强化灶或周边出现与消融区相连的强化灶。

4. 随访监测　经增强影像评估为完全消融的患者，应进行规律的影像学和实验室检查随访。每 3 个月行超声造影、肿瘤标志物及肝功能检查、每 12 个月行增强 CT 或增强 MRI 检查。如随访中发现并发症或影像学异常，或肿瘤标志物和肝功能变化，随时进一步检查。

【术后记录内容和要求】

1. 基本信息　患者的姓名、性别、年龄、住院号和床号、治疗部位、申请目的、术前诊断等。

2. 图像采集　采集的图像应包括每个肿瘤大小测量值的二维声像图、CDFI 或 CEUS 声像图、射频或微波电极置于肿瘤位置及其针道声像图、治疗过程中气体弥散的声像图、治疗结束消融范围的声像图。

3. 文字描述

（1）术前诊断与手术名称：肝肿瘤热消融治疗术。

（2）一般情况：患者所取治疗体位，穿刺前常规消毒、铺巾，麻醉方式、麻醉用药名称、用量以及给药途径。治疗肿瘤的数目、部位、大小、回声、血流、周围有无重要脏器及血管。

（3）术后复查：治疗后 15~20 分钟超声检查腹腔有无出血。有无术后即刻超声造影评估治疗结果。

（4）结果评价：对手术过程和效果的总体评价，记录患者有无不适表现和反应，术中处理、用药和效果，并描写患者离开操作室时的一般情况。

（5）治疗后注意事项：需记录治疗后注意预防的并发症。

卧床休息 8 小时后普通进食,保持伤口干燥 3 天,禁止剧烈运动 2 周。告知可能发生的并发症,如有异常应及时随诊。

4. 署名 包括医师签名、操作日期和时间、记录者姓名。

二、肝脏肿瘤激光消融治疗

激光消融是通过一束连续单色光发出的热效应引起组织坏死。目前最常用的为波长 1064 nm 的连续 Nd:YAG 激光,由于其低渗透吸收、高分散的特点,能使能量最大化分布和渗透组织。1985 年激光消融治疗肝肿瘤被首次报道,此后逐渐应用于临床,取得较好疗效。由于单光纤消融范围有限,适用于小于 1.0cm 的肝肿瘤,1~2cm 的肿瘤可用双光纤双次退针消融,大于 2cm 可用多光纤多次退针消融,同时根据需要选用不同功率和能量组合。

与射频和微波消融相比,激光消融产生的坏死范围较小,不适用于大肝癌的消融治疗。但由于激光具有方向性的特点,消融更加精准,对危险部位肿瘤进行消融时较少引起严重并发症。因此,激光消融尤其适用于危险部位小肝癌的治疗。准确地穿刺引导光纤置入预定的肿瘤部位、合理地布排光纤是激光消融的难点;置入光纤的数量、光纤间的距离、光纤和肿瘤边界的距离以及每次退出光纤的距离是保证完全消融而又不损伤周边重要结构的重要因素。

激光消融作为一种肿瘤原位消融的微创技术,以其精准可控的特点对小肝癌的治疗是安全有效的,尤其适用于危险部位肿瘤的消融。

三、肝脏肿瘤冷冻消融治疗

冷冻消融是指在低温(通常为 -40℃)下快速使细胞冷冻结晶,之后缓慢复温,从而对细胞膜或细胞器造成致命的损害,使得肿瘤组织发生凝固性坏死,达到消融治疗的目的。近年来,随着术中超声的发展和冷消融技术的进一步提高,冷冻消融治疗肝脏肿瘤逐渐得到认可,而且一定程度上弥补了热消融治疗的不足。对于符合米兰标准的肝细胞肝癌,通常采用热消融治疗,但对于肝硬化严重的患者,在热消融治疗过程中受到"烤箱效应"的影响,使得肿瘤周边的卫星灶难以达到彻底的消融。而冷冻消融不存在"烤箱效应",因此对于肝硬化背景下怀疑有子灶的患者来说,冷冻消融是较为合适的选择。此外,冷冻消融的消融范围较热消融大,且冷冻产生的冰球能在 US、CT 以及 MRI 上清晰地显示,从而有效地避免热消融过程中气体对影像监控的影响。因此对于边界不规则或体积较大的肿瘤可选择冷冻消融治疗。

冷冻消融和热消融在治疗肝脏恶性肿瘤的有效率和生存期方面相似,但在局部复发率方面仍存在争议。冷冻消融治疗并发症发生率相对较低,严重并发症的发生率为 3.9%~6.3%,主要包括出血、冷休克、肝脓肿、胆道损伤、胃肠穿孔以及肿瘤种植等。对于肝脏恶性肿瘤的局部治疗来说,虽然热消融是主要的治疗手段,但冷冻消融也有着消融范围大、消融边界清晰等不可替代的优势。对于热消融治疗有危险,或者严重肝硬化的患者,冷冻消融比热消融更具有临床应用价值。

四、肝脏肿瘤化学消融治疗

(一)超声介导经皮无水乙醇注射消融治疗原发性肝癌

【目的】

超声引导下经皮无水乙醇注射治疗(percutaneous ethanol injection therapy, PEIT)肝癌是将无水乙醇注入肝癌病灶内,致使癌细胞变性、坏死和瘤内微血管栓塞、蛋白凝固,进一步引起癌组织缺血、凝固性坏死,从而达到治疗目的的非手术治疗方法,大量的临床资料显示其疗效可与外科根治手术相媲美,尤其适合于下列情况,如肝内多发病灶或肝硬化、肝功能差、高龄肝癌患者不适合手术者,或不愿手术的肝癌患者。

【适应证】

PEIT 治疗原发性肝癌的适应证取决于肝癌病灶体积大

小、数目、门静脉有无癌栓及肝功能等级、凝血功能等相关因素。

1. 目前 PEIT 治疗肝癌最佳的适应证如下：

(1) 直径≤3cm 的小肝癌。

(2) 癌结节数目一般少于 4 个。

(3) 无大量腹水等全身恶病质者,无心、肾等重要脏器功能衰竭。

(4) 凝血功能基本正常。

2. 相对适应证　肿瘤较大或病灶超过 4 个,但一般情况尚好,肝功能尚好、无明显恶病质。

【禁忌证】

1. 巨大肝癌。

2. 弥漫性肝癌或合并广泛性门静脉癌栓。

3. 合并凝血功能障碍性疾病,有明显出血倾向,血小板计数 $<50 \times 10^9/L (5 万 /ml)$。

4. 出现肝外转移且无法手术切除或其他方法治疗者。

5. 严重乙醇过敏者。

6. 严重肝功能不全,全身情况差已出现恶病质者,如重度黄疸或大量腹水不能耐受治疗的。

【术前准备】

PEIT 介入治疗原发性肝癌的术前准备包括以下几个方面:

1. 询问患者既往病史,如高血压、心脏病病史等及乙醇过敏史。

2. 向患者及家属讲解治疗过程、可能发生的危险和并发症,令其签署治疗知情同意书。

3. 进行相关检查包括血常规、凝血功能检查及肝功能与甲胎蛋白(AFP)等,结合相关影像学检查(既往超声报告、CT等检查资料);术前进行彩色多普勒超声检查或行超声造影检查,以便于治疗前对患者情况进行评估,事先预计操作可能遇到的困难,并进一步确定患者是否适合介入治疗。

4. 尽可能对病灶进行超声引导下穿刺活检以获得明确

的病理组织诊断,其主要目的是避免治疗前误诊,亦有利于术后的疗效评价与相关资料的积累。

5. 准备相关治疗物品,包括穿刺包、一次性穿刺针(一般用 22G PTC-B 穿刺针)、消毒液、探头无菌隔离套、治疗车、无水乙醇、胶布及麻醉药等。此外,超声介入室还应备有抗过敏、抗休克药及镇痛药、止血药、氧气等应急抢救药物与设施。

【操作方法】

1. 常规全面彩色多普勒超声检查,重点扫查所要治疗的肝癌病灶。

2. 选择最佳的穿刺路径与穿刺点,体表标记后按常规消毒,铺无菌巾,局部注射麻醉药直至肝包膜。

3. 在超声引导下从体表定位标记处进针,将细针刺入肝癌病灶深部,退出针芯,接上连接管和事先已抽好无水乙醇的注射器,缓慢注入无水乙醇并边注射边缓慢退针,注射过程中观察无水乙醇弥散的范围,注射完毕后插入针芯退针,退针至肿瘤边缘稍做停顿后监视无药物外渗则继续退针。

4. 如患者疼痛,可当穿刺针退至近肝包膜时抽出针芯接上利多卡因,边推注边将穿刺针退至体外。退针后再次消毒穿刺点,然后用纱布覆盖穿刺点并用胶布固定。

5. 所有患者于介入治疗后留观 20~30 分钟,观察患者无发热、疼痛、出血或气促等不适与并发症方可离开治疗室。

超声引导穿刺是 PEIT 成功与否的关键步骤,其原则主要包括:①选择安全且距离较短的穿刺点与穿刺路径。其原则是在能够避开血管、相邻脏器和穿刺障碍物如肋骨或气体等的前提下,尽可能缩短穿刺距离。②清晰的超声引导监视声窗。整个穿刺过程应该在超声的监视下进行,以确保穿刺的安全。肝包膜下肝癌应尽量使穿刺经过一定厚度正常肝组织(一般建议至少1.0cm)再进入肝癌病灶,以防止无水乙醇漏出。

PEIT 介入治疗肝癌时无水乙醇的注射总量与每次注射量,以及注射时间间隔,目前研究尚不完全一致,主要包括如下几个方面。①按 $V=4/3\pi(r+0.5)3$（式中 V 为注射总剂量，r 为病灶半径）公式计算注射总剂量；②注射量按肿瘤直径 +1（<5cm）与直径 +2（>5cm）来计算；③按瘤体直径大小计算，一般以 1~1.5ml/cm 为宜，初次注射量可略多，以后逐渐减少；④疗程按肿瘤直径 1cm 注射一次再追加 1~2 次计算；⑤根据消融范围应包括肿瘤组织周边 0.5cm 以上正常肝组织的原则，可采用回归的量化公式，即 $Y=2.885X$（当肿瘤直径≤5cm 时），$Y=1.805X$（当肿瘤直径>5cm 时），式中 X 为肿瘤最大直径(cm)，Y 为每次注射乙醇量(ml)，根据临床观察，上述回归计算公式可简化为，如一般直径为 2cm 的肿瘤，每次注射无水乙醇量为 2~4ml，间隔 3~4 天 1 次，共 2~4 次即可；如直径为 3cm 的肿瘤，则每次注射 5~8ml 无水乙醇，间隔 3~4 天 1 次，共 4~6 次即可。

【注意事项和并发症】

超声引导下经皮无水乙醇注射治疗原发性肝癌病灶，其关键在于尽可能使无水乙醇弥散、包绕整个肝癌病灶，确保肿瘤组织全部坏死从而达到治疗目的。

1. 注意事项

(1) 对于小肝癌(直径≤3cm)，超声引导穿刺时可穿刺入癌灶中心，在同一点注射无水乙醇基本上就能使其弥散整个病灶，而对于较大的癌灶应采取多点注射。

(2) 如患者出现较明显的疼痛或其他明显不适时应停止注射。

(3) 应缓慢注射，以便无水乙醇在肿瘤组织内均匀浸润。注射时如发现无水乙醇沿着针道逆流，应减慢注射速度或停止注射。

(4) 注射结束后，穿刺针应在原位停留 1~2 分钟 等无水乙醇弥散后再拔针，如癌肿病灶体积较大可采取逐步分段拔针，此举可防止由于快速拔针引起无水乙醇溢出包膜而致剧烈腹痛。

(5) 治疗结束后，留观 20~30 分钟，应仔细观察患者的生命体征如心率、血压等，患者一般情况稳定后方可离开治疗室。

(6) 部分患者 PEIT 介入治疗后肝功能(主要是转氨酶)可轻度改变,此情况主要发生在肝癌体积较大伴肝硬化、无水乙醇注射量较大时,如出现此情况,再次治疗时无水乙醇量应适当减少,治疗后可服保肝药。

2. 并发症 PEIT 治疗肝癌较常见的不良反应与并发症有发热、疼痛、肝功能损害等。

(1) 发热:可能与肿瘤组织坏死有关,一般多为低热,予对症治疗即可,个别患者可服用退热药。

(2) 疼痛:疼痛部位常在穿刺点、上腹部,偶可在肩部,一般无须特别处理,可嘱咐患者静卧 30 分钟或以上即可自行缓解,如患者疼痛无法忍受,可行吸氧、注射止痛药。

(3) 肝功能损害:部分患者对无水乙醇不耐受,治疗后偶可出现醉酒状态,轻度肝功能受损一般无须特殊处理,治疗后可自行好转。

(4) 其他并发症:伴有冠心病、高血压、糖尿病的个别患者可出现短暂心房纤颤、一过性高血压与低血糖等症状,应严密观察患者,以便早期发现并对有基础疾病患者采取个体化治疗,有利于减少并发症的发生。

【疗效评价】

PEIT 治疗原发性肝癌其疗效评价最常用的手段为血清 AFP 检查和影像学检查,后者包括彩色多普勒超声、CT 或增强 CT、MRI 及超声造影等,一般于介入治疗疗程结束后 1 个月进行。

1. 彩色多普勒超声多显示治疗后癌灶回声增高,血供的信息有一定参考价值。

2. 增强 CT、MRI 对消融治疗疗程完全结束后的疗效评定有重要的价值。

3. 超声造影评价肿瘤介入治疗效果有较高的实用价值,有助于判断疗效或发现残留癌组织或发现新的复发病灶。

4. 甲胎蛋白(AFP)测定是判断 PEIT 介入治疗肝癌疗效

较为可靠的一项指标,但不适用于术前无 AFP 升高患者。经 PEIT 治疗后 AFP 开始持续下降或降至正常水平,为治疗有效;如不能降至正常或下降后又升高甚至仅为低度水平 AFP 的波动,则常提示仍有残存癌细胞或复发或可能存在门静脉分支癌栓,必要时进一步检查与治疗。

5. 因取材代表性问题,病理组织不作为常规判断疗效的方法之一,但研究表明超声造影有助于取材部位的选择,提高残留组织检出率。

远期疗效:随访并统计 1、2、3、5 年甚至 10 年生存率。

【术后记录的内容与要求】

1. 基本信息　患者的姓名、性别、年龄、门诊号 / 住院号和床号、超声检查号、申请科室、治疗部位、申请目的、仪器和探头型号、术前诊断。

2. 图像部分　采集的图像至少 4 张以上,包括显示每个肿瘤大小测量值的肝癌二维声像图、CDFI 的声像图、穿刺针置入肿瘤的位置及其针道的声像图、治疗过程中无水乙醇弥散的声像图、治疗结束消融范围的声像图等。

3. 文字描述

(1) 施行手术名称:超声介导经皮无水乙醇注射消融治疗原发性肝癌。

(2) 一般情况:患者所取的穿刺体位,消毒范围,麻醉方法,药物及剂量,穿刺针的规格,治疗肿瘤的数目、部位、大小、回声、血流、周围有无重要脏器及血管。

(3) 穿刺过程:引导方法、穿刺进针次数,无水乙醇用量及弥散情况、患者反应等。

(4) 结果评估:即对手术过程和效果的总体评价,记录患者有无不适表现和反应,如有不适需说明处理情况、用药和效果,并描写患者离开诊室时的一般情况。

(5) 术后超声评估:无水乙醇弥散范围,术后腹腔有无出血等并发症。

(6) 术后注意事项:需记录术后应注意预防的并发症,如出血、感染等,术后卧床 1~4 小时,可饮水或进流质饮食,必要时可补液。保持伤口干燥 2 天。告知可能的并发症,如有异常及时随诊。

4. 署名 包括医师(穿刺操作医师及超声引导医师、必要时记录者)签名、操作日期和时间。

(二) 超声介导经皮经肝醋酸注射消融治疗原发性肝癌

【目的】

超声引导下经皮经肝癌灶内注射醋酸疗法(percutaneous acetic acid injection therapy,PAIT)为治疗肝癌的非手术方法之一。由于醋酸有很强的溶脂作用,在组织中有较无水乙醇更强的扩散作用,可作为介入治疗肝癌的注射剂之一,其治疗机制是利用醋酸使癌组织脱水和蛋白质凝固变性坏死,从而达到治疗目的。

【适应证】

1. 一般适应证

(1) 直径≤3cm 的小肝癌。

(2) 癌结节数目一般少于 3 个。

(3) 无大量腹水等全身恶病质者。

(4) 凝血功能基本正常。

2. 相对适应证 肿瘤较大或病灶数目超过 3 个,但一般情况尚好、无明显恶病质、肝功能 A 或 B 级,且无其他适宜的治疗方法者。

【禁忌证】

1. 弥漫性肝癌或伴广泛门静脉癌栓的肝癌。

2. 有严重肝功能失代偿,伴有黄疸或大量腹水者。

3. 合并凝血功能障碍性疾病、有明显出血倾向者。

【术前准备】

术前准备同 PEIT,其中醋酸浓度可选用 15%~50%。

【操作方法】

治疗前建议局麻甚至使用镇静药以减轻醋酸注入时患者因刺激而引起的疼痛。具体操作方法同超声引导下注射无水乙醇介入治疗肝癌。参考 Ohnishik 等的报道,醋酸注射总量、每次注射量及注射时间间隔和疗程均与肿瘤体积密切相关,对于 1~2cm 和 2~3cm 单发病灶,注射总量分别为 4~6ml、6~12ml,每次注射量分别为 1~2ml、2~4ml,注射间隔一般为每周 2 次,注射次数分别为 2~4 次、4~6 次。以上注射量、间隔及次数均取决于肝癌病灶的体积,并根据患者肝功能等全身一般情况及肿瘤灭活情况个体化选定。

【注意事项和并发症】

1. 注意事项

(1) 在治疗过程中应边注射边观察醋酸的弥散范围,如有必要可调整角度再行穿刺以保证醋酸在瘤体内充分弥散。

(2) 注射结束后,穿刺针应在原位停留 1~2 分钟,等醋酸弥散后再拔针,必要时可回抽留在瘤体内多余的醋酸以减少醋酸沿针道漏出。

(3) 治疗结束后,应仔细观察患者的生命体征,如心率、血压等,患者情况稳定 30 分钟后才可离开治疗室。

2. 并发症　超声引导下经皮经肝瘤内注射醋酸一般无严重的并发症,其常见并发症为局部疼痛或低热,但位于肝表面的癌肿病灶治疗时醋酸可刺激包膜而引起较剧烈的疼痛,或拔针时醋酸沿着针道漏出而造成疼痛,或造成腹腔其他脏器与组织损伤,应严密观察,必要时予以处理或住院治疗。

【疗效评价】

PAIT 术治疗原发性肝癌的随访判断疗效指标与 PEIT 术介入治疗肝癌一样,为影像学检查如增强 CT 或超声造影等及生化检查如 AFP 等,具体可参考 PEIT 治疗肝癌。

【术后记录的内容和要求】

1. 基本信息　患者的姓名、性别、年龄、门诊号 / 住院号和床号、超声检查号、申请科室、治疗部位、申请日的、仪器和探头型号、术前诊断。

2. 图像部分　采集的图像最好 4 张以上,包括显示每个肿瘤大小测量值的肝癌二维声像图、CDFI 的声像图、穿刺针置丁肿瘤位置及其针道的声像图、治疗过程中醋酸弥散的声像图、治疗结束消融范围的声像图等。

3. 文字描述

(1) 施行手术名称：超声介导经皮经肝醋酸注射消融治疗原发性肝癌。

(2) 一般情况：患者所取的穿刺体位，穿刺前常规消毒、铺巾，麻醉方法，药物及剂量。治疗肿瘤的数目、部位、大小、回声、血流、周围有无重要脏器及血管。

(3) 穿刺过程：引导方法、穿刺针的规格、穿刺进针次数，醋酸用量及弥散情况、患者反应等。

(4) 结果评估：对手术过程和效果的总体评价，记录患者有无不适表现和反应，术中处理、用药和效果，并描写患者离开诊室时的一般情况。

(5) 术后超声观察醋酸弥散范围、术后有无出血。

(6) 术后注意事项包括注意预防的并发症，如出血、感染等，术后卧床 1~4 小时，可饮水或进流质饮食，必要时可补液。普通进食，保持伤口干燥 2 天。告知可能的并发症，如有异常及时随诊。

4. 署名   包括医师(穿刺操作医师及超声引导医师、必要时记录者)签名、操作日期和时间。

(三) 超声介导经皮经肝高温生理盐水注射消融治疗原发性肝癌

【目的】

超声引导下经皮经肝高温生理盐水注射治疗原发性肝癌是超声引导介入治疗方法之一。文献研究表明，从抽取煮沸的热盐水到匀速注入肝癌病灶内需 0.5~ 1 分钟，注入的热盐水可达 80℃以上，而热盐水超过 60℃时即可引起正常肝细胞坏死，肝癌细胞的耐高温能力远比正常肝细胞差，因此将高温盐水注入病灶后可引起肝癌病灶热凝固坏死，从而达到治疗目的。

【适应证】

1. 一般适应证

（1）适用于肝功能较差尤其是肝硬化合并肝癌或不能耐受乙醇不良反应的患者。

（2）适用于不能或不愿接受其他疗法的病例。

（3）主要适用于直径≤3cm 的小肝癌病灶，数目≤3 个。

（4）与其他疗法联合使用可增强肝癌的治疗效果。

2. 相对适应证 病灶数目超过 3 个，但一般情况较好、无明显出血倾向、肝功能 A 或 B 级，且无其他适宜的治疗方法者。

【禁忌证】

1. 合并凝血功能障碍性疾病，有明显出血倾向或无安全穿刺路径者。

2. 弥漫性肝癌或巨块型肝癌或伴门静脉癌栓的肝癌。

3. 患者一般情况差如有严重肝功能失代偿、伴有黄疸或大量腹水等，不能耐受治疗者。

【术前准备】

超声引导下经皮经肝高温生理盐水注射治疗肝癌的术前准备与 PEIT 介入治疗肝癌大体一致。

1. 询问患者的既往病史。

2. 向患者详细介绍治疗过程、注意事项及可能发生的并发症，令其签署治疗知情同意书。

3. 进行术前常规超声等必要的相关影像学检查及凝血功能等检查，进一步确定患者是否适合本法治疗。

4. 准备相关治疗用品如穿刺针等，并做好术前常规体表定位。

【操作方法】

将生理盐水加热到沸腾，局部麻醉后在彩色多普勒超声引导下经穿刺针将高温生理盐水注入肝癌病灶内，抽取的热盐水应在 0.5～1 分钟注入，待高回声团完全覆盖肿瘤并超出瘤缘至少 0.5cm 时停止注射。在操作过程中，应密切监视肿瘤回声改变及范围情况，且应密切观察周边组织结构以防止高温盐水渗漏到肝外、肝内管道等引起损害。文献报道，每注射约 10ml 高温生理盐水可造成约 2.0cm 的类圆形坏死区,每次注射量视肝癌病灶大小而定,一般为 8~30ml,平均 1cm 病灶结节注射高温生理盐水 5ml 左右,每个癌肿病灶每周治疗 2 次,总治疗次数为 4~8 次,具体次数根据肿瘤灭活情况而定。注射结束后应仔细观察患者的生命体征如心率、血压等,患者情况稳定后方可离开治疗室。

【注意事项和并发症】

高温盐水与无水乙醇一样,在肝癌病灶内易弥散,但在实际操作中仍存在弊端而限制其推广应用,即瘤内纤维组织与细胞的组成比例及是否瘤内存在纤维隔影响热盐水的弥散,每次注射量尚无明确的标准。虽然研究报道此方法在临床实践中取得了较为满意的结果,但其确切的临床价值仍有待进一步评价。本疗法未发现与治疗有关的严重并发症,其常见并发症包括烧灼疼痛、因肝组织坏死吸收而引起的低热,偶尔穿刺部位可发生局部皮肤烫伤,一般不必特别处理。

【疗效评价】

超声引导下经皮经肝高温生理盐水注射治疗肝癌其疗效评价与其他非手术治疗肝癌的评价手段及标准是一致的,主要根据影像学检查与生化检查结果来判定,疗程结束后超声复查可显示癌肿病灶回声呈稍高回声或等回声,体积可不变或变小甚至消失,未探及血流信号;增强 CT 或 MRI 可显示癌肿病灶不增强,超声造影可显示癌肿病灶呈"充盈缺损"改变;AFP 明显下降并逐渐降至正常水平。

【术后记录的内容和要求】

1. 基本信息　患者的姓名、性别、年龄、门诊号/住院号和床号、超声检查号、申请科室、治疗部位、申请目的、仪器和探头型号、术前诊断。

2. 图像部分　采集的图像最好 4 张以上,包括显示每个肿瘤大小测量值的肝癌二维声像图、CDFI 的声像图、穿刺针置于肿瘤位置及其针道的声像图、治疗过程中高温生理盐水弥散的声像图、治疗结束消融范围的声像图等。

3. 文字描述

(1) 施行手术名称：超声介导经皮经肝高温生理盐水注射消融治疗原发性肝癌。

(2) 一般情况：患者所取的穿刺体位，穿刺前常规消毒、铺巾，麻醉方法，药物及剂量。治疗肿瘤的数目、部位、大小、回声、血流、周围有无重要脏器及血管。

(3) 穿刺过程：引导方法、穿刺针的规格、穿刺进针次数、高温生理盐水用量及弥散情况。

(4) 结果评估：对手术过程和效果的总体评价，记录患者有无不适和反应，术中处理、用药和效果，并描写患者离开诊室时的一般情况。

(5) 术后超声表现：术后高温生理盐水弥散范围、术后有无出血。

(6) 术后注意事项：应记录术后注意预防的并发症，如出血、感染等，术后卧床 1~4 小时，可饮水或进流质饮食，必要时可补液。普通进食，保持伤口干燥 2 天。告知可能的并发症，如有异常应及时随诊。

4. 署名　包括医师（穿刺操作医师及超声引导医师、必要时记录者）签名、操作日期和时间。

(四) 超声介导经皮无水乙醇注射消融治疗转移性肝癌

【目的】

肝脏有门静脉和肝动脉供血，其血供丰富，全身其他部位原发的恶性肿瘤可通过门静脉、淋巴等途径转移至肝脏，形成单个或多个的癌灶，有鉴于此，PEIT 介入适宜用于治疗转移性肝癌，达到控制肿瘤生长，延长生存期，少数病例可以治愈的目的。

【适应证】

1. 目前 PEIT 治疗转移性肝癌适宜的适应证如下：

(1) 原发病灶可以行手术切除予以根治性治疗的肝内转移病灶。

(2) 直径≤3cm 的转移性小肝癌，结节数目一般少于 4 个。

（3）无大量腹水等全身恶病质者，无心、肾等重要脏器功能衰竭。

（4）凝血功能基本正常。

2. 相对适应证　肿瘤较大或病灶超过 4 个，但一般情况尚好，肝功能尚好、无明显恶病质，或与其他疗法联合提高治疗效果。

【禁忌证】

1. 巨大转移性肝癌。

2. 弥漫性转移性肝癌或合并弥漫性门静脉癌栓。

3. 合并凝血功能障碍性疾病，有明显出血倾向，血小板计数 $<50 \times 10^9$/L（5 万 /ml）。

4. 除了肝脏，其他脏器亦出现转移且无法手术切除或其他方法治疗者。

5. 严重乙醇过敏者。

6. 严重肝功能不全等重要器官功能障碍，全身情况差已出现恶病质者，如重度黄疸或大量腹水不能耐受治疗的。

【术前准备】

1. 询问原发癌病史等，以及高血压、心脏病病史、乙醇过敏史等。

2. 术前详细超声检查甚至超声造影检查，结合相关资料判断患者是否适合治疗，治疗前应向患者及家属讲解治疗过程、可能发生的危险和并发症，令其签署治疗知情同意书。

3. 需行相关检查包括血常规、凝血功能、肝功能及与原发肿瘤相关的肿瘤标志物以及相关影像学等检查，对患者情况进行评估。

4. 尽可能对病灶进行超声引导下穿刺活检以获得明确的病理组织诊断。

5. 准备相关治疗物品，包括穿刺包、一次性穿刺针（一般用 22G PTC-B 穿刺针）、消毒液、探头无菌隔离套、治疗车、无水乙醇、胶布及麻醉药等，还应备有抗过敏、抗休克药及镇痛药、止血药、氧气等应急抢救药物与设施。

【操作方法】

1. 常规全面彩色多普勒超声检查,确定癌灶位置及进针路径,选择最佳的穿刺路径与穿刺点,体表标记。

2. 按常规消毒,铺无菌巾,局部注射麻醉药直至肝包膜,肝包膜处应多点麻醉。

3. 嘱患者平稳呼吸,在超声引导下从体表定位标记处进针,将细针刺入肝癌病灶后部(穿刺治疗时应按照先肿瘤深部后浅部,如系小肝癌可直接穿刺入肿瘤病灶的中心),退出针芯,缓慢注射无水乙醇,缓慢注入无水乙醇并边注射边缓慢退针,注射过程中观察无水乙醇弥散的范围。超声显示无水乙醇弥散至整个癌灶后,缓慢退出穿刺针,如患者疼痛,可当穿刺针退至近肝包膜时抽出针芯接上利多卡因,边推注边将穿刺针退至体外。

4. 术后穿刺点无菌纱布覆盖,胶布固定,嘱患者平卧休息30分钟,监测其生命体征,并再次行腹部超声检查,明确无腹腔内出血等后方可离开治疗室。

5. 超声介导无水乙醇注射消融治疗转移性肝癌的关键步骤或原则、注射方法、注射总量等参照PEIT介入消融治疗原发性肝癌的方法。

【注意事项和并发症】

1. 注意事项

(1) PEIT介入治疗转移性肝癌的注意事项与PEIT介入治疗原发性肝癌基本一致,详见相关章节。

(2) 原发性肝癌常发生在肝硬化的基础上,其癌肿病灶周边的肝组织较硬,而转移性肝癌常为发生在较柔软的正常肝组织的病灶,穿刺时更容易滑脱,因此在穿刺时需快速、突击用力穿刺以确保穿刺针顺利进入病灶。

(3) 肝内转移病灶系由原发病灶转移而来,因此需建议患者在肝脏转移病灶治疗间期内短间隔(建议1个月)定期复查原发病灶的脏器。

(4) PEIT治疗转移性肝癌其无水乙醇的注射总量与每次

注射量,以及注射时间间隔参照原发性肝癌的治疗,但应注意个体化治疗,必要时减少注射量,增加注射次数,其疗程结束应有超声造影或增强 CT 或 MRI 显示肝癌病灶或癌栓内无活性,疗程结束后需密切随访,包括原发癌灶脏器及肝脏的癌灶的复查。

2. 并发症　治疗过程中较常见的不良反应与并发症有发热、疼痛、肝功能损害等。

(1) 发热:可能与肿瘤组织坏死有关,一般多为低热,予对症治疗即可。

(2) 疼痛:疼痛部位常在穿刺点、上腹部,偶可在肩部,一般可自行缓解,无须特别处理。

(3) 肝功能损害:部分患者对无水乙醇不耐受,轻度肝功能受损一般无须特殊处理。

【疗效评价】

治疗后严密观察 1~2 周,观察肝功能等,密切随访,短期疗效的判断方法有以下几种。

1. 血清学肿瘤标志物的检测　AFP 是原发性肝癌的敏感性指标,然而绝大多数转移性肝癌的 AFP 多为正常水平,即血清 AFP 的水平无法用于判断疗效,其他与原发病灶相关的肿瘤血清学标志物如癌胚抗原(CEA)、CA153 等的水平可提示疗效和转归,如经治疗后其持续下降或降至正常水平,为治疗有效;如不能降至正常或下降后又升高甚至仅为低度水平的波动,则常提示仍有残存癌细胞或复发甚至是其他脏器转移,需进一步详细检查如进行超声造影、增强 CT 等影像学检查。

2. 超声随访　彩色多普勒超声能显示病灶的大小、回声及血供的信息,对于预后判断有一定参考价值。

3. CT 和 MRI　癌灶坏死 CT 平扫为低密度影,增强 CT 表现无增强,如有强化则提示癌组织存活。MRI 的价值同 CT。

4. 超声造影治疗对 PEIT 介入治疗转移性肝癌的疗效评价有较高的实用价值,有助于发现残留癌组织或新的转移病灶。

5. 活检　不建议作为疗效评价常规方法,因为某一点的穿刺活检结果并不能代表整个癌灶的情况,也不如其他检查简便易行,如确需行活检,建议在超声造影指导下进行。

远期疗效:常用的有 1、2、3、5 年生存率。

【术后记录的内容和要求】

1. 基本信息　患者的姓名、性别、年龄、门诊号/住院号和床号、超声检查号、申请科室、治疗部位、申请目的、仪器和探头型号、术前诊断。

2. 图像部分　采集的图像最好 4 张以上,包括显示每个肿瘤大小测量值的转移性肝癌二维声像图、CDFI 的声像图、穿刺针置于转移性癌灶的位置及其针道的声像图、治疗过程中无水乙醇弥散的声像图、治疗结束消融范围的声像图等。

3. 文字描述

(1) 施行手术名称:超声介导经皮无水乙醇注射消融治疗转移性肝癌。

(2) 一般情况:患者所取的穿刺体位,穿刺前的准备程序,如常规消毒、铺巾,局部麻醉。包括转移性肝癌的数目、部位、大小、回声、血流、周围有无重要脏器及血管。

(3) 治疗过程:包括引导方法、穿刺针的规格、穿刺进针次数,无水乙醇用量及弥散情况等。

(4) 结果评估:对手术过程和效果的总体评价,记录患者有无不适表现和反应,术中处理、用药和效果,并描写患者离开诊室时的一般情况。

(5) 术后超声表现:术后无水乙醇弥散范围、术后有无出血。

(6) 术后注意事项:需记录术后注意预防的并发症,如出血、感染等,术后卧床 1~4 小时,可饮水或进流质饮食,必要时可补液。普通进食,保持伤口干燥 2 天。告知可能的并发症,如有异常及时随诊。

4. 署名　包括医师(穿刺操作医师及超声引导医师、必要时记录者)签名、操作日期和时间。

（五）超声介导经皮无水乙醇注射消融治疗原发性肝癌合并门静脉癌栓

【目的】

门静脉癌栓（portal vein tumor thrombus，PVTT）是肝癌晚期的一个主要特征，其发病率高，约占原发性肝癌的50%~90%，如不治疗会引起门静脉高压、肝衰竭、腹水，最终导致死亡。超声引导下经皮经肝、门静脉穿刺注射无水乙醇治疗门静脉癌栓可提高肝癌整体的治疗疗效，延长患者生命，部分患者可达治愈的效果。

【适应证】

理论上位于门静脉除主干外的任何部位癌栓均可行经皮无水乙醇注射治疗（PEIT），具体如下：

1. 肝内肿瘤能得到根治性治疗，而癌栓无法一同切除的门静脉癌栓。

2. 肝癌术后复发或术后出现门静脉癌栓者，不宜再次手术或拒绝手术者。

3. 癌栓位于门静脉分支内。

4. 增强影像学检查证实栓子内有血流供应。

5. 凝血功能基本正常。

【禁忌证】

由于门静脉癌栓是肝癌的肝内转移结果，因此，PEIT治疗原发性肝癌的禁忌证也是门静脉癌栓无水乙醇注射治疗的禁忌证，具体包括以下几点：

1. 乙醇过敏。

2. 严重出血倾向，血小板 $<50 \times 10^9/L$。

3. 明显梗阻性黄疸。

4. 中至大量腹水。

5. 严重心肺脑肾疾病，一般情况极差，具有恶病质者。

6. 门静脉主干癌栓穿刺难以到达，或合并肠系膜上静脉、脾静脉癌栓者。

【术前准备】

1. 患者准备　常规超声检查及血清 AFP 检查,必要时结合 CT 或 MRI 等影像学检查,明确肝癌病灶数目、大小、部位及门静脉癌栓的部位、范围;检查血常规、肝肾功能、凝血功能等并确定 PEIT 的适应证及禁忌证;必要时做经皮门脉癌栓超声造影或门静脉栓子穿刺活检,以确定病灶及栓子性质;术前应签署治疗同意书及授权同意书。

2. 器械准备　彩色超声诊断仪,普通凸阵探头或穿刺探头,相关治疗物品包括穿刺包、一次性穿刺针(一般用 22G PTC-B 穿刺针)、无菌手套、探头无菌隔离套、无水乙醇、麻醉药品(一般为利多卡因)等,并准备急救药品、物品等。

【操作方法】

1. 超声定位选择穿刺点　选择超声检查能显示癌块及门静脉癌栓最清晰、离体表最近或较近的体位,并根据同一原则选择穿刺点。

2. 消毒与麻醉　常规消毒穿刺点周围皮肤 20~30cm 的范围,铺无菌巾,2% 利多卡因局麻至肝包膜。

3. 穿刺及注射方法　嘱患者平稳呼吸或屏气,从定位标记处穿刺进入肝内,观察针尖回声,在超声监视下缓慢穿刺,达门静脉癌栓前,用较快速度穿刺门静脉壁进入栓子内,再缓慢注入无水乙醇,监视屏幕见乙醇弥散整个癌栓实体后,将穿刺针迅速退出门静脉,再缓慢退出肝。治疗后密切观察患者血压、脉搏等生命体征,观察患者有无明显疼痛等不适,患者平卧休息 30 分钟后无任何明显不适方可离开治疗室。

4. 疗程　每 4~5 天注射 1 次,6~8 次为 1 个疗程,如癌栓长度 >5cm 或充满型癌栓应做分点注射,每次治疗前复查肝功能、AFP 和超声,注射量与注射间隔时间需根据患者具体病情及治疗后反应而定。每个疗程结束后,观察 2~3 个月,观察期间,每 2~4 周复查一次肝功能、血常规、AFP 和超声,若 2 个月后肿瘤和门静脉癌栓缩小不明显或 AFP 不能降至正常,且肝功能和血常规均正常,可进行下一个疗程的治疗。

【注意事项和并发症】

1. 注意事项

(1) 肝门静脉系统伴行胆管和丰富的神经等组织,行门静脉穿刺或门静脉癌栓内注射无水乙醇将刺激门静脉管壁及伴行的神经,可引起不同程度的疼痛甚至剧痛,以致一些体质衰弱者无法坚持治疗,故门静脉癌栓穿刺技术要求较高,力求准确无误地一次穿入癌栓,避免多次重复穿刺门静脉,造成疼痛加剧,甚至出血。

(2) 门静脉癌栓生长的一个显著特点常为沿门静脉内壁离心式向门静脉主干方向发展,因此应先治疗癌栓头端(即靠近门静脉主干端),以阻止癌栓向主干方向发展。

(3) 超声引导穿刺时,更适宜选择普通探头,采用徒手穿刺法,由于普通探头操作简便灵活,探头具有可上下滑动、左右摆动倾斜和及时调整方向等优点,有利于多点多部位进行注射,有利于显示进针全过程及针尖到达的部位。

(4) 在注射乙醇时应缓慢逐渐推注,尤其在前 1~2 次注射时更是如此,以减少患者疼痛,必要时可同时肌内注射镇痛药物。不宜注射过量乙醇。一般每次 2~5ml 为宜。

2. 并发症　超声引导下 PEIT 介入治疗肝癌合并门静脉癌栓最突出的并发症是疼痛,经一般处理如吸氧等可缓解,疼痛明显者可注射镇痛药。部分患者肝功能可受到影响,疗程结束后 1 个月内多可恢复。

【疗效评价】

治疗后严密观察 1~2 周,观察肝功能与 AFP 情况,随访1~3 年或更长。短期疗效的判断方法有以下几种。

1. 血清学随访　AFP 是肝癌伴门静脉癌栓的敏感性指标,观察患者血清 AFP 的变化可提示疗效和转归。大多数AFP 阳性患者治疗后转阴或测定值降低。

2. 超声随访　二维超声以癌栓缩小、消失或停止发展与癌栓内血流信号消失为近期治疗有效,超声造影门静脉栓子无增强为近期治疗有效,远期癌栓可机化,门静脉再通。

3. CT 和 MRI　癌栓坏死 CT 平扫为低密度影,增强 CT 无增强表现,如有强化则提示癌组织存活。MRI 的价值同 CT。

4. 活检　不建议作为疗效评价常规方法,因为某一点的穿刺活检结果并不能代表整个癌栓的情况,也不如其他检查简便易行。

远期疗效:常用的有 1、2、3、5 年生存率。

【术后记录的内容和要求】

1. 基本信息　患者的姓名、性别、年龄、门诊号 / 住院号和床号、超声检查号、申请科室、治疗部位、申请目的、仪器和探头型号、术前诊断。

2. 图像部分　采集的图像最好 4 张以上,包括显示每个肿瘤大小测量值的肝癌及门静脉癌栓二维声像图、CDFI 的声像图、穿刺针置于肿瘤及癌栓的位置及其针道的声像图、治疗过程中无水乙醇弥散的声像图、治疗结束消融范围的声像图等。

3. 文字描述

(1) 施行手术名称:超声介导经皮无水乙醇注射消融治疗原发性肝癌合并门静脉癌栓。

(2) 一般情况:患者所取的穿刺体位,穿刺前的准备程序,如常规消毒、铺巾,局部麻醉。包括肝癌及癌栓的数目、部位、大小、回声、血流、周围有无重要脏器及血管。

(3) 治疗过程:包括引导方法、穿刺针的规格、穿刺进针次数,无水乙醇用量及弥散情况等。

(4) 结果评估:对手术过程和效果的总体评价,记录患者有无不适表现和反应,术中处理、用药和效果,并描写患者离开诊室时的一般情况。

(5) 术后超声表现:术后无水乙醇弥散范围、术后有无出血。

(6) 术后注意事项:需记录术后注意预防的并发症,如出血、感染等,术后卧床 1~4 小时,可饮水或进流质饮食,必要时可补液。普通进食,保持伤口干燥 2 天。告知可能的并发症,如有异常及时随诊。

4. 署名 包括医师(穿刺操作医师及超声引导医师、必要时记录者)签名、操作日期和时间。

(六) 超声介导经皮经肝聚桂醇联合无水乙醇注射消融治疗原发性肝癌合并门静脉癌栓

【目的】

超声引导下经皮经肝聚桂醇联合无水乙醇注射消融治疗原发性肝癌合并门静脉癌栓是近年来才开始应用于临床。聚桂醇注射液在临床上应用广泛,可用于下肢静脉曲张、食管胃底静脉曲张、肝血管瘤、肝肾囊肿等硬化治疗。聚桂醇化学名为聚氧乙烯月桂醇醚,具有局部麻醉效果,能破坏细胞膜结构中的脂质双分子层,导致细胞膜破裂,并分解细胞间黏合质使细胞间连接疏松化,同时能直接损伤血管内皮,促进血栓形成。鉴于聚桂醇对注射的病灶局部组织有独特麻醉的作用,可以有效地减轻患者术后的疼痛感,增加患者的耐受性,并可使癌细胞膜破裂,使细胞间连接疏松化有利于无水乙醇弥散,故临床上用于与无水乙醇联合治疗原发性肝癌合并门静脉癌栓。

【适应证】

超声引导下经皮经肝聚桂醇联合无水乙醇注射消融治疗原发性肝癌合并门静脉癌栓适应证具体如下:

1. 肝内肿瘤能得到根治性治疗,而癌栓无法一同切除的门静脉癌栓。

2. 肝癌术后复发或术后出现门静脉癌栓者,不宜再次手术或拒绝手术者。

3. 癌栓位于门静脉分支内。

4. 增强影像学检查证实栓了内有血流供应。

5. 凝血功能基本正常。

【禁忌证】

由于门静脉癌栓是肝癌的肝内转移结果,因此,PEIT 治疗原发性肝癌的禁忌证也是门静脉癌栓无水乙醇注射治疗的

禁忌证,具体包括以下几点:

1. 巨大肝癌。

2. 弥漫性肝癌或合并广泛性门静脉癌栓。

3. 合并凝血功能障碍性疾病,有明显出血倾向,血小板 $<50 \times 10^9$/L。

4. 出现肝外转移且无法手术切除或其他方法治疗者。

5. 严重乙醇过敏者。

6. 严重肝功能不全等重要器官功能障碍,全身情况差已出现恶病质者,如重度黄疸或大量腹水不能耐受治疗的。

【术前准备】

1. 患者准备　常规超声检查及血清 AFP 检查,必要时结合 CT 或 MRI 等影像学检查,明确肝癌病灶数目、大小、部位及门静脉癌栓的部位、范围;检查血常规、肝肾功能、凝血功能等并确定 PEIT 的适应证及禁忌证;必要时做经皮门脉癌栓超声造影或门静脉栓子穿刺活检,以确定病灶及栓子性质;术前应签署治疗同意书及授权同意书。

2. 器械准备　彩色超声诊断仪,普通凸阵探头或穿刺探头,相关治疗物品包括穿刺包、一次性穿刺针(一般用 22G PTC-B 穿刺针)、无菌手套、探头无菌隔离套、聚桂醇注射液、无水乙醇、麻醉药品(一般为利多卡因)等,并准备急救药品、物品等。

【操作方法】

1. 超声定位选择穿刺点　选择超声检查能显示癌块及门静脉癌栓最清晰、离体表最近或较近的体位,并根据同一原则选择穿刺点。

2. 消毒与麻醉　常规消毒穿刺点周围皮肤 20~30cm 的范围,铺无菌巾,2% 利多卡因局麻至肝包膜。

3. 穿刺及注射方法　嘱患者平稳呼吸或屏气,从定位标记处穿刺进入肝内,观察针尖回声,在超声监视下缓慢穿刺,达门静脉癌栓前,用较快速度穿刺门静脉壁进入栓子内,首先缓慢注入聚桂醇 1~2ml,约 1 分钟后再缓慢注射无水乙醇,监视屏幕见聚桂醇与无水乙醇弥散整个癌栓实体后,将穿刺针迅速退出门静脉,再缓慢退出肝。无水乙醇与聚桂醇注射液1次注射总量均不超过5ml。治疗后密切观察患者血压、脉搏等生命体征,观察患者有无明显疼痛等不适,患者平卧休息30分钟后无任何明显不适方可离开治疗室。

4. 疗程　每4~5天注射1次,4~6次为1个疗程,如癌栓长度>5cm或充满型癌栓应做分点注射,每次治疗前复查肝功能、AFP和超声,注射量与注射间隔时间需根据患者具体病情及治疗后反应而定。每个疗程结束后,观察2~3个月,观察期间,每2~4周复查一次肝功能、血常规、AFP和超声,若2个月后肿瘤和门静脉癌栓缩小不明显或AFP不能降至正常,且肝功能和血常规均正常,可进行下一个疗程的治疗。

【注意事项和并发症】

1. 注意事项

(1) 肝门静脉系统伴行胆管和丰富的神经等组织,行门静脉穿刺或门静脉癌栓内注射无水乙醇将刺激门静脉管壁及伴行的神经,可引起不同程度的疼痛甚至剧痛,以致一些体质衰弱者无法坚持治疗,故门静脉癌栓穿刺技术要求较高,力求准确无误地一次穿入癌栓,避免多次重复穿刺门静脉,造成疼痛加剧,甚至出血。

(2) 门静脉癌栓生长的一个显著特点常为沿门静脉内壁离心式向门静脉主干方向发展,因此应先治疗癌栓头端(即靠近门静脉主干端),以阻止癌栓向主干方向发展。

(3) 超声引导穿刺时,更适宜选择普通探头,采用徒手穿刺法,由于普通探头操作简便灵活,探头具有可上下滑动、左右摆动倾斜和及时调整方向等优点,有利于多点多部位进行注射,有利于显示进针全过程及针尖到达的部位。

(4) 在注射聚桂醇与无水乙醇时应缓慢逐渐推注,每次注射量均不宜超过5.0ml。

2. 并发症　超声引导下PEIT介入治疗肝癌合并门静脉癌栓最突出的并发症是疼痛,采用与聚桂醇联合注射治疗后,患者疼痛感明显减轻,个别患者疼痛明显可注射镇痛药。部分患者肝功能可受到影响,疗程结束后 1 个月内多可恢复。

【疗效评价】

治疗后严密观察 1~2 周,观察肝功能与 AFP 情况,随访 1~3 年或更长。短期疗效的判断方法有以下几种。

1. 血清学随访 AFP 是肝癌伴门静脉癌栓的敏感性指标,观察患者血清 AFP 的变化可提示疗效和转归。大多数 AFP 阳性患者治疗后转阴或测定值降低。

2. 超声随访 二维超声以癌栓缩小、消失或停止发展与癌栓内血流信号消失为近期治疗有效,超声造影门静脉栓子无增强为近期治疗有效,远期癌栓可机化,门静脉再通。

3. CT 和 MRI 癌栓坏死 CT 像为低密度影,增强 CT 无增强表现如有强化则提示癌组织存活。MRI 的价值同 CT。

4. 活检 不建议作为疗效评价常规方法,因为某一点的穿刺活检结果并不能代表整个癌栓的情况,也不如其他检查简便易行。

远期疗效:常用的有 1、2、3、5 年生存率。

【术后记录的内容与要求】

1. 基本信息 患者的姓名、性别、年龄、门诊号 / 住院号和床号、超声检查号、申请科室、治疗部位、申请目的、仪器和探头型号、术前诊断。

2. 图像部分 采集的图像至少 4 张以上,包括显示每个肿瘤大小测量值的肝癌二维声像图、CDFI 的声像图、穿刺针置入肿瘤及门静脉癌栓的位置及其针道的声像图、治疗过程中聚桂醇和无水乙醇弥散的声像图、治疗结束消融范围的声像图等。

3. 文字描述

(1)施行手术名称:超声介导经皮经肝聚桂醇联合无水乙醇注射消融治疗原发性肝癌合并门静脉癌栓。

(2)一般情况:患者所取的穿刺体位,消毒范围,麻醉方法,药物及剂量,穿刺针的规格,治疗肿瘤的数目、部位、大小、回声、血流、周围有无重要脏器及血管。

(3) 穿刺过程:引导方法、穿刺进针次数,无水乙醇及聚桂醇用量及弥散情况、患者反应等。

(4) 结果评估:即对手术过程和效果的总体评价,记录患者有无不适表现和反应,如有不适需说明处理情况、用药和效果,并描写患者离开诊室时的一般情况。

(5) 术后超声评估:聚桂醇与无水乙醇弥散范围,术后腹腔有无出血等并发症。

(6) 术后注意事项:需记录术后应注意预防的并发症,如出血、感染等,术后卧床 1~4 小时,可饮水或进流质饮食,必要时可补液。普通进食,保持伤口干燥 2 天。告知可能的并发症,如有异常及时随诊。

4. 署名　包括医师(穿刺操作医师及超声引导医师、必要时记录者)签名、操作日期和时间。

第二节　肺肿瘤消融治疗

一、肺肿瘤无水乙醇消融治疗

【目的】

超声引导经皮无水乙醇注射治疗(percutaneous ethanol injection therapy,PEIT)是一种经皮化学消融治疗肿瘤的方法,无水乙醇注入肿瘤内可引起肿瘤细胞及其血管内皮细胞迅速脱水、蛋白凝固变性、血管内血栓形成,进而引起癌组织缺血坏死、纤维组织形成,达到治疗目的。PEIT 具有创伤小、简便易行、费用低廉、疗效肯定、患者依从性好等优点,被临床广泛使用,肺肿瘤 PEIT 主要目的是对不能手术或不愿手术的中晚期肺癌的减瘤治疗。

【适应证】

1. 超声能显示的周围型肺癌或伴阻塞性肺不张的中央型肺癌。

2. 不能手术或不愿手术的中晚期肺癌。

3. 以小于 5cm 肿瘤为宜,大于 5cm 的肿瘤酌情。

4. 患者心肺功能良好,无严重出血倾向。

【禁忌证】

1. 超声无法显示或缺乏进针路径的病变。

2. 严重出血倾向患者。

3. 合并肺结核、肺空洞、肺气肿、肺大疱、肺部感染者。

4. 大量胸腔积液者、巨大肺癌或弥漫性肺癌。

5. 严重心、肺、肝、肾功能不全患者。

6. 酒精过敏患者。

【术前准备】

1. 检查血常规、肝肾功能、肿瘤标记物、凝血功能、CT、ECG、心肺功能等检查。患者签署手术知情同意书。

2. 术前禁食水 4~6 小时。

3. 术前停服阿司匹林、华法林等抗凝药 5~7 天。

4. 彩超仪,一般选取低频凸阵探头引导,探头频率2.5~3.5MHz,浅表肿瘤也可选择高频线阵探头,探头频率7~10MHz。

5. 器械 穿刺引导架、一次性20G PTC针或专用酒精针,探头无菌保护套。

6. 药品 2% 利多卡因,无水乙醇或 95% 乙醇,常用急救药品等。

【操作方法】

根据病变部位摆放好合适的体位,术前仔细扫查病变及邻近结构,定位穿刺点及进针路径。常规消毒、铺巾,2% 利多卡因局麻至胸膜。超声引导下经皮将穿刺针穿入病灶后部,退出针芯,缓慢注入无水乙醇,边注射边缓慢退针,多点多层面注入,至无水乙醇弥散的强回声区域逐渐增大全充满整个肿瘤体,注射完毕后插入针芯退针。

肿瘤 PEIT 乙醇用量及时间间隔目前尚不完全统一,肺肿瘤无水乙醇用量多参考肝癌 PEIT 治疗方案,主要有以下几种估算方法:①按 $V=4/3\pi(r+0.5)^3$ 公式计算注射总剂量,V 为注射总剂量,r 为病灶半径;②注射量按肿瘤直径 +1(<5cm)与直径 +2(>5cm)来计算;③按瘤体直径大小计算,一般以 1~1.5ml/cm 为宜。注射疗程可按肿瘤直径 1cm 注射一次再追加 1~2 次计算。一般直径 2cm 的肿瘤,每次注射量为 2~4ml,间隔 3~4 天 1 次,共 2~4 次即可;直径 3cm 的肿瘤,每次注射 5~8ml,间隔 3~4 天 1 次,共 4~6 次即可。通常每次注射 4~20ml,一次注射不宜过大,初次注射量可略多,以后逐渐减少,每周 1~2 次。

【疗效评价】

超声引导肺癌 PEIT 化学消融治疗具有操作简单、创伤小、疗效肯定、副作用小、费用低等优点,对失去手术机会及不能耐受全身化疗、放疗的患者,可作为一种替代治疗手段。PEIT 对小于 3cm 的肿瘤疗效较好,大于 3cm 肿瘤需多次治疗,目前,多主张 PEIT 与其他治疗方法联合使用以提高疗效。PEIT 疗效评价一般于治疗疗程结束 1 个月以后进行,判断肿瘤灭活情况可依据增强 CT 或超声造影检查结果。

【注意事项】

1. 无水乙醇刺激性强,注入支气管可引起呛咳甚至支气管痉挛,一旦出现应立即停止注射,尝试改变针尖方向,缓慢注射。

2. 注射过程中注意多点多层面注射,以使无水乙醇均匀弥散,当发现乙醇进入血管时,应调整穿刺针方向避开血管再行注入。

3. 注射完毕后插入针芯退针,拔针时注意针退至肿瘤边缘时停数秒,以防止乙醇外溢。

【不良反应和并发症预防】

1. 气胸　当患者不能控制呼吸、瘤体较小时偶有发生,细针穿刺多为轻度气胸,无症状者可待自然吸收,无需特殊处理。

2. 呛咳　无水乙醇有刺激性,误入气管时容易引起呛咳,注意准确定位、缓慢注入。

3. 发热　治疗后有部分患者出现发热,一般在手术当日或次日发生,体温波动在 37~38℃,持续 3~5 日,期待观察或对症处理可缓解。

4. 疼痛　相对较轻,多可自然缓解。

【术后记录内容和要求】

1. 基本信息　患者的姓名、性别、年龄、住院号和床号、超声检查号、申请科室、治疗部位、申请目的、仪器和探头型号、术前诊断。

2. 图像部分　应包括治疗前病灶的灰阶图像、CDFI 图像,治疗过程中显示针尖及针道位置的图像,治疗完成后无水乙醇高回声弥散覆盖肿瘤结节的图像等。

3. 文字描述

(1) 术前诊断与手术名称:经皮肺肿瘤无水乙醇注射治疗。

(2) 一般情况:患者所取的治疗体位,治疗前常规消毒、铺巾,麻醉方式、麻醉用药名称及用量。治疗肿瘤的数目、部位、大小、回声、血流情况、周围有无重要脏器及血管等。

(3) 治疗过程:引导方法,穿刺针型号,穿刺进针次数,无水乙醇注入量,治疗持续时间等。

(4) 术后复查:15~20 分钟后,超声检查有无胸腔出血或气胸。

(5) 结果评估:记录患者有无不适反应,术中处理、用药和效果,患者离开诊室时的一般情况。

(6) 术后注意事项:需记录术后注意预防的并发症,如咯血、出血、气胸等,术后监护 4 小时,禁食、卧床、补液。卧床休息 8 小时后,普通进食,保持伤口干燥 3 天,禁止剧烈运动 2 周。告知可能并发症,如有异常随诊。

4. 署名　包括医师签名、操作日期和时间、记录者姓名等。

二、肺肿瘤微波、射频热消融治疗

【目的】

肺癌起病隐匿,就诊时多数已经晚期,失去手术切除机会,且手术创伤大,年老体弱患者不能耐受手术,肿瘤微波、射频热消融治疗作为肿瘤原位灭活手段,现被广泛用于无手术指征的肺癌治疗中。肺肿瘤热消融主要治疗目的是:

1. 大瘤体局部减瘤,减轻患者临床症状,延长生存时间,提高生活质量。

2. 小瘤体力争达到根治。

【适应证】

1. 肺肿瘤全身状态差不能耐受或拒绝手术切除者、手术切除后复发者,其他器官肿瘤转移至肺者。

2. 超声能显示的周围型肺肿瘤及合并肺不张的中央型肺肿瘤。

3. 一般用于肿瘤直径 ≤5.0cm 的单发结节,或多发结节 <3 个。

【禁忌证】

1. 严重心肺功能不全者。

2. 全身出血性疾病,凝血功能障碍不能控制者。

3. 特殊部位如靠近心脏、大血管者应慎用微波或射频消融治疗,可对这些区域辅助化学消融治疗。

4. 大量胸腔积液者、巨大肺癌或弥漫性肺癌。

5. 植入心脏起搏器者不适宜射频消融治疗。

【术前准备】

1. 检查血常规、肝肾功能、肿瘤标记物、凝血功能、CT、ECG、心肺功能等检查。

2. 患者准备

(1) 介绍治疗过程及治疗可能发生的并发症,签署手术知情同意书。

(2) 吸烟患者于术前 1 周开始戒烟,指导嘱患者进行屏气练习,以便术中配合。

(3) 术前停服阿司匹林、华法林等抗凝药 5~7 天。

(4) 术前禁食水 4~6 分钟。

3. 仪器设备准备

（1）仪器选择：彩超仪，一般选取低频凸阵探头引导，探头频率2.5~3.5MHz，浅表肿瘤也可选择高频线阵探头，探头频率7~10MHz；微波消融治疗仪或射频消融治疗仪。

（2）器械准备：穿刺引导架、一次性微波消融针或射频消融针、探头无菌保护套。

（3）监护及抢救设备：多功能监护仪、氧气通道、麻醉机、除颤器、吸引器等急救设备，常规急救药品，在消融过程中进行心电、呼吸、血压、脉搏、血氧饱和度监测。

（4）制订治疗方案：根据影像学检查结果，制订热消融治疗方案。周围型肿瘤或部分中央型肺肿瘤可采取单纯微波消融或射频消融；病灶位于特殊部位，如靠近心脏、气管或大血管者，应留有足够的安全区，可对这些区域辅以化学消融治疗。

【操作方法】

1. 治疗前给予患者适当的镇静剂，对有出血倾向者，术前用维生素K和血凝酶（立止血）等，建立静脉通道。患者取仰卧或侧卧位、俯卧位，术前确定肿瘤的大小、部位，并选择穿刺点和进针路径。

2. 麻醉　多采用局部浸润麻醉加静脉镇静镇痛剂，必要时静脉全身麻醉。

3. 射频消融治疗　根据CT及超声扫查结果，确定治疗体位、穿刺点及穿刺路径，制定立体布针方案。经超声实时引导下，将射频电极插至肿瘤组织内，依次开启冷循环泵及射频发生器。功率50~150W，温度60~100℃，一针的消融时间为12~30分钟，热凝固范围要超过瘤体边缘0.5~1.0cm，治疗结束局部组织温度升至60℃以上，以保证杀灭肿瘤细胞，超声显示整个瘤体被强回声覆盖。射频治疗结束退针前停止冷循环，调节输出功率使针尖温度保持在90~100℃，持续5~10秒，凝固针道以止血及防止肿瘤转移。单极针在活体组织内产生直径大约3cm球形坏死灶，对于直径大于3.5cm的肿瘤，亦可使用双极针或多极针。单极针操作简便，无需像多极针一样打开子针,故损伤心脏大血管、支气管、膈肌等的风险较低,因而对位于肺内特殊部位的肿瘤,特别是当肿瘤直径在 3cm 以下时,建议尽量选用单极针,而对于体积较大的肿瘤,多极射频针消融范围更适合,对于消融电极不能一次覆盖的肿瘤,可采用多点球型叠加方法消融,但要确保距离重要组织器官有 0.5~1.0cm 的安全距离。

4. 微波消融治疗　根据 CT 及超声扫查结果,确定治疗体位、穿刺点及穿刺路径,布针设计从三维空间热场上完全覆盖病灶,采用由深至浅分段、多点、多部位凝固消融肿瘤,对较大肿瘤通过多次治疗使坏死灶互相重叠,融合成一个大的凝固坏死灶,达到完全灭活肿瘤及所需的无瘤边缘 0.5~1.0cm。根据肿瘤大小和形态选择不同功率 - 时间组合,一般先用 60W 100~300 秒,然后 30~40W 300~600 秒,完成 1 点治疗后,针尖后退约 1.0cm,再次重复以上步骤。肿瘤直径 <3.0cm 时行 1~2 点消融,直径 3.0~5.0cm 者可行 2~3 点消融,直径 >5.0cm 者可行 4~8 点消融。消融时可导入测温针,测量天线中心和周围温度,指导消融治疗。若肿瘤内或周边有较大穿行血管,可首先选取大功率 70~80W 100 秒凝固,阻断血供防止出血,治疗完毕,出针时仍保持对针道微波辐射,以预防针道出血或针道转移。

【注意事项】

1. 病灶位置特殊,如靠近心脏、大血管者热消融应慎重,对这些区域可联合化学消融。

2. 合并肺不张的中央型肺肿瘤消融时要使用 CDFI 引导,以避开肺组织内丰富的血管。

3. 邻近病灶部位直径 >1.0mm 的血管可产生"热能衰减效应",使消融范围减小,可用药物减少血流量,以获得满意的消融范围。

4. 热消融过程中,声像图显示的高回声能量辐射区常用于术中粗略评估凝固范围,但不够准确,增强 CT 或超声造影检查可以准确评估凝固范围,超声造影更可在术后即刻进行,对有残留者可及时补充治疗。

5. 热消融治疗疗效主要与肿瘤位置、大小有关,而与组织学类型无关,凝固性坏死灶越大越有助于肿瘤组织彻底灭活,在不损伤重要组织器官的前提下,消融范围力争超过肿瘤边缘 0.5~1.0cm,以杀死肿瘤生长活跃的周边部分。

6. 准确显示肿瘤及相邻组织器官的立体结构与关系,采用适形消融,将会获得更为满意的疗效,超声二维图像引导不利于准确定位及立体布针,对较大的肿瘤,最好采用多影像融合技术引导下治疗。

7. 微波消融和射频消融是目前临床常用的两种热消融技术,均具有很好的疗效,有很多相似性之处,亦有轻微差别,微波消融具有升温快、时间短、止血迅速等优点,但容易中心炭化、影响热传导,对于不规则或体积较大的肿瘤存在消融不完全的可能,而射频消融电极的适形性较好,多极电极消融区域较大,但加热速度慢,消融时间长,采用多点温控监测,有助于保证肿瘤治疗效果、避免过度消融引起组织炭化,可根据具体情况选择使用。

【不良反应和并发症预防】

1. 疼痛　为热消融常见并发症,多为穿刺部位轻至中度疼痛,数天后可缓解,若疼痛剧烈,可给予对症治疗。

2. 气胸　术中、术后注意观察患者是否有喘憋、呼吸困难等情况。少量气胸可自行恢复,中至大量气胸应行胸腔闭式引流。

3. 出血　包括胸腔内出血及咯血。若肿瘤内或周边有大血管穿行,可先选高功率将其凝固,有出血倾向者,术前、术后应用维生素 K 和血凝酶等。

4. 发热　常由肿瘤坏死产生的吸收热所致,一般体温 <38.5℃,无需特殊治疗。

5. 感染　术后体温持续不降或 >39.0℃应排除感染,术中应注意无菌操作,术后酌情给予抗生素预防感染发生。

6. 皮肤损伤　消融时针杆热量可造成针道周围皮肤烫

伤,近年来水冷式微波消融仪的广泛应用大大减少了此并发症的发生率。

7. 针道种植 转移发生率极低,边辐射能量边退针可避免其发生。

【疗效评价】

超声引导经皮射频或微波治疗肺癌具有良好的疗效和安全性,在肺部肿瘤的治疗中不断受到重视。其疗效与病灶大小、数目、位置密切相关,对直径 <5cm 肿瘤效果较好,直径 <3cm 的肿瘤几乎能完全损毁,周围型肺癌疗效比中央型好,对于影像学提示不具备消融安全边界的病灶,1 年内发生局部肿瘤进展可能性较大,术后应密切随访随访观察。术后疗效评价主要包括患者症状改善和并发症发生情况,术后 1、3、6、12 个月行增强 CT 和(或)超声造影检查情况:

1. 病灶完全坏死 增强 CT 病灶不强化,或超声造影病灶无增强。

2. 病灶部分坏死 增强 CT 病灶部分强化或超声造影病灶不均匀增强。

【术后记录内容和要求】

1. 基本信息 患者的姓名、性别、年龄、住院号和床号、超声检查号、申请科室、治疗部位、申请目的、仪器和探头型号、术前诊断。

2. 图像部分 应包括治疗前病灶的灰阶图像、CDFI 图像,治疗过程中显示针尖及针道位置的图像、强回声弥散范围图像,治疗完成后灰阶图像、CDFI 图像等。

3. 文字描述

(1) 术前诊断与手术名称:肺肿瘤经皮微波或射频消融治疗。

(2) 一般情况:患者所取的治疗体位,治疗前的常规消毒、铺巾,麻醉方式、麻醉用药名称及用量。治疗肿瘤的数目、部位、大小、回声、血流、周围有无重要脏器及血管等。

(3) 治疗过程:引导方法、射频 / 微波治疗系统的名称、射频电极/微波天线的规格、穿刺进针次数,射频/微波能量发射次数、功率及时间;有无使用辅助方式引导穿刺治疗,如术中超声造影、虚拟导航、人工胸腔积液等。

(4) 术后复查:15~20分钟后,超声检查有无胸腔出血或气胸。

(5) 结果评估:对手术过程和效果的总体评价。记录患者有无不适表现和反应,术中处理、用药和效果,描写患者离开诊室时的一般情况。超声造影可以客观评价肿瘤有无血供和坏死灶范围,有条件时可术后即刻行超声造影评估消融效果。

(6) 术后注意事项:需记录术后注意预防的并发症,如咯血、出血、气胸等,术后监护4小时,禁食、卧床、补液。卧床休息8小时后,普通进食,保持伤口干燥3天,禁止剧烈运动2周。告知可能的并发症,如有异常随诊。

4. 署名 包括医师签名、操作日期和时间、记录者姓名等。

三、肺肿瘤冷冻消融治疗

【目的】

氩-氦刀冷冻消融治疗是20世纪90年代末快速兴起的一种新型肿瘤原位灭活消融技术,是一种冷冻和加热交替的杀灭肿瘤的新技术,属于物理治疗,其原理是高压氩气可以冷却至-140℃,氦气可使组织从-140℃迅速上升至20~40℃,这种温度梯度的变化可以通过以下机制损伤靶组织:①细胞内冰晶对癌细胞的机械损伤;②细胞冷冻脱水和皱缩,改变癌细胞蛋白质理化性质,产生聚合作用;③细胞电解质毒性浓缩和pH值改变;④癌细胞膜脂蛋白变性;⑤血流淤积和微血栓形成造成癌细胞缺血、缺氧和坏死;⑥迅速复温导致冰晶癌细胞发生膨胀,癌细胞膜爆裂致细胞死亡。随着技术成熟,氩-氦刀冷冻消融治疗适用范围不断拓展,目前,应用于肝癌、肺癌、肾癌等多脏器肿瘤的治疗,主要适用于无法手术切除和不愿意接受手术的患者的减瘤治疗,对于早期小肿瘤可达到完全灭活,替代手术治疗。

【适应证】

1. 肺肿瘤全身状态差不能耐受或拒绝手术切除者、手术切除后复发者,其他器官肿瘤转移至肺者。

2. 超声能显示的周围型肺肿瘤及合并肺不张的中央型肺肿瘤。

3. 一般用于肿瘤直径≤5.0cm 的单发结节,或多发结节<3 个。

【禁忌证】

1. 严重心肺功能不全者。

2. 全身出血性疾病,凝血功能障碍不能控制者。

3. 特殊部位如靠近心脏、大血管者应慎用微波或射频消融治疗,可对这些区域辅助化学消融治疗。

4. 大量胸腔积液者、巨大肺癌或弥漫性肺癌。

5. 植入心脏起搏器者不适宜射频消融治疗。

【术前准备】

氩 - 氦刀冷冻消融治疗系统,根据肿瘤大小选择相应规格的氩 - 氦刀头,其余参考热消融。

【操作方法】

1. 治疗前给予患者适当的镇静剂,对有出血倾向者,术前用维生素 K 和血凝酶等,建立静脉通道。患者取仰卧或侧卧位,术前确定肿瘤的大小、部位,并选择穿刺点和进针路径。

2. 麻醉 多采用局部浸润麻醉加静脉镇静、镇痛剂,必要时静脉全身麻醉。

3. 冷冻治疗 根据 CT 及超声扫查结果,确定治疗体位、穿刺点及穿刺路径,制定布针方案。常规消毒铺巾,2% 利多卡因局麻,穿刺点皮肤切开小口,植入氩氦探针于瘤体内,使氩氦探针头部裸露直接接触肿瘤组织,启动冷冻装置,首先导入氩气,探针头端温度迅速降至 –130℃以下,此时可见探针头端处瘤组织呈球状低回声,即冰球,其体积迅速增大,持续 15 分钟后关闭氩气,导入氦气,使探针温度迅速恢复至 20~40℃,完成一个冷热循环,之后,改变探针角度后重复上述治疗过程,冷冻到冰球全部覆盖肿瘤为止。出针时需先复温,沿外鞘填塞明胶海绵封闭针道,边填塞边退外鞘,消毒包扎伤口,结束治疗。

【注意事项】

1. 针尖距离肿瘤外缘应有 0.5~1.0cm 距离,以保证冰球不损伤肿瘤外脏器。冰球距离皮肤也应有同样距离,否则容易冻伤皮肤。

2. 由于血池效应,大血管内血液流动快,流动的血液使管壁处于 36℃,因此,冰球通常不会损伤大的动脉血管,对邻肺门大血管较热消融相对安全。

3. 探针直径与冰球大小直接相关,但直径越大越易于出血,采用细针可减少出血等并发症。

4. 冰球形成范围应超过肿瘤靶区边缘 1cm。当消融靶区不能完全覆盖肿瘤组织时,应根据肿瘤组织大小及形态,采用多个氩-氦刀头组合应用。肿瘤冷冻毁损程度取决于最低温度范围、癌细胞内冰晶形成速度、冷冻时间和冻融循环次数。

5. 冰球大小不代表冷冻杀死肿瘤范围大小,只有温度降至 -40℃以下才能杀死肿瘤细胞,故在冷冻时应注意监测温度。理想的冷冻治疗应使冰球包绕瘤体并超过肿瘤 1cm 以上,最大限度毁损肿瘤组织。

【不良反应和并发症预防】

1. 疼痛 冷冻消融疼痛反应相对较轻,多表现为穿刺局部的轻微疼痛,无需处理。

2. 发热 一般在手术当日或次日发生,体温多波动在 37~38℃,持续 3~5 日,可对症治疗缓解。

3. 咯血 咯血原因与多次穿刺损伤肺组织有关,故术中应提高穿刺准确率,减少穿刺次数。

4. 出血 发现出血时不应急于拔针,应继续冷冻止血,解冻出针后沿着导管鞘填塞明胶海绵于穿刺通道内,边填塞边退导管鞘。

5. 肌红蛋白尿　部分患者术后可能发生,在多数情况下肌红蛋白尿于术后 1~3 天发生,严重的肌红蛋白尿可导致肾衰竭,在冷冻大瘤体前应考虑对肾功能的影响,治疗后注意碱化尿液,并用水化剂及利尿剂来保持尿液稀释。

6. 冷休克　氩 - 氦刀冷冻治疗有可能发生冷休克,可采用在患者身体周围放置保温装置来避免温度过低。术中注意监测组织温度,低于 −40℃时应停止冷冻。

7. 胸腔渗液及血、气胸　是冷冻消融治疗肺部肿瘤中最常见的并发症,发生率为 10% ~30%。肺肿瘤较大且靠近肺表面者,冷冻术后常出现不同程度的胸腔渗液,渗液少者多无明显不适,可自行吸收,无需处理,当大量积液出现呼吸困难时,可经超声、胸部 X 线定位后可行胸腔穿刺引流。

【疗效评价】

氩 - 氦刀冷冻消融治疗技术是冷冻兼热疗的肿瘤治疗方法,治疗过程中,降温和升温的速度、时间、冰球大小与形状,都可以精确设定和控制。冷冻消融形成的冰球边界清晰,易于术中监测,适用于邻近危险脏器的肺部肿瘤。是一种创伤小、并发症少、恢复快的肿瘤微创治疗手段,可与化疗、放疗或手术相结合,为部分不能手术的肺癌患者提供了又一有效的治疗手段。冷冻消融治疗后的癌细胞失去生物学活性,呈现缓慢吸收和纤维化过程,疗效观察时间一般需要 1~3 个月或以上,每间隔 3~6 个月行增强 CT 和(或)超声造影检查,评价肿瘤的灭活情况。

【术后记录内容和要求】

1. 基本信息　患者的姓名、性别、年龄、住院号和床号、超声检查号、申请科室、治疗部位、申请目的、仪器和探头型号、术前诊断。

2. 图像部分　应包括治疗前病灶的灰阶图像、CDFI 图像,治疗过程中显示针尖及针道位置的图像,治疗完成后冰球范围图像等。

3. 文字描述

(1) 术前诊断与手术名称:肺肿瘤冷冻消融术。

(2) 一般情况:患者所取的治疗体位,治疗前的常规消毒、铺巾、麻醉方式、麻醉用药名称及用量。治疗肿瘤的数目、部位、大小、回声、血流、周围有无重要脏器及血管。

(3) 治疗过程:引导方法、冷冻治疗系统的名称、探针规格、穿刺进针次数,治疗温度、持续时间、治疗次数等,退针有无针道出血以及处理情况。

(4) 术后复查:15~20 分钟后,超声检查有无胸腔出血或气胸。

(5) 结果评估:对手术过程和效果的总体评价。记录患者有无不适表现和反应,术中处理、用药和效果,并描写患者离开诊室时的一般情况。超声造影可以客观评价肿瘤有无血供和坏死灶范围,有条件时可术后即刻行超声造影评估消融效果。

(6) 术后注意事项:需记录术后注意预防的并发症,如咯血、出血、气胸等,术后监护 4 小时禁食、卧床、补液。卧床休息 8 小时后,普通进食,保持伤口干燥 3 天,禁止剧烈运动 2 周。告知可能并发症,如有异常随诊。

4. 署名　包括医师签名、操作日期和时间、记录者姓名等。

第三节　肾及肾上腺肿瘤消融治疗

目前,常用的肾及肾上腺肿瘤治疗方法包括开腹(或腹腔镜下)根治性切除或保留肾单位的部分肾切除治疗、局部消融治疗等。虽然肾肿瘤的首选治疗方法是腹腔镜下(或开腹)根治性切除或部分性肾切除,但受手术禁忌证的限制,肾功能储备差或复发肾肿瘤的患者无法进行手术治疗时,局部消融治疗可作为补救治疗替代手术。在美国国家综合癌症网络(NCCN)及欧洲肿瘤内科学会(ESMO)指南中,局部消融已成为有手术禁忌证患者的备选治疗。

微波消融和射频消融技术在肾及肾上腺肿瘤中应用相对

成熟。激光消融目前应用较少,但它具有精准、可控等特点,对较小病灶或者病灶近重要结构时可能更有优势。冷冻消融临床报道,相比肾肿瘤,肾上腺肿瘤在冷冻消融过程中收缩压、脉压、平均动脉压会有显著升高倾向。乙醇和醋酸是化学消融中最常用到的消融剂,对于恶性肿瘤,化学消融可以控制或者延缓肿瘤进展。各种消融技术优缺点还需更多临床研究证实。

【目的】

1. 为高手术风险的患者提供有效的治疗手段。

2. 减瘤治疗,为手术切除等治疗方法提供机会。

3. 减轻患者临床症状,延长生存时间。

【适应证】

1. 有手术禁忌证或不愿接受手术的小肾癌以及局限于肾上腺的转移癌。

2. 双侧多发肾肿瘤。

3. 需最大限度地保留肾单位的孤立肾、对侧肾切除或肾功能不全者。

4. 部分肾切除术后残留或复发肿瘤。

5. 肾肿瘤合并难治性血尿者。

6. Von-Hippel-Lindau 病、Birt-Hogg-Dube 综合征以及遗传性乳头状肾癌透析或肾切除术前的延期治疗。

7. 肾切除联合微波或射频等消融治疗。

8. 生长较快的肾脏良性肿瘤。

9. 无功能性肾上腺肿瘤。

【禁忌证】

1. 绝对禁忌证

(1) 难以纠正的凝血功能障碍者。

(2) 多器官功能衰竭不能耐受介入操作者。

2. 相对禁忌证

(1) 肿瘤侵犯邻近组织、器官、下腔静脉或肾静脉。

(2) 肿瘤邻近集合系统、肠道、肝脏或胆囊。

(3) 功能性肾上腺肿瘤。

(4) 顽固性大量腹水。

(5) 严重感染。

【术前准备】

1. 患者准备

(1) 完善血尿常规、血生化、凝血功能、心肺肝肾功能、肌酐清除率等实验室检查以及超声或超声造影、增强 CT/MRI 等影像学检查。

(2) 肾上腺肿瘤热消融治疗前需检测相关的内分泌指标，必要时予以 α 受体阻滞剂或 β 受体阻滞剂口服治疗。

(3) 服用抗凝药的患者需在术前 7 天停用。

(4) 治疗前禁食 8~12 小时，禁水 4 小时。

2. 操作者准备

(1) 根据患者的年龄、基础疾病等评估患者的获益与风险。

(2) 了解影像学检查结果，包括彩超、CT、MRI，明确待消融肿瘤的位置、大小、数量以及与周围组织器官的关系，确定安全穿刺路径并制定最佳治疗方案。

(3) 向患者及其家属告知治疗的目的、预期治疗疗效、治疗风险以及可能发生的并发症及预防措施等，签署知情同意书。

3. 器械准备

(1) 消融相关的仪器：微波消融仪及微波天线，射频治疗仪及射频电极针，激光治疗仪及激光光纤，活检穿刺针，彩色多普勒超声仪和腹部用探头。根据操作者情况准备穿刺引导架及测温针。

(2) 监护及抢救仪器：多功能监护仪、氧气通道、麻醉机、除颤器以及吸引器。

(3) 其他器械：无菌探头套及消毒包（包括：弯盘、镊子、尖手术刀以及缝合针线等）。

4. 预备药品

(1) 静脉麻醉或镇痛药：2% 利多卡因、芬太尼、丙泊酚等。

(2) 急救药品。

（3）消毒液、无菌生理盐水或 5% 葡萄糖溶液。

【操作方法】

消融设备的选择，应根据患者及病变情况、计划消融体积、操作者习惯等综合考虑。确定消融设备后，按照规范进行治疗。

1. 根据病变部位，患者取仰卧位或侧卧位，超声扫查确定拟消融肿瘤的相关信息，选择最佳的穿刺点和进针路径。

2. 常规消毒、铺巾，1%~2% 利多卡因局部浸润麻醉，辅以静脉麻醉。

3. 尖刀片做 2~3mm 皮肤切口，超声引导下将消融针（微波天线、射频针、激光光纤等）按照设计方案刺达预定部位，确认针具放置准确后启动微波辐射、射频消融、激光消融系统，对肿瘤施行消融。测温针根据需要放置于集合系统、肠管或大血管周围。

4. 消融过程中通过超声实时观察回声改变的范围和强度。确保凝固性坏死区域完全覆盖肿瘤。

5. 治疗结束，退出消融针时对穿刺针道进行烧灼，预防针道出血和肿瘤种植。

6. 根据肿瘤的大小、部位或周围温度决定选择单点消融或多点消融以及消融点次、消融功率以及消融时间。

7. 治疗完毕，待消融区域微气泡散尽后常规超声扫查，再次确认消融疗效是否满意，并观察腹腔内有无积液、积血，以便及时发现并处理并发症。

【注意事项】

1. 肾及肾上腺邻近胃肠道、大血管、肾盂以及输尿管等重要组织脏器，因此肾及肾上腺肿瘤热消融治疗易造成上述部位的热损伤。可通过改变患者体位、建立人工腹水、放置测温针、腹腔镜辅助或开腹的方式降低上述部位热损伤的风险。对于邻近肾盂或输尿管的肿瘤，可通过逆行灌注低温生理盐水（将 5~6F 导管逆行放置于肾盂内进行低温生理盐水灌注，同时将 14~16F 导尿管放置于膀胱内进行导尿）预防集合系统热损伤。

2. 对于体积较大或有滋养血管的肿瘤,消融前先行TACE 治疗或将滋养血管凝固以降低术后出血的风险,同时可减少热沉降效应。

3. 文献报道,直径 <3cm 的肾脏肿瘤约有 25% 为良性病变,因此推荐消融前进行穿刺活检以明确病变性质并指导后续治疗和随访。条件允许时可在取得病理结果后再行治疗。

4. 对于肾上腺肿瘤的消融,必要时可经肋间穿刺消融或经肝、肾以及脾等实质器官进行穿刺消融,避免对胃肠道进行穿刺。在消融结束时应对实质器官内的针道进行消融以减少针道出血和肿瘤细胞种植。

5. 对肾脏多发肿瘤(如 Von-Hippel-Lindau 病)进行消融时,应尽量多地保留肾单位和肾功能,无需对肿瘤进行扩大消融。

6. 肥胖、肠道气体干扰以及肿瘤过小导致超声图像上肿瘤显示不清时可结合断层影像进行融合成像导航。

7. 肾上腺肿瘤(尤其是嗜铬细胞瘤)治疗时应密切观察患者的血压变化,必要时暂停消融并予以降压药治疗。

【并发症】

经皮热消融治疗肾及肾上腺肿瘤是一种安全可行的治疗微创技术,总的来说并发症是很少的。肾及肾上腺肿瘤热消融的并发症和肝肿瘤并发症相似,主要包括出血、胸 / 腹膜腔损伤、胃肠道损伤以及肿瘤种植转移。此外,肾及肾上腺肿瘤的消融并发症还包括:

1. 肾周血肿或腹膜后血肿　通常是由于穿刺过程中损伤血管所致,后者表现为持续的背部疼痛,伴或不伴血压降低。通常经卧床、补液或输血等治疗即可,必要时予以血管栓塞或开腹治疗。

2. 血尿　患者消融治疗后可出现一过性的肉眼或镜下血尿,多在治疗后一周消失,若持续的肉眼血尿应高度怀疑输尿管或集合系统损伤。

3. 输尿管损伤及狭窄　多发生于靠近集合系统部位的

肿瘤消融后,为热损伤所致,必要时可行介入治疗。

4. 尿瘘　尿瘘的发生与消融过程中集合系统的机械性损伤或热损伤有关,治疗中避免消融针插入过深或对集合系统进行低温灌注保护可有效地预防尿瘘发生。

5. 高血压危象　为消融肾上腺或靠近肾上腺的肿瘤时对肾上腺产生激惹导致大量儿茶酚胺释放入血所致。操作前应备好降压药,操作中密切关注患者血压并积极予以对症治疗。

【疗效评价和随访】

热消融后需要对操作成功与否以及治疗疗效进行评估,还需检查相关内分泌指标以及肾功能。术后影像学随访在疗效判断中至关重要。增强 CT 及 MR 是标准的影像随访手段,超声造影能连续、动态地反映肾肿瘤的血供情况,也是一种可靠的随访手段,常用于消融后即刻评价,且对肾功能不全者尤为适用,是 CT 和 MR 很好的补充。

值得注意的是,肾肿瘤在治疗后可在增强 CT 或 MRI 上表现为与肾实质同步的低增强(可能与造影剂经微血管渗入消融区域有关),通过与治疗前影像学相比较加以区分,随着时间的延长消融区域逐渐表现为无增强区。影像学证实无残留的患者于治疗第 1 个月、第 3 个月、第 6 个月及随后每 6 个月进行增强影像学检查以及肾功能检查,评估治疗效果。

【术后记录内容和要求】

1. 基本信息　患者的姓名、性别、年龄、住院号和床号、超声检查号、申请科室、治疗部位、申请目的、仪器和探头型号、术前诊断。

2. 图像部分　采集的图像最好 4 张以上,包括显示每个肿瘤大小测量值的肾或肾上腺肿瘤二维声像图、彩超声像图、消融针置于肿瘤位置及其针道的声像图、治疗过程中气体弥散的声像图、治疗结束消融范围的声像图等。

3. 文字描述

(1) 术前诊断与手术名称:肾(或肾上腺)肿瘤微波(或射

频、激光)消融治疗术。

(2) 一般情况:患者所取的治疗体位,治疗前的准备程序,如常规消毒、铺巾,麻醉方式、麻醉用药名称及用量。治疗肿瘤的数目、部位、大小、回声、血流及血管。

(3) 治疗过程:影像引导方法、消融治疗系统的名称、消融针具的规格、穿刺进针次数,治疗仪器能量发射次数、功率、时间;有无使用辅助方式引导穿刺治疗,如超声造影、融合导航人工腹水、人工胸水等。

(4) 术后复查:15~20分钟后超声检查有无出血等。有无术后即刻超声造影评估治疗结果。

(5) 结果评估:对手术过程和效果的总体评价,记录患者有无不适表现和反应,术中处理、用药和效果,并描写患者离开诊室时的一般情况。

(6) 术后注意事项:需记录术后注意预防的并发症,如发热、出血、感染等,术后监护4小时,禁食、卧床、补液,保持伤口干燥3天。告知可能并发症,如有异常随诊。

4. 署名　包括医师签名、操作日期和时间、记录者姓名等。

第四节　脾脏肿瘤及脾亢的消融治疗

【目的】

1. 超声引导下微波消融治疗脾原发性和转移性肿瘤。

2. 超声引导下微波消融治疗脾大、脾功能亢进,保留脾脏,避免外科手术引起的严重并发症,为脾大、脾功能亢进症及脾脏外伤治疗提供一种新手段。

【适应证】

适应于小于3cm的脾脏肿瘤和所有可行全脾切除术的脾大、脾功能亢进症患者。

【禁忌证】

微波消融治疗脾大、脾功能亢进症无明确禁忌证,患者年老体弱、严重肝肾功能损害或严重的凝血功能障碍不能耐受介入手术者和血液病性脾肿大视为禁忌。

脾肿瘤与脾门血管、胃肠道关系密切,消融有较高大风险损伤脾门血管和肠管者,视为相对禁忌。

【术前准备】

1. 术前血常规检查　血常规、血生化、肝肾功能检查、胰淀粉酶、凝血功能检查、胸透、心电图、增强 CT/MRI。准确记录血小板、白细胞和红细胞。

2. 实施微波消融治疗前,应向患者和其家属告知治疗目的、治疗风险、可能发生的并发症及预防措施等,征得患者及家属的同意并在手术知情同意书上签字。

3. 有凝血功能障碍、纠正低蛋白血症者,术前应予以纠正。

4. 治疗仪器及器械准备　彩色多普勒超声仪,3.0~3.5MHz低频凸阵探头,探头无菌保护套,穿刺引导架;微波消融治疗仪;一次性微波消融针;消毒包,主要包括弯盘、镊子、尖手术刀、缝合针线等。

5. 监护及抢救设备　配备多功能监护仪、氧气通道、麻醉机、除颤器、吸引器等必要的急救设备和药品,在消融过程中进行心电、呼吸、血压、脉搏、血氧饱和度监测。

6. 制定治疗方案　根据超声 CT、MRI 等影像学检查提供的资料制定微波消融治疗方案。

【操作方法】

1. 术前禁食 8~12 小时,禁水 4 小时。消融治疗前给予患者适当的镇静剂,对有出血倾向者,术前应予以纠正,用维生素 K 和血凝酶等,建立静脉通道。

2. 麻醉:经皮消融治疗一般采用 1% 利多卡因局麻,可附加静脉给镇静镇痛剂,必要时静脉全身麻醉,静脉麻醉用药可采用芬太尼和咪达唑仑,也可用药效更强、作用时间更短的丙泊酚等。

3. 患者右侧卧位,超声显示脾脏定位,进针选择脾脏中上极。常规消毒铺巾,1% 利多卡因局麻或静脉给药实施全麻。

4. 微波消融治疗　嘱患者屏气配合,超声引导避开血流丰富区域穿刺,对脾亢病例将微波天线穿入脾中下部背侧为常用消融部位,启动微波治疗仪,作用功率为 50~70W,作用时间为 10~25 分钟。再退针 2~4cm,微波继续作用,直至脾包膜下,消融完毕后,出针时凝固针道,防止出血。消融完毕后即刻,超声探查腹腔有无液性暗区。

5. 微波消融治疗术中超声评价　术中超声显示微波消融呈以电极为中心的强回声,该强回声区随微波辐射时间的增加呈由中心向外逐渐扩大的区域,这是由于组织受热产生的微气泡逐渐向周围组织弥散所致。消融治疗后,可以借助CDFI 或超声造影评估病灶坏死情况,后者可以显示组织的微循环灌注,更加可靠、准确。也可在腹腔镜监视下完成消融治疗,患者气管插管全麻,左背部垫高 30° 斜位。脐上缘穿刺建立气腹后,30° 角腹腔镜探查腹腔,左中下腹腋前线及剑突下分别做另外两个切口。游离暴露脾脏下极后,消融电极经皮刺入腹腔,腔镜监视下自下极或背侧进入脾脏,开始消融,微波消融作用与超声引导相同。

6. 消融结束后拔出微波消融针,局部加压包扎、卧床休息,注意观察生命体征及腹部情况等,超声检查腹腔有无积液。治疗后应至少住院观察 1 天。需要再次治疗者,可在前次治疗后 1 周左右进行。

【注意事项】

1. 穿刺时平静呼吸,屏气,减少移动,准确将微波天线放在预定部位。

2. 由于脾组织脆性较大,反复穿刺易导致大出血,应可能一步穿刺到位。

3. 脾表面足够麻醉是防止术中疼痛的关键;也可在全麻下进行微波消融治疗。

4. 微波天线尖端裸露 ≥2.7cm。

5. 穿刺点和消融灶尽量离开脾门有一定距离,保护脾门结构,防止损伤胰腺、肠道、肾脏、大血管等。

6. 脾脏张力高、脆性大,较肝脏容易出血,且不容易自限性止血,操作要求更精细。

7. 肝硬化脾大患者脾动脉流速增高,周围区和下极流速相对较低,可作为脾脏微波消融治疗的相对安全进针入路,以减少出血的发生。

8. 防止皮肤烫伤,边出针边凝固针道。

9. 治疗时应根据患者情况和脾脏大小选择不同功率、时间和治疗次数,合理设计多点组合、正确布针,有利于提高疗效。

10. 分次消融,即每次微波消融比例 20%~40%,当血细胞计数明确下降时,可进行再次消融,使患者血细胞计数始终保持在较高水平,并避免了大范围消融的风险。

11. 脾大脾亢患者,血管明显扩张,脾实质血供极丰富,脾脏各级血管动脉、静脉均明显扩张,动脉流速增高,呈高灌注状态,因此扩张的大血管散热和组织的高灌注状态两大因素在脾亢时均显得尤为突出。适当地提高功率,很快形成一个高温区,直接造成血管内皮损伤、血栓形成,凝固了血管,阻断血流,很快消除了由于大血管散热对温升的影响,有效地提高了微波的热效率;适当地提高功率、延长时间可以有效地扩大消融范围,一次可消融较大体积的脾组织。高功率凝固较大的血管,达到迅速止血的目的。

【不良反应和并发症预防】

微波消融治疗脾大、脾功能亢进症较少引起严重并发症。较为常见的并发症包括发热、局部疼痛、一过性血红蛋白尿、少量胸腔积液等。

1. 发热 是由于组织凝固性坏死所引起的吸收热。多数患者发热开始于术后第 1 天并持续 2~4 天,体温在 38.5℃以内无需特殊处理,如体温持续超过 38.5℃,考虑感染可能,可给予对症治疗。

2. 疼痛 与烧灼刺激有关,较为常见。几乎所有患者均有左上腹疼痛,一般 1~3 天内好转,部分持续约 1 周后好转。

3. 一过性血红蛋白尿 血红蛋白尿是由于微波对较大血管内红细胞的大量破坏,血红蛋白释放入血,并随着血液流动到达肾脏排出所致。进针时避开脾门区,远离大血管有助于防止严重的血红蛋白尿发生而影响肾功能。

4. 胸腔积液 发生率约为 20%,多为反应性,脾脏微波消融较常发生左侧少量胸腔积液,术后 2~3 周吸收,中至大量胸腔积液少见,可行超声引导下穿刺抽吸治疗。

5. 出血 常表现为消融后针道出血,出针前进行针道消融能够有效防止出血的发生。此外,对肝硬化脾大患者,选择脾脏周围区及下极作为进针路线可减少出血的发生。

6. 周围器官烫伤 即腹壁、膈肌、胰腺、肾脏、结肠的烫伤,防止周围脏器的烫伤,需注意进针位置的准确性,并考虑到进针处脾脏的厚度应超过可能消融的宽径,因此电极插入位置与脾脏的冠状切面角度不宜太小,并于矢状面即前后径中点进针。应用水循环内冷式微波电极,消融时针杆温度始终控制在 50℃以下,可有效防止皮肤烫伤的发生。

此外,并发症的严重程度与消融范围密切相关,即消融范围越大,微波消融治疗脾功能亢进症的疗效越明显,但存在的风险也越高,研究发现,消融范围在 20%~40% 内既能够取得确切疗效又可避免严重并发症发生。

【疗效评价】

消融术后 1 天行彩色超声或超声造影检查,测量脾脏大小(最大长径、厚度)、消融区大小和脾周情况、记录脾脏各级血管即脾门动、静脉,脾叶动、静脉,脾段动、静脉,脾亚段动、静脉和小梁动、静脉的内径和流速。同时测量门静脉主干、肝动脉主干、门静脉左右支、肝动脉左右支的内径和流速,并根据检查情况决定住院观察时间。

为准确判断消融体积的变化,术后 1 个月超声造影检查和增强 CT 检查,脾脏内无增强区域即为消融区。CT 增强扫面显示周围正常脾组织强化,而凝固区密度更低,局部无强化,为脾组织完全性凝固性坏死表现,部分区域微波未能阻断较大血管,增强后局部有强化,证明该区域脾组织存活。如评价结果提示消融不完全,宜再次行消融治疗,消融完全的病例可每 2 个月复查一次,随访内容为影像学及血常规、血淀粉酶及肝功能检查。

【术后记录内容和要求】

1. 基本信息　患者的姓名、性别、年龄、住院号和床号、超声检查号、申请科室、治疗部位、申请目的、仪器和探头型号、术前诊断。

2. 图像部分　采集的图像最好 4 张以上,包括显示每个肿瘤大小测量值的脾脏肿瘤二维声像图、CDFI 的声像图、射频电极置于肿瘤位置及其针道的声像图、治疗过程中气体弥散的声像图、治疗结束消融范围的声像图等。

3. 文字描述

(1) 术前诊断与手术名称:脾脏瘤微波消融治疗术。

(2) 一般情况:患者所取的治疗体位,治疗前的常规消毒、铺巾,麻醉方式、麻醉用药名称及用量。治疗肿瘤的数目、位置、大小、回声、血流、与周围重要器官的关系。

(3) 治疗过程:治疗日期、开始和结束时间。采用仪器名称、型号、针号、仪器运转情况,引导方法、射频电极的规格、射频发射次数、功率、时间,记录每个肿瘤的穿刺针数、消融点数、升温情况和气体弥散情况和联合治疗情况;记录穿刺引导的辅助方法,如超声造影、三维重建、虚拟导航、人工胸水、人工腹水、血管阻断等。记录术中生命体征情况,术中用药和计量(麻醉药另外记录)。

(4) 术后复查:记录术后观察情况和患者离开介入手术室的生命体征和腹部情况。

(5) 结果评估:对手术过程和效果的总体评价,记录患者有无不适表现和反应,术中处理、用药和效果,并描写患者离开诊室时的一般情况。

(6) 术后注意事项:需记录术后注意预防的并发症,如发热、出血、感染等，术后监护 4 小时禁食、卧床、补液。卧床休息 8 小时后，普通进食，保持伤口干燥 3 天，禁止剧烈运动 2 周。告知可能并发症，如有异常随诊。

4. 署名　包括医师签名、操作日期和时间、记录者姓名等。

第五节　甲状腺结节消融治疗

甲状腺良性结节、甲状腺微小癌及颈部转移性淋巴结的发病率呈逐年上升趋势。外科手术治疗仍是目前治疗上述疾病的首选治疗方法。借助影像技术引导的热消融（thermal ablation）（射频、微波、激光）治疗具有损伤小、恢复快、重复性好、不影响美观等特点，可以作为部分甲状腺良性结节、甲状腺微小癌及颈部转移性淋巴结非外科手术治疗的替代方法之一。

【目的】

借助超声实时引导使用化学消融（无水乙醇、冰醋酸、聚桂醇等硬化剂）或热消融（射频、微波、激光）治疗符合适应证的甲状腺良性结节（benign thyroid nodules）以及使用热消融技术治疗微小癌（micro papillary thyroid carcinoma），部分患者能达到与手术切除相似的治疗效果。重视规范化的治疗方案和技术操作，有助于提高热消融（射频、微波、激光）治疗的安全性及有效性。

一、甲状腺良性结节

【适应证】

需同时满足以下 1~2 项并满足第 3 项之一者，可进行化学消融及热消融治疗。

1. 超声提示良性，FNA 证实为良性的结节。

2. 经评估，患者自身条件不能耐受外科手术治疗或患者主观意愿拒绝外科手术治疗的。

3. 同时需满足以下条件之一：

(1) 结节明显增长(1 年内体积增大 50% 以上,或至少有 2 条径线增加超过 20% 或超过 2mm)。

(2) 患者存在与结节明显相关的自觉症状(如:异物感、颈部不适或疼痛)。

(3) 结节明显外凸影响美观并要求治疗。

(4) 患者思想顾虑过重影响正常生活而拒绝临床观察。

(5) 自主功能性结节引起甲亢症状。

【禁忌证】

符合下列任意一条即排除:

1. 巨大胸骨后甲状腺肿或大部分甲状腺结节位于胸骨后方(相对禁忌,分次消融可考虑)。

2. 甲状腺内存在粗大钙化灶。

3. 病灶对侧声带功能不正常。

4. 严重凝血机制障碍。

5. 严重心肺疾病。

二、甲状腺微小癌

【适应证(仅适用于热消融治疗)】

需同时满足以下 3 项:

1. 超声提示单发结节,直径 <1cm,没有贴近包膜(与包膜距离 >2mm),FNA 证实为乳头状癌,颈侧区没有可疑淋巴结转移。

2. 经评估,患者自身条件不能耐受外科手术治疗或患者主观拒绝外科手术治疗的。

3. 患者思想顾虑过重影响正常生活且拒绝临床观察(患者要求微创介入治疗)。

【禁忌证】

符合下列任意一条即排除:

1. 颈侧区发现可疑转移性淋巴结,并经穿刺证实。

2. 甲状腺微小癌内存在粗大钙化灶。

3. 病灶对侧声带功能不正常。

4. 严重凝血机制障碍。

5. 严重心肺疾病。

【术前准备】

1. 对患者进行相应体格检查,询问病史,有心脑血管疾病及糖尿病者,术前予相应治疗,调整身体状态。

2. 术前检查血常规、血型、尿常规、大便常规、凝血功能、传染病、甲状腺功能全套、PTH、生化全套、肿瘤标记物(降钙素原)、胸片、心电图、肺功能、喉镜、颈部增强 CT 或 MR、超声造影等。

3. 充分告知患者或其法定代理人患者疾病情况、治疗目的、治疗风险、当前治疗现状和替代治疗方法,并于术前签署知情同意书。

4. 患者术前、术后均禁食 6 小时以上,行局麻镇痛,必要时静脉麻醉,以便患者更好配合。

5. 建立静脉通路,方便静脉给药。

【操作方法】

化学消融可适用于甲状腺良性有包膜结节者,具有热消融条件医疗单位推荐首先适用热消融治疗。

1. 术前对病灶行多角度、多切面超声检查,明确病灶的位置及与周围组织的解剖关系,常规进行超声造影检查,记录动态影像。根据病灶大小(测量三径并记录)、病灶位置制定治疗方案和热消融模式及功率大小。

2. 取仰卧位、颈部后屈过伸,常规消毒、铺巾,超声引导下用麻醉药局部麻醉皮肤穿刺点至甲状腺前缘外周包膜。

3. 根据病灶的位置,相应地在超声引导下以 2% 的利多卡因或其稀释液在甲状腺前包膜与颈前肌群间隙进行局部浸润麻醉。隔离带的选用可根据病灶的具体邻近位置予以实施,具体如下:以生理盐水或 10% 葡萄糖 30~40ml(或加入 0.5mg 肾上腺素混合液)在甲状腺外包膜与颈动脉间隙、甲状腺后包膜与食管间隙、甲状腺与甲状旁腺间隙及甲状腺后包膜与喉返神经穿行区域、转移性淋巴结与周围组织间隙分离,形成安全隔离区域,以保护颈动脉、食管、甲状旁腺及喉返神经等相邻脏器及组织免受损伤。

4. 选取安全、较近的路径,在影像(推荐超声)引导下避开颈部血管、气管、神经等重要结构。

5. 消融大体积病灶推荐使用"移动消融技术",将病灶分为多个小的消融单元,通过移动热源,逐层对各个单元进行热消融处理,需确保病灶于三维上能实现整体热消融。对于小体积病灶则可使用"固定消融技术",将热源固定于病灶中持续将其热消融。

6. 热消融(射频、微波、激光)功率输出一般需要由小至大逐步调节,具体功率输出范围及启停时间需根据具体热消融选择形式、病灶大小、病灶周围毗邻、设备厂家推荐值等情况酌情控制。

7. 热消融产生的汽化强回声覆盖区,并不等同于消融范围。待汽化消散,再次行增强影像学(推荐超声造影)检查评估热消融区无灌注区情况,确保消融完全。

8. 消融结束后拔出消融针,局部包扎、冰敷、卧床休息,注意观察生命体征及腹部情况等,必要时超声检查颈部水肿、血肿等情况。治疗后应至少住院观察 1~2 天。需要再次治疗者,可在前次治疗后 1 周左右进行。

【疗效评价】

1. 在消融前、消融后、必要时消融中分别进行病灶的增强影像学(推荐超声造影)检查,并以增强影像学结果作为消融术后即刻和消融术后随访疗效的主要评价指标。热消融术后即刻行增强影像学检查,观察消融病灶热毁损范围,发现残余病灶组织,及时补充消融。

2. 热消融治疗后 1、3、6、12 个月随访行影像学(推荐超声)检查观察治疗病灶坏死情况及病灶大小,计算体积及结节缩小率。术后初次随访需行增强影像学(推荐超声造影)检查评估病灶血供及坏死情况,其后随访使用可酌情考虑。治疗病灶体积缩小率:[(治疗前体积 - 随访时体积)／治疗前体积〕×100%。

3. 记录相关并发症及其治疗、恢复情况。甲状腺肿瘤及颈部转移性淋巴结热消融患者随访时需检测甲状腺功能指标及相应肿瘤标志物,包括游离三碘甲腺原氨酸(FT$_3$)、游离甲状腺素(FT$_4$)、促甲状腺激素(TSH)、甲状腺球蛋白(TG)及甲状旁腺激素(PTH)等。

4. 术后 3 个月可通过穿刺病理检查判断疗效的确切性。

【注意事项】

1. 有效治疗应包括肿瘤及其周围正常组织 0.2cm。肿瘤应采用多点、多方位穿刺,力求使凝固性坏死区覆盖肿瘤及外周正常组织至少 0.2cm,以达到肿瘤完全灭活及所需的无瘤边缘,防止复发;随着瘤体增大,消融不全率增高。

2. 较大肿瘤或多发肿瘤结节单纯微波治疗效果欠佳,采取分次治疗有助于提高疗效,例如,一次治疗后 3 个月后再行 2 次消融治疗。

3. 病灶位置特殊,如靠近峡部、甲状腺前后包膜、大血管、气管等重要结构者,消融治疗应慎重,需告知可能出现的如血肿、声音嘶哑、饮水呛咳、术中呛咳等情况。

4. 对体积较大肿瘤的微波消融治疗,注意进行周边封闭和凝固内部滋养血管。

5. 微波消融针较粗,应注意预防出血,尽量减少穿刺进针次数。激光消融针因为前向发射,消融范围一般在光纤前缘 1cm 左右,应用过程中应当注意光纤头端与瘤体远端距离。

6. 测温针具可监测治疗有效温度,判断疗效及监护重要组织器官温度。

7. 甲状腺结节内部合并囊液较多者,可先行抽吸,再消融。

8. 热消融过程中,由水蒸气和组织凝固性坏死形成的微气泡呈强回声,超声实时引导下消融治疗通常借助强回声区域判断消融范围,但仅能粗略评价凝固范围。需超声造影完成即刻评价,准确判断肿瘤治疗后灭活程度及疗效,对灭活不全者可及时进行针对性补针治疗。

【不良反应和并发症预防】

热消融治疗常见的不良反应为治疗时和治疗后短暂的疼痛、发热、周围组织水肿等，多数患者在治疗后 1~2 周症状自行消失，需要干预处理的严重并发症较少，常见严重并发症为出血形成血肿压迫气道，损伤周围神经引起相应症状等。

1. 疼痛　为各种消融治疗后常见并发症，数天后可缓解，若疼痛剧烈可给予相应止痛药物治疗。

2. 发热　常由肿瘤坏死产生的吸收热所致，一般体温 <38.5℃，无须特殊治疗。

3. 暂时性声音嘶哑　可予以口服甲钴胺片(弥可保)。

4. 出血　对于术前有出血倾向者，术前、术后应予对症治疗；术中注意避开大血管，若肿瘤内或周边有大血管穿入者，可先选取大功率将其凝固。

5. 感染　术后体温持续不降或达 39℃以上应考虑感染，术中注意无菌操作，术后给予抗生素预防可减少感染发生。

6. 皮肤损伤　消融时针杆热量可造成针旁皮肤烫伤，近年来随着水冷式微波消融仪的广泛应用大大减少了此并发症的发生。

7. 针道种植转移　很少发生，边消融边退针有助于避免。

8. 气管穿孔　病灶临近气管，对于这些特殊部位的病灶，消融范围应适当减少。

9. 声音嘶哑　少部分患者有发生声音嘶哑的可能，这当中大多数可在三个月内自行恢复，应术前向患者及其家属签署知情同意。

10. 消融不完全　因肿瘤较大或其他因素，部分患者可能存在消融不完全，需要多次或分次消融，部分患者甚至需要中转开放性手术，这些均应术前向患者及其家属签署知情同意。

11. 肿瘤复发　由于肿瘤的特殊性，消融后仍存在肿瘤复发增大的可能,术后需定期复查随访,这些也应术前向患者及其家属签署知情同意。

【术后记录内容和要求】

1. 基本信息　患者的姓名、性别、年龄、住院号和床号、超声检查号、申请科室、治疗部位、申请目的、仪器和探头型号、术前诊断。

2. 图像部分　采集的图像最好 3 张以上,包括显示每个肿瘤大小测量值的甲状腺二维声像图、CDFI 的声像图、射频电极置于肿瘤位置及其针道的声像图、治疗过程中气体弥散的声像图、治疗结束消融范围的声像图等。

3. 文字描述

(1) 术前诊断与手术名称:甲状腺结节 / 微小癌消融术。

(2) 一般情况:患者所取的治疗体位,治疗前的准备程序,如常规消毒、铺巾,麻醉方式、麻醉用药名称及用量。治疗肿瘤的数目、部位、大小、回声、血流及血管。

(3) 治疗过程:引导方法、射频治疗系统的名称、射频电极的规格、穿刺进针次数,射频电极发射次数、功率、时间;有无使用辅助方式引导穿刺治疗,如超声造影、虚拟导航等。

(4) 术后复查:15~20 分钟后超声检查有无出血等。

(5) 结果评估:对手术过程和效果的总体评价,记录患者有无不适表现和反应,术中处理、用药和效果,并描写患者离开诊室时的一般情况。

(6) 术后注意事项:需记录术后注意预防的并发症,如发热、出血、感染等,术后监护 1 小时,保持伤口干燥 1 天。告知可能并发症,如有异常随诊。

4. 署名　包括医师签名、操作日期和时间、记录者姓名等。

第六节　乳腺肿瘤消融治疗

乳腺纤维腺瘤和腺病是女性常见的疾病,其临床处理的主要手段是外科手术治疗或随访。手术治疗损伤较大、易遗留瘢痕、影响美观,尤其是对于多发结节的患者;而随访过程中部分患者心理负担重,影响生活质量。热消融技术应用于乳腺良性结节的治疗取得了较好疗效,主要有微波、射频、激光等,然而人们缺乏认识和了解,缺乏规范,不普及。本节主要介绍微波消融治疗,因射频和激光消融与微波消融技术方法和结果相似。

【目的】

1. 减轻患者的临床症状与体征,提高生活质量。

2. 灭活肿瘤,使结节缩小或消失,避免手术或随访带来的影响。

【适应证】

1. 结节位于腺体内部,病理活检证实为良性结节。

2. 乳腺触及包块、疼痛、担心恶变者,影响日常生活者。

3. 肿块与皮肤及胸筋膜的距离建议在 5mm 以上,≤5mm 需注射液体隔离带。

4. 建议肿瘤的最大径≤30mm,单发或多发结节。

5. 因美容、惧怕心理等原因拒绝手术或不能耐受手术切除者。

【禁忌证】

1. 有较严重的凝血功能障碍。

2. 全身其他任何部位存在急性或活动性的感染性疾病。

3. 严重高血压、糖尿病及心肺功能不全者。

4. 肿块 >30mm 者为相对禁忌证。

5. 妊娠或哺乳期。

6. 病理证实为恶性的结节为相对禁忌证。

7. 超声不能显示的病变。

【术前准备及操作过程】

1. 了解结节情况。

2. 穿刺活检,明确病理学诊断。

3. 常规检查出血、凝血时间及凝血酶原时间。

4. 患者仰卧位,充分暴露乳腺,常规超声检查,了解结

节情况。常规消毒铺巾,采用 1% 盐酸利多卡因局部麻醉,
当结节距皮肤或胸肌筋膜的距离 <5mm 时,在该结节前方皮
下或乳腺后间隙内注射液体隔离带,微波消融功率设定为
30~40W,根据患者具体情况制定个体化消融治疗方案,包括
进针部位、路径、深度、消融次数、消融时间等。准备就绪后,
在超声引导下将消融针精确穿入结节内,启动消融,实时、
连续观察结节消融的程度、范围及皮肤温度和颜色的变化。
消融治疗后常规 US 和 CEUS 检查,测量结节的大小,并观
察消融区域有无造影剂充填及范围,用以评判消融治疗的
效果,若靶目标内仍有血流灌注或增强,则行补点消融治
疗。消融结束后穿刺部位局部敷料覆盖,必要时弹力绷带
加压包扎。

【注意事项】

1. 消融过程中需要实时观察消融范围的变化及电极针
的位置,避免电极针偏离消融靶目标而导致的消融不全及周
围重要脏器的损伤,尤其是对于距离皮肤及胸肌筋膜较近、或
靠近乳头的结节。

2. 皮肤穿刺点通常选择在距肿物 1~2cm 处,优先选择远
离乳头方向的外侧进针,穿刺方向尽量与皮肤走行方向平行,
较小结节直接穿刺肿瘤中央,采用固定式消融;结节较大者采
取多点式、移动消融,由深到浅逐层消融。

3. 多结节消融时、尽量减少皮肤切口数量,一口多瘤。
除特殊情况外,活检、隔离液注射、消融穿刺点尽量选择同一
穿刺路径。

4. 对于距离皮肤或胸筋膜较近(<5mm)的结节,可以在
皮下或乳腺后间隙内注入隔离液,也可采用皮肤悬吊、下压、
上挑等手术操作及局部放置冰水袋预防皮肤烫伤。

5. 乳腺结节微波消融治疗后发生出血几率相对较小,对
于血供丰富存在出血风险者可行局部加压包扎,避免术后血
肿形成。

6. 选择适宜的消融功率和时间匹配也很重要。精确进

针及合理的布针设计是保证消融彻底的关键。对于较大的结节,可以采用"移动式"消融技术,合理设计布针方案,由深到浅消融,防止遗漏。

7. 造成消融不全的可能原因

(1) 受超声技术的制约,难以对病变进行准确的全方位观察,使定位和实时导航出现偏差。

(2) 结节较大、内有纤维间隔或周边血供丰富,致使热量的扩散受限或热沉效应,造成肿瘤内温度不均,消融不完全。

(3) 由于结节形态不规则,不宜达到适形消融而导致的残留。

(4) 结节位于特殊部位,使进针的位置、角度受到限制,消融范围不足,也难以实现完全消融。

(5) 结节靠近皮肤,因防止烫伤皮肤而导致消融不全。

【不良反应和并发症预防】

1. 乳导管轻度扩张　治疗后 1 周 ~1 个月内消失。

2. 消融区局部出现轻度胀痛、刺痛　给予物理治疗后 8~12 小时症状缓解或消失,一般无需服用止痛药。

3. 局部脂肪液化　较小者吸收消失,较大者可超声引导下穿刺抽液。

4. 局部皮肤出现红肿或烫伤　由于结节距离皮肤较近及能量高造成,及时给予局部降温处理或增加液体隔离带等方法可预防。

【临床价值】

超声引导经皮热消融乳腺良性结节可使肿瘤凝固性坏死,结节逐渐缩小或消失,患者临床症状及体征缓解或消失,并发症少。与射频、激光治疗的疗效和并发症基本一致。采用超声造影、弹性成像、穿刺活检和 MRI 评估消融治疗的疗效。乳腺良性结节的微波治疗安全、有效、可行。应根据具体情况合理选择手术以及射频、微波、激光等热消融治疗方式,在选用不同的消融设备时,应熟练掌握该设备的使用方法及特性,以求安全有效地完成治疗。超声引导经皮乳腺良性结节消融治疗创伤小、恢复快,一般不引起乳房外形改变,符合美观要求,不留瘢痕、并发症少,而且简便易行、治愈率高、可门诊治疗,是治疗乳腺良性结节的新方法,有着广阔的临床应用前景。

【术后记录内容和要求】

1. 基本信息 患者的姓名、性别、年龄、住院号和床号、超声检查号、申请科室、治疗部位、申请目的、仪器和探头型号、术前诊断。

2. 图像部分 采集的图像最好 4 张以上,包括显示每个结节大小测量值的二维声像图、CDFI 的声像图、消融电极置于肿瘤位置及其针道的声像图、治疗过程中气体弥散的声像图、治疗结束消融范围的声像图等。

3. 文字描述

(1) 术前诊断与手术名称:乳腺良性结节微波(射频、激光等)消融治疗。

(2) 一般情况:患者所取的治疗体位,治疗前的准备程序,如穿刺前常规消毒、铺巾,麻醉方式、麻醉用药名称及用量。治疗肿瘤的数目、部位、大小、回声、血流、周围有无重要脏器及血管。

(3) 治疗过程:引导方法、消融治疗系统的名称、消融电极的规格、穿刺进针次数、功率、时间;有无使用辅助方式引导穿刺治疗,如超声造影、虚拟导航、液体隔离带等。

(4) 术后复查:15~20 分钟后超声检查治疗局部有无出血。有无术后立刻超声造影评估疗效及结果。

(5) 结果评估:对手术过程和效果的总体评价,记录患者有无不适表现和反应,术中处理、用药和效果,并描写患者离开诊室时的一般情况。

(6) 术后注意事项:需记录术后注意预防的并发症,如发热、出血、感染等,术后监护 4 小时,禁食、卧床、补液等,保持伤口干燥 3 天。告知可能的并发症,如有异常应及时随诊。

4. 署名 包括医师签名、操作日期和时间、记录者姓名。

第七节　下肢静脉曲张消融治疗

慢性静脉疾病(chronic venous disease,CVD)定义为发生在外周静脉系统结构及功能性异常,主要的临床表现为静脉性水肿、皮肤改变、静脉性溃疡等。CVD 会导致活动困难、疼痛等症状,严重者甚至会致残,影响生活质量,并随之带来沉重的社会经济负担,近年来受到高度重视。文献报道成人 CVD 平均发病率高达 60%。下肢静脉曲张属于最为常见的 CVD,文献报道总患病率为 20%~64%,每年新发发病率男性约为 1.9%,女性约为 2.6%。外科治疗下肢静脉曲张包括高位结扎及点式剥脱术已在全球范围内广泛应用多年,结果安全有效,缺点为创伤大、不美观;近年来,随着介入技术及器械的不断进步,许多中心开始尝试使用介入微创技术治疗下肢静脉曲张并取得满意效果,这些技术主要包括激光、射频消融术、液体硬化剂或泡沫硬化剂注射术等,其中一些术式已经可以进行门诊手术,而超声在该病的诊断、介入治疗及术后随访中则扮演了非常重要的作用。

【目的】

1. 治疗静脉曲张及预防可能的并发症;

2. 减轻或消除静脉曲张的临床症状;

3. 改善病理性血流动力学特点;

4. 达到满足美容和功能要求的效果。

【适应证】

1. 硬化注射术

(1) C1~C6 级静脉曲张。

(2) 直径 <4mm 的下肢浅静脉曲张。

(3) 直径 >6mm 的浅静脉曲张消融治疗后残余病变。

(4) 毛细血管扩张。

(5) 网状静脉曲张。

2. 腔内消融术

(1) 临床分级在 C4~C6,超声 / 造影检查证明浅静脉反流,

反流时间 >2.0~3.0 秒。

（2）中重度慢性下肢静脉瓣功能不全的临床表现:大范围的静脉曲张;伴有疼痛、肢体酸胀感和小腿疲劳感;浅静脉血栓性静脉炎;湿疹性皮炎,色素沉着,脂质性硬皮改变;静脉破裂出血;静脉性溃疡形成。

（3）静脉充盈时间 <12 秒、静息压和运动后的静脉压差 <40%。

（4）浅静脉曲张、无症状或有轻度症状,临床分级在 C2~C3,但有治疗需求的患者。

【禁忌证】

1. 浅静脉血栓形成。

2. 深静脉回流不畅。

3. 治疗区域感染或合并全身感染。

4. 持续制动或限制卧床。

5. 周围动脉闭塞性疾病晚期。

6. 甲亢。

7. 妊娠。

8. 硬化剂过敏。

9. 合并症状的卵圆孔未闭。

10. 消瘦患者,静脉紧贴皮肤,行激光治疗易灼伤皮肤。

11. 静脉直径大约 1cm,激光或射频治疗后再通的可能性稍大。

【术前准备及操作过程】

1. 双功能多普勒检查(duplex Doppler scanning)　双功能多普勒扫描安全、无创、便捷、高效,是怀疑静脉曲张患者首选辅助检查工具,其诊断精度显著优于连续波多普勒(continuous-wave Doppler)。B 型超声可以精确定位,彩色多普勒还能够评价梗阻、湍流以及动静脉血流的方向。Duplex 可以极好的评估下肢静脉梗阻及瓣膜功能不全,同时也能很好地鉴别急性静脉内血栓形成和慢性静脉病的改变。

2. 超声扫查　静脉检查要求设备有很好的灰阶图像质

量,能够显示从皮肤至 6cm 深度的图像。5~7MHz 探头可用于诊断大部分的深静脉病变,18~18MHz 探头用于诊断浅静脉病变,如需检查髂静脉则选择 2~5MHz。进行 Duplex 扫描时,患者取足跟着地直立位,腿部外旋,检查站立时的非支撑脚,一侧下肢检查完毕后切换支撑重心脚后检查对侧下肢,使用卧位检查会增高假阳性率和假阴性率。检查范围自腹股沟韧带依次向下,每次扫描范围为 3~5cm 间隔,采用横切加压检查,逐段加压。完成横切检查后转用纵切检查并配合彩色及脉冲多普勒。检查范围应包括整个下肢的静脉系统:深静脉、浅静脉及穿支静脉等。检查五项主要内容:解剖信息、静脉图像、静脉的可压缩性、静脉的血流以及静脉扩张情况。通过血液反流情况判断静脉功能的检查方法主要为两种:①用 Valsalva 动作增加腹内压评估股总静脉和隐股静脉交界处瓣膜;②用手压或袖套压迫/松开的方式评估远端静脉功能。诊断股总静脉和隐股静脉交界处反流临界值为 500ms,远端股腘静脉临界值可放宽至 1 秒,穿支静脉临界值为 500ms 且血管直径 >3.5mm。

3. 手术过程

(1) 硬化注射术:患者取立位或卧位,超声引导下穿刺靶静脉送入套管针。超声监测套管针留置成功后,取平卧位注射硬化剂,注射硬化剂应缓慢分段注射,并随时确认套管针位于血管内,如出现剧烈疼痛提示出现血管旁注射,硬化剂注射完成后立刻以超声探头沿硬化静脉行程进行局部压迫,治疗后使用弹力绷带或弹力袜维持被治疗肢体的压迫,并维持弹力袜压迫数天,同时避免剧烈运动,热水浴及紫外线照射。

(2) 腔内消融术:消融术前,首先需在超声引导下标记靶血管位置,患者取仰卧位,下肢抬高并与检查床呈 60°,采用大隐静脉长轴切面,显示管腔最清晰截面,并与体表标记走行。穿刺置入消融导管送达隐股交界以远 1~2cm 处,并向大隐静脉周围注入混合有利多卡因的肿胀液,消融前必须确认大隐静脉完全压闭无血流通过。完成消融治疗后,再次超声探查确认大隐静脉闭合,无血流信号,拔除鞘管,加压包扎。

【注意事项】

1. 在慢性静脉病患者 Duplex 检查可探及浅静脉反流率达到 90%,深静脉反流率达到 70%~80%。而合并静脉性下肢溃疡样改变的患者多合并深静脉、浅静脉及穿支静脉的多重病变,74%~93% 溃疡样改变患者合并浅静脉功能不全,但超声发现浅静脉异常反流仅为 17%~54%。

2. Duplex 在复发性病变中同样有极好的诊断价值,可以提供静脉曲张治疗术后复发的解剖信息及功能信息。目前对于复发性静脉曲张主要使用 Duplex 进行评估,但是需要特别注意的是 Duplex 探查到的再复发多数没有临床症状,Duplex 的 5 年再复发率为 64%,而临床再复发率为 4%。

3. 腔内消融治疗术后一年闭合率达到 77%~99%,与传统外科治疗无统计学差异。无论是外科治疗还是消融治疗,术后均有复发可能,隐股交界处新血管形成为导致复发最主要的原因,二者比较外科术后复发率更高,相比腔内治疗 1 年复发率为(20% vs. 4%),2 年复发率为(7.4% vs. 0%)。

【不良反应和并发症预防】

1. 血栓形成 血栓形成是术后常见并发症,但深静脉血栓形成则是消融术后最为严重的并发症,发生率为 0.2%~1.3%,肺栓塞发生率 0%~3%。对于血栓形成高风险患者,如:肥胖、肿瘤、妊娠及既往血栓史患者,术后更要密切观察;

2. 色素沉着 色素沉着是较为常见的并发症,其发生与靶血管条件及硬化剂反应有密切关系,暂时性色素沉着一般于 6~24 个月消退,严重影响美观的可行激光照射治疗;

3. 皮肤溃疡 溃疡的发生主要由硬化剂注射技术不良或配制浓度过高导致,较轻的溃疡可以局部按摩缓解,严重的溃疡可以 5% 的过氧化苯甲酰或植皮治疗。

【术后记录内容和要求】

1. 基本信息 患者的姓名、性别、年龄、门诊号/住院号和床号、超声检查号、申请科室、检查部位、申请日的、仪器和探头型号、术前诊断。

2. 图像部分　治疗前图像 1~2 张,术中关键性操作 1 张,治疗后图像 1~2 张。

3. 文字描述

(1) 施行手术名称:下肢静脉曲张消融治疗。

(2) 一般情况:患者所取的体位,术前的准备程序,如常规消毒、铺巾,局部麻醉等。

(3) 治疗过程:选用的手术方式等。

(4) 结果评估:对手术过程和效果的总体评价,记录患者有无不适表现和反应,术中处理和效果,并描写患者离开诊室时的一般情况。

(5) 术后超声表现:超声检查大隐静脉汇入深静脉以远 15cm 处,以及膝上 5cm 大隐静脉主干,完全闭塞的大隐静脉内超声探查不到血流信号,部分残余管腔的大隐静脉内,通过挤压远端肢体可见流沙样血流信号。

(6) 术后注意事项:需记录术后注意预防的并发症,告知可能的并发症,如有异常及时随诊。

4. 署名　包括医师(穿刺操作医师及超声引导医师、必要时记录者)签名、操作日期和时间。

第八节　子宫肌瘤消融治疗

【目的】

子宫肌瘤微波消融治疗的目的是利用热能将子宫肌瘤原位灭活,使肌瘤缩小并控制进一步生长或使肌瘤完全消失,减轻或消除临床症状,保留子宫及其生育能力。

【治疗原则】

术前具备完善的两种影像学方法,如超声及磁共振评估肌瘤大小、位置、内部组织结构;术前明确病理,如粗针组织活检获取病理;可采取化学消融(如无水乙醇)和热消融(如射频、微波、激光)治疗子宫肌瘤。其基本原则是安全第一、有效地

消融病灶组织,包括以下内容:

1. 消融治疗前须充分评估患者的一般状况、肌瘤的类型、位置、大小、血供,有无伴发的临床症状,有无治疗的必要性。

2. 有无安全的穿刺路径,预测消融的可行性及效果,确定治疗措施与步骤,化学消融适用于较小且远离子宫浆膜层的瘤体,原则上为具备热消融仪器尽量选择热消融。

3. 保证足够的安全范围,尽可能获得一次性、完全性消融治疗。

4. 选择确切的穿刺治疗途径,选择经腹或经阴道监控治疗过程。

5. 确立科学合理的随访计划。

【适应证】

症状性子宫肌瘤(并合并有月经过多或继发性贫血)患者,未生育或已婚已育强烈希望保留子宫者,年龄(<50 岁)。

1. 肌壁间肌瘤直径 5cm 上下。

2. 黏膜下肌瘤直径 >2cm。

3. 宽蒂的浆膜下肌瘤直径 <10cm,>5cm、蒂部宽 >4cm。

4. 手术挖除肌瘤后复发并合并复发症状者。

5. 经其他方法治疗后肌瘤复发(手术肌瘤挖除、高频聚焦超声治疗或射频自凝刀治疗等)。

6. 拒绝手术或其他治疗方法,自愿选择消融治疗者。

【禁忌证】

1. 患者处于孕期、哺乳期、月经期。

2. 带蒂浆膜下肌瘤。

3. 肌瘤紧邻肠管、膀胱、大血管等重要器官,且无安全穿刺路径者。

4. 有未被控制的盆腔炎症。

5. 严重凝血功能障碍　血小板小于 50×10^9g/L,凝血酶原时间大于 25 秒,凝血酶原活动度小于 40%。

6. 肝、肾等重要器官功能障碍。

7. 宫颈液基细胞学检查(TCT)发现癌细胞。

8. 肌瘤短期迅速增大,不能排除肉瘤样变。

【术前准备】

1. 对患者进行相应体格检查,询问病史,有心脑血管疾病及糖尿病者,术前予以相应治疗,调整身体状态。

2. 术前检查血常规、血型、尿常规、大便常规、凝血功能、传染病、甲状腺功能全套、PTH、生化全套、肿瘤标记物、胸片、心电图、腹部增强 CT 或 MR、超声造影等。

3. 充分告知患者或其法定代理人患者疾病情况、治疗目的、治疗风险、当前治疗现状和替代治疗方法,并于术前签署知情同意书。

4. 患者术前行腰麻镇痛或全身麻醉准备,以便患者更好配合。

5. 育龄女性应在月经干净后 3~5 天方可手术,避免在经期内行手术治疗。

6. 手术前应禁食 8 小时。

7. 术前当天给予预防性围术期抗感染治疗。

【操作方法】

1. 术前对病灶行多角度、多切面超声检查,明确病灶的位置及与周围组织的解剖关系,常规进行超声造影检查,记录动态影像。明确安全进针路径,根据瘤体大小及位置采用不同的消融方法,必要时选择融合导航技术指导进针。

2. 根据进针路线选择仰卧位或截石位,常规消毒、铺巾,由麻醉师实施麻醉管理。

3. 选取安全、较近的路径,在影像(推荐超声)引导下避开腹部血管、气管、神经等重要结构。

4. 热消融治疗时须根据具体消融选择形式、病灶大小、病灶周围毗邻、设备厂家推荐值等情况酌情控制;消融方法推荐使用"固定消融技术",将热源固定于病灶中持续将其热消融。实施超声监测消融范围,确保病灶于三维上能实现整体热消融。

5. 待气化消散,再次行超声造影检查评估热消融无灌注区情况,确保消融完全。

6. 消融结束后拔出消融针,下腹压迫、卧床休息,注意观察生命体征及腹部情况等,必要时超声检查术区水肿及腹部血肿、阴道出血等情况。治疗后应至少住院观察 1~2 天。需要再次治疗者,可在前次治疗后 1 周左右进行。

【注意事项】

1. 有效治疗应包括肿瘤及其周围正常组织 0.5cm,力求达到肿瘤完全灭活及所需的无瘤边缘,防止复发。

2. 较大肿瘤或多发肿瘤单针治疗效果欠佳,采取多针、分次治疗有助于提高疗效。

3. 病灶位置特殊,如靠近卵巢、子宫动脉、宫颈、膀胱、髂血管、肠道者,消融治疗应慎重,术中把控针道及消融功率,需术前告知相关并发症等情况。

4. 对体积较大肿瘤的微波消融治疗,注意进行周边封闭和凝固内部滋养血管。

5. 微波消融针较粗,应注意预防出血,尽量减少穿刺进针次数。

6. 测温针具可监测治疗有效温度,判断疗效及监护重要组织器官温度。

7. 热消融过程中,由水蒸气和组织凝固性坏死形成的微气泡呈强回声,不能用于评价凝固范围。需超声造影完成即刻评价,准确判断肿瘤治疗后灭活程度及疗效,对灭活不全者可及时进行针对性补针治疗。

【不良反应和并发症预防】

1. 不良反应　热消融治疗常见的不良反应为治疗时和治疗后短暂的疼痛、发热、周围组织水肿等,多数患者在治疗后 1~2 周症状自行消失,需要干预处理的严重并发症较少,常见严重并发症为术区出血等。

(1) 疼痛:为各种消融治疗后常见并发症,数天后可缓解,若疼痛剧烈可给予相应止痛药物治疗。

(2) 发热:常由肿瘤坏死产生的吸收热所致,一般体温 <38.5℃,无须特殊治疗。

(3) 出血:对于术前有出血倾向者,术前、术后应予对症治疗;术中注意避开大血管,若肿瘤内或周边有大血管穿入者,可先选取大功率(70~80W)将其凝固。

(4) 感染:术后体温持续不降或达 39℃ 以上应考虑感染,术中注意无菌操作,围术期给予抗生素预防可减少感染发生。

(5) 皮肤损伤:消融时针杆热量可造成针道旁皮肤烫伤,近年来随着水冷式微波消融仪的广泛应用大大减少了此并发症的发生。

(6) 因肿瘤较大或其他因素,部分患者可能存在消融不完全,可能需要多次或分次消融,部分患者甚至需要中转开放性手术,这些均应术前向患者及其家属签署知情同意。

(7) 由于肿瘤的特殊性,消融后仍存在肿瘤复发增大的可能,术后需定期复查随访,这些也应术前向患者及其家属签署知情同意。

2. 并发症的预防和处理

(1) 规范操作:术中严格遵循操作规范、准确定位消融,对蒂部较窄的浆膜下子宫肌瘤必要时于盆腔注入生理盐水形成"隔离带",以保护子宫周围组织器官。

(2) 术中盆腔内出血:多因术中多次穿刺、针道消融不彻底导致肌瘤穿刺点出血,术中未彻底止血或患者凝血功能差。预防上应严格掌握适应证,要有熟练的穿刺技巧。治疗方法是监测生命体征,积极扩容、输血、止血、升压药物等的应用,必要时再手术探查止血。

(3) 感染:术中未能严格消毒。应严格无菌操作,术后可应用抗生素预防感染。

(4) 邻近器官损伤:肌瘤邻近肠管、膀胱或大血管等部位时,须盆腔注水对邻近脏器进行隔离保护。

【疗效评价】

1. 在消融前、消融后、必要时消融中分别进行病灶的增强影像学(推荐超声造影)检查,并以增强影像学结果作为消融术后即刻和消融术后随访疗效的主要评价指标。热消融术后可即刻行增强影像学检查,观察消融病灶热毁损范围,发现残余病灶组织,及时补充消融,化学消融术后须在24、72小时后行影像学评估消融范围。

2. 消融治疗后1、3、6、12个月随访行影像学(推荐磁共振增强扫描)检查观察治疗病灶坏死情况、病灶大小,计算体积缩小率。治疗病灶体积缩小率:[(治疗前体积 – 随访时体积)/治疗前体积]×100%。

3. 记录相关并发症及其治疗、恢复情况。

4. 术后可通过穿刺病理检查判断疗效的确切性。

【术后记录内容和要求】

1. 基本信息 患者的姓名、性别、年龄、住院号和床号、超声检查号、申请科室、治疗部位、申请目的、仪器和探头型号、术前诊断。

2. 图像部分 采集的图像最好3张以上,包括显示每个肿瘤大小测量值的肾或肾上腺肿瘤二维声像图、CDFI的声像图、射频电极置于肿瘤位置及其针道的声像图、治疗过程中气体弥散的声像图、治疗结束消融范围的声像图等。

3. 文字描述(以射频消融为例)

(1) 术前诊断与手术名称:子宫肌瘤射频消融术。

(2) 一般情况:患者所取的治疗体位,治疗前的准备程序,如常规消毒、铺巾,麻醉方式、麻醉用药名称及用量。治疗肿瘤的数目、部位、大小、回声、血流及血管。

(3) 治疗过程:引导方法、射频治疗系统的名称、射频电极的规格、穿刺进针次数,射频电极发射次数、功率、时间;有无使用辅助方式引导穿刺治疗,如超声造影、虚拟导航等。

(4) 术后复查:15~20分钟后超声检查有无出血等。

(5) 结果评估:对手术过程和效果的总体评价,记录患者有无不适表现和反应,术中处理、用药和效果,并描写患者离开诊室时的一般情况。

(6) 术后注意事项:需记录术后注意预防的并发症,如发热、出血、感染等,术后监护 4 小时,禁食、卧床、补液,保持伤口干燥 3 天。告知可能并发症,如有异常随诊。

4. 署名 包括医师签名、操作日期和时间、记录者姓名等。

第九节 子宫肌瘤高强度聚焦超声治疗

【目的】

超声消融子宫肌瘤的目的是通过消融肌瘤组织,缩小肌瘤、缓解肌瘤的相关症状。

【适应证】

临床诊断的子宫肌瘤患者,拒绝手术治疗,并满足下列条件者,可考虑选择超声消融治疗:

1. 子宫肌瘤在治疗系统机载超声显像可以清楚显示。

2. 具有良好、安全的治疗声通道。

【禁忌证】

具有下列情况之一者,不适宜超声消融治疗:

1. 妊娠期妇女。

2. 肌瘤生长快、血流丰富、可疑子宫肉瘤者。

3. 合并妇科恶性肿瘤者。

4. 疑有盆腔内组织、器官广泛粘连者。

5. 严重的心、脑、血管、肝、肾等全身性疾病患者。

6. 患者认知障碍,不能准确表达治疗过程中的感受。

【术前准备】

1. 临床症状和影像学评估 肌瘤相关症状评估;子宫肌瘤的数目、部位、血流灌注特点的准确评估;MRI、US、超声造影等。

2. 评估全身状况 呼吸、循环、肝肾功能、认知能力等。

3. 改善声通道

（1）肠道准备：包括饮食准备、导泻和清洁灌肠。

（2）皮肤准备：下腹部备皮、脱脂、脱气。范围与下腹部手术一致，即上至脐水平，下至耻骨联合、髋骨，两边为腋前线。

（3）留置导尿管：目的是在定位和治疗过程中控制膀胱内的液体量，以便改善声通道。导尿管球囊内注水 10~15ml，切忌注入气体。

（4）应用体外推挤装置，推挤靶区前方的肠道，改善前场声通道。

【操作方法】

1. 清醒镇静镇痛　目的是消除患者紧张、焦虑情绪。镇静的深度要求达到 3~4 级（Ramsay 评分），即要达到让患者能耐受不愉快的治疗过程，并能对语言和轻触摸刺激作出合适的反应，同时保持足够的心肺功能。镇痛效果要求患者疼痛评分小于 4 分为佳。

2. 治疗体位　根据治疗头位置的不同可选择俯卧位或仰卧位，常用的是俯卧位。

3. 影像定位与监控　超声引导或 MRI 解剖影像下定位，确定肌瘤的位置，周边毗邻关系，确定声通道上无含气脏器和骨骼，必要时使用推挤装置推挤肠道和调整治疗超声波入射角改善声通道。治疗过程中通过影像监视焦点的位置和运动轨迹，确保焦点的位置在计划治疗范围内。

4. 扫描治疗范围的确定　消融治疗范围应为瘤内治疗。

5. 剂量调节　依据患者对治疗的耐受性和靶区灰度（超声引导）或温度（MRI 引导）变化对治疗剂量进行调节。在确保安全和患者耐受的前提下，应该在一定时间内有足够的剂量投放。治疗中一旦出现反射性疼痛（如下肢痛）的治疗区域，应立即停止对该区域的治疗。

【治疗后处理】

1. 一般观察　治疗后 1~4 小时内，观察呼吸、心率、血压等。

2. 补充水、电解质及葡萄糖。

3. 饮食　治疗后 2~24 小时可进流质饮食;24 小时后无腹痛、腹胀、局部压痛、发热和食欲下降等可进半流质饮食;72 小时后无异常可逐步恢复正常饮食。

【注意事项】

1. 严格进行术前准备,特别是肠道准备。

2. 治疗前确定是否有安全的声通道。

3. 整个过程在超声影像或 MRI 影像监视下进行,严格控制焦点在计划治疗范围内,严防"脱靶"。

4. 监控患者生命体征和自主意识,避免镇静过深。

5. 部分磁共振成像显示 T_2 加权像高信号的肌瘤消融比较困难,需要有经验的医生来决策,也可以结合综合治疗措施以提高消融疗效,如辅助内分泌药物治疗。

6. 临床实践及研究表明超声消融治疗能够改善肌瘤所致的生育障碍,但需要更多的临床研究来确认。对近期有生育要求的子宫肌瘤妇女治疗需要谨慎,并使患者充分知情同意。

【不良反应和并发症预防】

超声消融治疗的并发症少见,根据国际介入放射学会(SIR)分级,一般均为 A~C 级,不需要处理,但应积极预防、严密观察,避免严重并发症的发生。

1. 皮肤毒性　多为皮肤水疱,无需特殊处理,注意保持皮肤干燥清洁,避免继发感染。如果出血全层皮肤坏死,需要切除坏死皮肤和Ⅰ期缝合。皮肤毒性多见于使用推挤装置(水囊)或(和)皮肤有手术瘢痕者。治疗中定时松开推挤装置(水囊)的压迫,适当增加冷却时间,可以预防和减少 / 减轻皮肤毒性。

2. 下肢疼痛　少有发生,其中以感应痛较多见。①感应痛是由于肌瘤消融所致的无菌性炎症刺激局部的内脏神经所致。通常症状轻,不需要特别的处理,若症状明显,可给予对症处理。②躯体神经刺激:少见,是盆腔无菌炎症刺激邻近的躯体神经所致。表现为下肢痛,无运动功能障碍,可伴有感觉过敏。症状可在治疗数小时至数天后才出现。通常在数月后恢复。③躯体神经损伤:罕见,治疗后立即表现为下肢的感觉运动障碍,经过适当的治疗,感觉和运动功能可以逐渐恢复。躯体神经刺激和损伤的治疗方案基本相同,包括:营养神经治疗,抑制炎症反应,控制疼痛,功能锻炼和电刺激理疗。

躯体神经刺激和损伤的预防,关键是治疗前要与患者进行良好的沟通,在治疗中控制好镇静的深度,仔细观察患者的反应和准确理解患者的表述,及时调整扫描治疗的方案,几乎可以完全防止。

3. 骶尾部和(或)臀部疼痛 可能与超声刺激远场声通道的组织有关,如骶尾骨和臀肌筋膜,多见于后壁肌瘤,特别是后位子宫的患者,表现为臀部和骶尾部胀痛,可持续数小时或数天,多数轻微,不需特殊处理,少数患者需要对症处理。

4. 肠道穿孔 偶发,其原因可能为:肠道准备不好;肠道与肌瘤有粘连,导致肠道不能被推离声通道,同时粘连区吸收过多能量等。需要高度注意粘连因素:盆腹腔手术史、盆腔炎、子宫内膜异位症等。一旦发生,需要外科治疗。

5. 其他 治疗区胀痛、便秘、血尿、膀胱刺激感、尿潴留、阴道分泌物异常、子宫内膜功能层脱落、肌瘤排出、继发感染等,按照妇科常规处理。

【疗效评估】

1. 技术成功性评估 选用超声造影或增强核磁检查。

2. 随访影像评估 包括超声影像及超声造影、平扫或增强核磁。

3. 临床症状评估 通过症状评分表和生存质量量表评价。

【术后记录内容和要求】

1. 基本信息 患者的姓名、性别、年龄、住院号和床号、超声检查号、申请科室、治疗部位、申请目的、超声治疗仪器型号和术前诊断。

2. 图像部分 采集的图像应该包括:治疗前拟消融病灶的声像图特征,包括不同切面病灶影像和病灶大小的测量值,CDFI 声像图等,治疗后相对应的病灶声像图,比较治疗前后是否有明显变化。有条件的单位最好记录治疗前、后病灶超声造影的灌注影像,确定有无消融病灶产生及治疗后无灌注区的范围。

3. 文字描述

(1) 术前诊断与手术名称:如:某某部位、多发或单发的子宫肌瘤的聚焦超声消融治疗术。

(2) 一般情况:患者所取的治疗体位,治疗前的准备程序,如常规导泻、灌肠、备皮、留置尿管。选用的静脉镇静镇痛的药物及方法。治疗肿瘤的数目、部位、大小。

(3) 治疗过程:采用的影像引导方法、超声治疗系统的名称、选用的超声治疗头的发射频率,辐照层面的设置,包括层面的方向及厚度,超声治疗辐照的焦点移动扫描方式,超声治疗选用的声功率,单点辐照时间及间歇时间;记录治疗中实时观察到的声像图的灰度变化(MRI 引导的描述治疗靶区的温升变化);记录实际焦点扫描治疗的范围,总的辐照时间,使用的平均声功率等,有无使用辅助装置改善声通道;记录患者治疗中的配合和不良反应情况。

(4) 术后复查:治疗后即刻复查超声造影,记录和测量即刻产生的消融病灶无灌注区的大小。治疗后局部皮肤情况,患者下肢感觉及运动情况。

(5) 结果评估:对手术过程和效果的总体评价,记录患者有无不适表现和反应,术中处理、用药和效果,并描写患者离开诊室时的一般情况。

(6) 术后注意事项:需记录术后医嘱、对可能并发症的预防措施,如对症止痛、预防感染等,术后监护 4 小时、卧床、补液,术后 3 天全流饮食。门诊治疗需告知院外出现需要紧急就医处置的情况,如急性腹痛、高热等。告知术后复查随访的时间和间隔。

4. 署名　包括医师签名、操作日期和时间、记录者姓名等。

第十节　骨肿瘤高强度聚焦超声治疗

【目的】

原发性恶性骨肿瘤种类繁多,骨肉瘤是原发性恶性骨肿瘤的典型代表。骨肉瘤是高度恶性的肿瘤。保肢手术包括肿瘤切除和肢体重建两部分。超声消融治疗的目的是将局部肿瘤病灶完整消融(局部根治性),同时利用灭活的肿瘤骨段原位进行肢体重建。或完整消融局部肿瘤后,择机手术切除部分或全部消融病灶,利用人工假体或加强灭活骨段的方法进行肢体重建。对于不能根治治疗的部分原发性恶性骨肿瘤和转移性骨肿瘤患者,行部分消融(姑息性减瘤),以减负荷为目的。多数原发恶性骨肿瘤对化疗敏感,部分对放疗敏感,应遵循恶性肿瘤综合治疗的原则,即以超声消融为主,必要时结合化疗、放疗等进行综合治疗。

【适应证】

根据临床、影像和病理相结合的原则,确诊的恶性骨肿瘤,拒绝手术切除者。

【禁忌证】

具有下列情况之一者,不适宜超声消融治疗:

1. 部位:颅骨和脊椎部位的骨肿瘤。
2. 广泛累及皮肤、皮肤破溃者。
3. 肿瘤局部继发感染者。
4. 严重放射性损伤者。
5. 评估超声消融体积不能达到或超过肿瘤体积的 50% 者。

【术前准备】

1. 一般准备　治疗前通过询问病史、体格检查、心电图检查、实验室检查及影像学检查等详细了解一般情况和重要器官的功能状况及受累情况。碱性磷酸酶检测了解肿瘤细胞的成骨代谢情况。

2. 特殊影像学检查　包括 X 线摄片、CDFI 或(和)超声造影、CT 或(和)MRI、^{99m}Tc-MDP SPECT 或(和)PET 检查,内容包括:

(1) 病变的范围:骨内和骨外的范围,包括跳跃病灶、卫星病灶和转移病灶。

(2) 骨质的破坏程度和性质:即是溶骨为主或是成骨为主、有无病理性骨折。

(3) 确定肿瘤与邻近重要结构的关系,主要是与主要神经、血管和关节的关系。

(4) 确定静脉内有无癌栓。

3. 治疗方案的制定　根据肿瘤对其他肿瘤治疗方法的敏感性,制定合理的综合治疗方案和消融方案。如典型骨肉瘤的经典综合治疗方案:新辅助化疗 + 超声消融 + 辅助化疗。根据肿瘤大小、位置、与临近重要结构的关系以及对其他治疗的敏感性,制定一次消融或分次消融方案,常用是一次消融方案。

【操作方法】

1. 麻醉方式　以持续硬膜外麻醉和神经丛麻醉为主,姑息治疗还可选择镇静镇痛。控制麻醉深度,尽量保持运动神经功能,便于在治疗过程中观察运动神经功能,从而减少或避免运动神经损伤。肱骨近端肿瘤以及不配合的儿童考虑采用全身麻醉。

2. 治疗体位　常用俯卧位和仰卧位,偶尔用侧卧位,还须结合肢体的内旋或外旋。

3. 治疗病灶的影像定位　结合术前 MRI、^{99m}Tc-MDP SPECT、X 线摄片等来确定肿瘤位置、大小、边界以及治疗范围。机载超声显示的病灶应与之吻合。

4. 治疗范围的确定　根据治疗目的确定治疗范围。局部根治应遵循肿瘤外科切除原则,即肿瘤范围 + 临近 3~7cm 的正常骨骼 + 周围 1~1.5cm 的正常软组织,无关节面破坏者,原则上不超过关节面。姑息治疗以消融局部肿瘤为主,不需要消融周围过多的正常骨和软组织。

5. 剂量调节　骨肿瘤对超声能量沉积较好,因此选择低功率试探,超声引导的超声消融,根据监控超声显示的靶区或声通道灰度变化,MRI 引导的超声消融,根据靶区温度的变化,必要时上调或下调治疗功率。

【超声消融治疗恶性骨肿瘤后的处理】

超声消融治疗恶性骨肿瘤除一般观察处理外,尚需特殊处理,具体如下:

1. 一般处理　治疗后常规禁食 6 小时。监测生命体征、肝肾功能、患肢的血供和神经功能等,常规给予静脉滴注抗生素 3 天,预防早期继发感染。

2. 特殊处理

(1) 减轻水肿:抬高患肢,促进静脉回流(如强力脉痔灵);抑制局部炎症反应(糖皮质激素或非甾体类抗炎药)。

(2) 保护血管和神经:在局部严重水肿患者,如出现神经受压的表现,除上述减轻水肿治疗外,还应给予神经营养药物,促进神经功能的恢复;如出现治疗区远端肢体血循环障碍,还应给予抗凝、扩血管等治疗;如出现骨筋膜室综合征,需行外科手术治疗。

(3) 骨关节保护:为保护关节韧带和防止病理性骨折,用外固定装置固定,并结合功能锻炼。以成骨为主的肿瘤,1 年后去除外固定支架进行扶拐行走,并逐渐过渡到脱离拐杖行走;以溶骨为主的肿瘤,1 年半后根据 X 线摄片决定是否去除外固定支架。

【注意事项】

1. 恶性骨肿瘤的诊断必须将临床表现、影像学检查和病理三者相结合,三者缺一不可。病理诊断仅是诊断的重要依据之一,不能过分依赖。对临床表现和 X 线检查均提示是恶性骨肿瘤者,一次穿刺活检阴性者,可再次行穿刺活检。

2. 由于恶性骨肿瘤的超声影像表现复杂,应特别注意将超声图像与 CT 或 MRI 图像相比较,帮助判断肿瘤边界。

3. 多方向治疗,使治疗剂量均匀分布在整个治疗区内,注意不要遗漏。

4. 治疗过程中注意观察神经所支配的肌肉的运动,据此判断神经是否受到刺激以及程度,并指导调整治疗方案。

5. 治疗以溶骨为主的骨肿瘤,治疗中必须用石膏托板保护肢体。

6. 注意观察治疗超声远场肢体的皮肤,以免远场残余超声因空气的完全反射导致皮肤损伤。

【不良反应和并发症预防】

1. **皮肤损伤**   容易发生皮肤损伤的部位:治疗超声近场的手术瘢痕、皮下卫星病灶处;治疗超声远场与空气接触的皮肤。预防措施是经过近场这些部位进行消融时,减少一次性的照射时间,增加冷却时间,必要时降低治疗功率。对远场与空气接触的皮肤持续浇注脱气水。

2. **病理性骨折**   原因是肿瘤对骨骼的破坏及超声消融对骨组织的灭活后的吸收,是骨的强度下降。预防的关键是严格执行消融治疗后骨关节的保护措施。病理性骨折常用的治疗方法是手法复位小夹板外固定,但股骨的病理性骨折必须再加上骨牵引。经上述方法治疗,部分病理性骨折可以愈合。对于不能愈合的病理性骨折,可考虑手术治疗。

3. **关节韧带松弛或断裂**   常见是膝关节的交叉韧带、侧副韧带或髌韧带。发生原因是肿瘤破坏了韧带的起点或止点和超声消融治疗对韧带起点或止点的影响。预防措施是严格执行骨关节的保护措施,治疗以外固定为主,固定时间为 3~6 个月,若仍有韧带松弛者,可考虑行手术治疗。

4. **神经损伤**   损伤的原因有局部水肿的压迫神经和超声消融直接造成的神经损伤。前者表现为治疗结束后神经功能无障碍或障碍轻,然后随水肿的加重而加重,在水肿消退后,神经功能逐渐的恢复。后者表现为治疗结束时神经功能障碍最严重,随时间的延长,神经功能逐渐部分或完全恢复或不恢复。对于前一种原因的预防是积极的抑制治疗后的局部的炎症反应,促进静脉回流;后一种原因的预防关键在确定神经的位置,控制好治疗的功率和一次连续扫描的时间,治疗中严密观察神经功能,根据神经功能变化及时调整治疗方案。神经损伤后无特殊治疗方法,可给予神经营养药帮助神经功能的恢复。

5. 继发感染 在凝固性坏死肿瘤组织被完全吸收纤维化以前,一旦细菌进入治疗区就可能发生治疗区的继发感染,细菌常来源于菌血症或局部感染的直接扩散。预防感染性疾病的发生和局部的外伤。一旦有菌血症的诱因,如拔牙和任何有创性检查或局部外伤,均需口服抗生素 1 周;其他部位已有明确感染灶者,发生菌血症的可能性比较大,必须静脉滴注抗生素 1~2 周。继发性感染的表现无特殊,其治疗是大剂量有效的抗生素联合应用,一旦脓肿形成应进行切开引流。经上述处理仍不能控制感染者需行截肢术。

【疗效评估】

恶性骨肿瘤超声消融治疗后应该及时评估消融效果,以指导后续化疗等临床治疗方案的制定。

1. 消融技术成功评价方法 超声消融后 1 月内,采用 ^{99m}Tc-MDP SPECT 和对比增强 CT 或对比增强 MRI 评价肿瘤是否被消融以及消融的范围,决定是否需要再次消融。

2. 随访疗效的影像评价方法 采用胸片、B 超和 CT 了解内脏器官的转移情况,^{99m}Tc-MDP SPECT 用于发现骨上的转移病灶。必要时在影像学技术引导下,行穿刺活组织检查帮助确诊。用 ^{99m}Tc-MDP SPECT 和对比增强 MRI 或 CT,评价局部消融病灶的转归。随访评价的时间:在超声消融治疗后半年内,每 3 个月进行一次评价;半年以后,每 6 个月进行一次评价。

3. 血清标志物检查 根据血清碱性磷酸酶的水平的动态变化,判断肿瘤的消融效果、转移和复发。

4. 生存预后及肢体功能评价。

【术后记录内容和要求】

1. 基本信息　患者的姓名、性别、年龄、住院号和床号、超声检查号、申请科室、治疗部位、申请目的、超声治疗仪器的型号和术前诊断。

2. 图像部分　采集的图像应该包括:治疗前拟消融病灶的声像图特征,包括不同切面病灶影像和病灶大小的测量值,CDFI 声像图等,治疗后相对应的病灶声像图,比较治疗前后是否有明显变化。

3. 文字描述

(1) 术前诊断与手术名称:如:某某部位、某种骨肿瘤的聚焦超声消融治疗术。

(2) 一般情况:治疗选用的麻醉方式、麻醉用药名称及用量。患者所取的治疗体位,治疗前的准备程序,如局部备皮、肠道准备、留置导尿管等,治疗肿瘤的数目、部位、大小。

(3) 治疗过程:采用的影像引导方法、超声治疗系统的名称、选用的超声治疗头的发射频率,辐照层面的设置,包括层面的方向及厚度,超声治疗辐照的焦点移动扫描方式,超声治疗选用的声功率,单点辐照时间及间歇时间;记录治疗中实时观察到的声像图的灰度变化(MRI 引导的描述治疗靶区的温升变化);记录实际焦点扫描治疗的范围,总的辐照时间,使用的平均声功率等,有无使用辅助装置改善声通道;记录患者治疗中的配合和不良反应情况。

(4) 术后即刻复查:治疗后声通道区域局部皮肤情况,有无皮肤热损伤、皮下软组织水肿情况,麻醉清醒后需判断治疗患肢的感觉及运动情况,了解肢体神经功能状况。

(5) 结果评估:对手术过程和效果的总体评价,记录患者有无不适表现和反应,术中处理、用药和效果,并描写患者离开诊室时的一般情况。

(6) 术后注意事项:需记录术后医嘱、对可能并发症的预防措施,如对症止痛、抗炎消肿、预防感染等,术后监护 4 小时、卧床、补液、术后患侧肢体、关节的保护和制动。告知术后疗效评估的时机和方法(增强 MRI 和骨扫描),告知术后复查随访的时间和间隔。

4. 署名　包括医师签名、操作日期和时间、记录者姓名等。

第三章 其 他

第一节 腹部创伤的介入治疗

腹部实质脏器(主要包括肝脏、脾脏和肾脏)创伤的治疗包括传统手术、微创治疗和单纯保守治疗。近年来,微创外科学得到快速发展和临床应用,保脏器、微创治疗在外科领域深入人心,除了选择性动脉栓塞、腹腔镜以及超声引导的微波、射频及高强度聚焦超声治疗等外,超声引导的经皮注射治疗是近年来发展起来的新技术,可方便地用于急诊床旁、创伤现场和野战环境,是腹部实质脏器创伤的非手术治疗新技术。

一、肝脏创伤

【适应证】

1. Ⅲ级或Ⅳ级肝创伤(injury scale of the American Association for the Surgery of Trauma,AAST)。

2. Ⅱ级以下肝创伤伴有活动性出血。

3. Ⅲ级以下肝创伤暂时未伴活动性出血,为预防单纯保守治疗并发症者。

4. 单纯保守治疗期间或介入性治疗后发现再出血者。

5. 肝脏穿刺所致医源性破裂出血。

6. 肝创伤后并发动静脉瘘或假性动脉瘤者。

【禁忌证】

1. Ⅴ级和Ⅵ级肝脏创伤。

2. 肝肿瘤破裂出血。

3. 凝血功能异常:凝血酶原时间 >30 秒,凝血酶原活动度 <40%,血小板计数 <50×10^9/L)。

4. 血红蛋白低于 70g/L,作为相对禁忌证。

5. 无安全进针路径。

【术前准备】

1. 仪器及物品

(1) 超声设备:具备超声造影条件的彩色多普勒超声仪,徒手或使用穿刺引导架。

(2) 经皮穿刺器具:最常用 21G 多孔 PTC 穿刺注射针,或乙醇注射治疗针。

(3) 消毒用物品:超声介入穿刺包(内含弯盘 1 个、止血钳 2 把、组织钳 1 把、消毒杯 1 个、无菌巾 3 块、消毒棉球 3 个、纱布 4 块、无菌试管 2 个),5ml~20ml 注射器,碘伏消毒液。

(4) 药品:局麻药为 2% 盐酸利多卡因,局部止血剂和止血胶。

(5) 急救仪器及药物:如生理监护仪,电除颤仪,以及常规急救药物。

2. 患者准备

(1) 术前可行增强 CT 检查,超声引导穿刺前可结合其他影像学进行分析。

(2) 术前检查血常规、凝血四项等指标。

(3) 术前与患者及其家属谈话,重点说明治疗目的、简要过程、风险和可能的并发症、费用等,并令其签署知情同意书。

【操作方法】

1. 体位 患者取平卧位、左侧卧位或左前斜位,可采用靠垫协助固定体位。

2. 选择穿刺路径 常规超声检查观察测定肝脏形态、大小和实质回声,观察腹腔积液量。超声造影显示肝脏创伤位置、创伤灶形态及活动性出血情况,综合判定伤情,对具备超声造影引导经皮肝脏微创治疗适应证者,超声造影条件下选择经皮穿刺路径,避开较大血管,将所选择的穿刺点在体表做标记。

3. 穿刺点消毒及麻醉　对穿刺部位进行常规皮肤消毒,铺巾。采用无菌消毒膜包裹超声探头,正确安装穿刺引导架,启动超声造影条件,再次确定进针路径,在进针点处采用2%盐酸利多卡因行局部麻醉,局麻深度应达肝被膜。

4. 肝脏创伤超声造影引导的经皮微创治疗术　在超声造影引导下,用21G的PTC针进行穿刺,进入靶目标区;拔除针芯,首先于低和(或)无增强的创伤灶内多点注射局部止血剂,继之,于创伤灶及活动性出血部位多点注射黏合止血胶,最后封闭针道,拔针。注射治疗术后依据病情需要,常规使用抗生素。

5. 术后观察及随访　鉴于创伤后72小时内容易发生再出血,1周左右也可出现迟发性出血;外伤性动静脉瘘和假性动脉瘤多在伤后2周左右出现,所以肝脏创伤介入治疗期间、治疗后超声伤情监测和随访措施包括:①治疗后的前3天每天进行常规超声检查;②于治疗后第1天、3天、14天、1个月、3个月分别进行超声造影检查随访;③依据病情需要随时进行常规超声或超声造影检查。

术后超声监测的主要内容包括:①治疗后创伤灶是否有再出血;②创伤灶愈合情况;③腹腔积血量增减情况。

6. 疗效评价　肝脏创伤的超声造影引导经皮注射治疗即刻疗效评价,若活动性出血停止、腹腔游离液体无增加、生命体征稳定,则为治疗有效,否则需采用超声造影确定是否存在活动性出血,以便采取进一步治疗措施。

【注意事项】

1. 采用平静呼吸状态下选择穿刺路径,超声造影引导避开较大血管和重要结构,使穿刺针准确到达靶部位。

2. 除了检测动脉血压外,应重视心率和呼吸的变化,并注意排除其他因素的干扰。

3. 若在治疗后监测与随访期间发现止血不彻底或再出血,可进行第二次超声造影引导的经皮注射治疗。

【不良反应和并发症预防】

1. 周围器官结构损伤导致出血 超声引导下清晰显示靶目标,以及所使用穿刺针较细,此种情况少见。

2. 气胸 右季肋部穿刺,若反复穿刺或穿刺针划破胸膜,可出现此情况。多数情况下气体量少,可自行吸收,必要时可行超声引导下胸腔穿刺闭式引流。

3. 局部疼痛 超声造影引导经皮注射治疗的主要副作用是经皮治疗时注射部位疼痛,系止血胶刺激肝脏包膜所致,多数患者可以忍受,必要时使用布桂嗪镇痛。

【术后记录内容和要求】

1. 基本信息 患者的姓名、性别、年龄、住院号和床号、超声检查号、申请科室、治疗部位、申请目的、仪器和探头型号,以及术前诊断。

2. 图像部分 采集的图像最好 4 张以上,包括术前肝脏创伤灶的二维图像、CDFI 图像、超声造影图像,术中穿刺引导线设置、穿刺针进入创伤灶的图像、注药时的图像,治疗结束时声像图和即刻超声造影图像等。

3. 文字描述

(1) 术前诊断与手术名称:肝脏创伤(×级)超声造影引导的经皮注射治疗术。

(2) 一般情况:伤者所取的治疗体位,治疗前的准备程序,如常规消毒、铺巾,麻醉方式、麻醉用药名称及用量。

(3) 治疗过程:引导方法、穿刺针的规格、进针次数,止血剂和止血胶的注射部位及剂量;有无使用辅助方式引导穿刺治疗,如超声造影、虚拟导航等。

(4) 术后复查:15~20 分钟后超声检查有无出血等。

(5) 结果评估:对手术过程和效果的总体评价,记录患者治疗过程中的表现及反应,术中处理、用药及效果,术后观察腹腔积血情况。

(6) 术后注意事项:术后需告知并预防可能的并发症,如出血、疼痛、发热等,治疗后卧床并保持穿刺部位干燥 72 小时,禁止剧烈活动,如有异常,应及时随诊。

4. 署名   包括医师签名、操作日期和时间、记录者姓名等。

二、脾 脏 创 伤

【适应证】

1. Ⅲ级和Ⅳ脾创伤(injury scale of the American Association for the Surgery of Trauma,AAST),即脾实质裂伤深度大于3cm或累及脾实质范围达2/3。

2. Ⅱ级以下脾创伤伴有活动性出血。

3. Ⅲ级以下脾创伤暂时未伴活动性出血,为预防单纯保守治疗并发症者。

4. 单纯保守治疗期间或介入性治疗后发现再出血者。

5. 脾创伤后并发动静脉瘘或假性动脉瘤者。

【禁忌证】

1. 脾脏创伤伴有脾门部血管损伤,即脾创伤为Ⅴ级。

2. 原有脾脏病变,尤其伴有脾功能亢进者。

3. 凝血功能异常:凝血酶原时间>30秒,凝血酶原活动度<40%,血小板计数<50×10⁹/L)。

4. 血红蛋白低于70g/L,作为相对禁忌证。

5. 无安全进针路径。

【术前准备】

1. 仪器及物品   同"肝脏创伤"的介入治疗。

2. 患者准备   基本同"肝脏创伤"的介入治疗。

【操作方法】

1. 体位   患者多取右侧卧位或右前斜位,必要时采用靠垫协助固定体位。

2. 选择穿刺路径   常规超声检查测定脾脏形态、大小和实质回声,观察腹腔积液量。超声造影显示脾脏创伤位置、形态及活动性出血,综合判定伤情;在超声造影引导下选择经皮穿刺路径,避开胸腔、周围肠管及脾门部大血管,将选择好的穿刺点在体表做标记。

3. 穿刺点消毒及麻醉　对穿刺部位进行常规皮肤消毒、铺巾。采用无菌消毒膜包裹超声探头,使用穿刺引导架时,正确安装穿刺引导架。启动超声造影条件,再次确定进针路径,在进针点处采用 2% 盐酸利多卡因行局部麻醉。

4. 脾脏创伤超声造影引导介入治疗术　在超声造影引导下用 21G 多孔 PTC 针进行穿刺,进入靶目标区;拔除针芯,首先于低和(或)无增强的创伤灶内多点注射局部止血剂,继之,于创伤灶及活动性出血部位多点注射黏合止血胶,封闭针道后拔针。

5. 术后观察　脾创伤介入治疗期间、治疗后超声伤情监测和随访措施包括:①治疗后的前 3 天每天进行常规超声检查;②于治疗后第 1 天、3 天、14 天、1 个月、3 个月分别进行超声造影检查随访;③依据病情需要随时进行常规超声或超声造影检查。

术后超声监测的主要内容包括:①治疗后创伤灶是否有再出血;②创伤灶愈合情况;③腹腔积血量增减情况。

6. 疗效评价　治疗后即刻疗效评价,若活动性出血停止、腹腔游离液体无增加、生命体征稳定为治疗有效。

【注意事项】

1. 选择穿刺路径时,采用平静呼吸状态下清楚显示靶目标,超声造影引导避开较大血管和重要结构,使穿刺针准确到达靶部位。

2. 除了检测动脉血压外,应重视心率和呼吸的变化,并注意排除其他因素的干扰。

3. 超声造影引导脾脏创伤经皮注射治疗后可能存在少量、缓慢渗血,表现为第 1 个 24 小时内腹腔游离液体无减少或稍增加,而超声造影未发现创伤灶处活动性出血,此时可建议适量使用静脉或肌肉内止血剂。

4. 若在治疗后监测与随访期间发现止血不彻底或再出血,可进行第二次超声造影引导的经皮注射治疗。

【不良反应和并发症预防】

1. 周围器官结构损伤　所使用穿刺针为 21G 的 PTC 针，外径较细，损伤小，加之，超声造影引导，穿刺路径显示较清晰，此种情况少见。

2. 气胸　左季肋部穿刺，若反复穿刺或穿刺针划破胸膜可出现气胸。多数情况下气体量少，可自行吸收；必要时可行超声引导下胸腔穿刺闭式引流。

3. 局部疼痛　注射治疗后即刻出现注射部位疼痛，为止血胶刺激被膜所致，疼痛持续时间 20~60 分钟不等，多数能耐受，不需要特殊处理，少数可使用止痛药缓解。

【术后记录内容和要求】

1. 基本信息　患者的姓名、性别、年龄、住院号和床号、超声检查号、申请科室、治疗部位、申请目的、仪器和探头型号，以及术前诊断。

2. 图像部分　采集的图像最好 4 张以上，包括术前脾脏创伤灶的二维图像、CDFI 图像、超声造影图像，术中穿刺引导线设置、穿刺针进入创伤灶的图像、注药时的图像，治疗结束时声像图和即刻超声造影图像等。

3. 文字描述

(1) 术前诊断与手术名称：脾脏创伤(×级)超声造影引导的经皮注射治疗术。

(2) 一般情况：伤者所取的治疗体位，治疗前的准备程序，如常规消毒、铺巾、麻醉方式、麻醉用药名称及用量。

(3) 治疗过程：引导方法、穿刺针的规格、进针次数，止血剂和止血胶的注射部位及剂量；有无使用辅助方式引导穿刺治疗，如超声造影、虚拟导航等。

(4) 术后复查：15~20 分钟后超声检查有无出血等。

(5) 结果评估：对手术过程和效果的总体评价，记录患者治疗过程中的表现及反应，术中处理、用药及效果，术后观察腹腔积血情况。

(6) 术后注意事项：术后需告知并预防可能的并发症，如出血、疼痛、发热等,治疗后卧床并保持穿刺部位干燥 72 小时,禁止剧烈活动,如有异常,应及时随诊。

4. 署名 包括医师签名、操作日期和时间、记录者姓名等。

三、肾 脏 创 伤

【适应证】

1. Ⅲ级和Ⅳ肾创伤(injury scale of the American Association for the Surgery of Trauma,AAST)累及集合系统、肾被膜的肾实质裂伤。

2. Ⅰ~Ⅱ级肾创伤伴活动性出血者。

3. 在保守治疗期间发现创伤灶处活动性出血或腹膜后积液量增加者。

4. 肾脏穿刺所致医源性破裂出血。

【禁忌证】

1. 创伤程度为Ⅲ类伤情(相当于 AAST 分级的 V 级)的肾脏创伤。

2. 存在凝血功能障碍的基础病,如血友病、血小板减少症等。

3. 合并腹膜后或腹腔其他部位损伤,需要即刻进行手术者。

4. 失血导致血红蛋白在 70g/L 以下时,为相对禁忌证,需在输血同时进行超声引导的介入治疗。

【术前准备】

1. 仪器及物品

(1) 超声设备:具备超声造影条件的彩色多普勒超声仪,徒手或使用穿刺引导架。

(2) 经皮穿刺器具:最常用 21G 多孔 PTC 穿刺注射针,或乙醇注射治疗针。

(3) 消毒用物品:超声介入穿刺包(内含弯盘 1 个、止血钳 2 把、组织钳 1 把、消毒杯 1 个、无菌巾 3 块、消毒棉球 3 个、纱布 4 块、无菌试管 2 个),5~20ml 注射器,碘伏消毒液。

(4) 药品:局麻药为 2% 盐酸利多卡因,局部止血剂。

(5) 急救仪器及药物:如生理监护仪、电除颤仪,以及常规急救药物。

2. 患者准备

(1) 术前可行增强 CT 检查,超声引导穿刺前可结合其他影像学进行分析。

(2) 术前检查血常规、凝血四项等指标。

(3) 术前与患者及其家属谈话,重点说明治疗目的、简要过程、风险和可能的并发症、费用等,并令其签署知情同意书。

【操作方法】

1. 体位　患者取平卧位、左侧卧位或右侧卧位,可采用靠垫协助固定体位。

2. 选择穿刺路径　常规超声检查观察肾脏形态、大小和实质回声,观察腹膜后和腹腔积液量。超声造影显示肾脏创伤位置、创伤灶形态及活动性出血情况,综合判定伤情,对具备超声造影引导经皮肾脏微创治疗适应证者,超声造影条件下选择经皮穿刺路径,避开较大血管,将所选择的穿刺点在体表做标记。

3. 穿刺点消毒及麻醉　对穿刺部位进行常规皮肤消毒,铺巾。采用无菌消毒膜包裹超声探头,正确安装穿刺引导架,启动超声造影条件,再次确定进针路径,在进针点处采用 2% 盐酸利多卡因行局部麻醉。

4. 肾脏创伤超声造影引导的经皮微创治疗术　在超声造影引导下,用 21G 的 PTC 针进行穿刺,进入靶目标区;拔除针芯,首先于低和(或)无增强的创伤灶内多点注射局部止血剂,继之,于创伤灶及活动性出血部位多点注射黏合止血胶,最后封闭针道,拔针。当创伤灶累及肾盂者,不使用黏合止血胶。注射治疗术后依据病情需要,常规使用抗生素。

5. 术后观察及随访　肾脏创伤介入治疗期间、治疗后超声伤情监测和随访措施包括:①治疗后的前 3 天每天进行常规超声检查;②于治疗后第1天、3天、14天、1个月、3个月分别进行超声造影检查随访;③依据病情需要随时进行常规超声或超声造影检查。

术后超声监测的主要内容包括:①治疗后创伤灶是否有再出血;②创伤灶愈合情况;③肾周腹膜后积血量增减情况;④肉眼血尿的变化及镜检红细胞数量。

6. **疗效评价** 治疗后即刻疗效评价,若活动性出血停止、腹膜后和腹腔游离液体无增加、生命体征稳定为治疗有效。

【注意事项】

1. 选择穿刺路径时,采用平静呼吸状态下清楚显示靶目标,超声造影引导避开肾门大血管、肝脏、脾脏和肠管等重要结构。

2. 若在治疗后监测与随访期间发现止血不彻底或再出血,可进行第二次超声造影引导的经皮注射治疗。

3. 治疗在床边实施,过程中注意病情变化,及时、准确、有效地完成操作过程。

4. 除了监测动脉血压外,应重视心率、呼吸的变化,并注意排除其他因素的干扰。

【不良反应和并发症预防】

1. **损伤周围器官结构** 左肾创伤治疗时避免伤及脾脏,右肾创伤治疗时避免伤及肝脏,同时要避开肾门部血管和肾盂。超声造影引导,穿刺路径显示较清晰,此种情况少见。

2. **气胸** 左、右季肋部穿刺,若反复穿刺或穿刺针划破胸膜出现气胸。多数情况下气体量少,可自行吸收;必要时可行超声引导下胸腔穿刺闭式引流。

【术后记录内容和要求】

1. **基本信息** 患者的姓名、性别、年龄、住院号和床号、超声检查号、申请科室、治疗部位、申请目的、仪器和探头型号,以及术前诊断。

2. **图像部分** 采集的图像最好4张以上,包括术前肾脏创伤灶的二维图像、CDFI图像、超声造影图像,术中穿刺引导线设置、穿刺针进入创伤灶的图像、注药时的图像,治疗结束时声像图和即刻超声造影图像等。

3. 文字描述

(1) 术前诊断与手术名称:肾脏创伤(×级)超声造影引导的经皮注射治疗术。

(2) 一般情况:伤者所取的治疗体位,治疗前的准备程序,如常规消毒、铺巾,麻醉方式、麻醉用药名称及用量。

(3) 治疗过程:引导方法、穿刺针的规格、进针次数,止血剂和止血胶的注射部位及剂量;有无使用辅助方式引导穿刺治疗,如超声造影、虚拟导航等。

(4) 术后复查:15~20 分钟后超声检查有无出血等。

(5) 结果评估:对手术过程和效果的总体评价,记录患者治疗过程中的表现及反应,术中处理、用药及效果,术后观察腹膜后及腹腔积血情况。

(6) 术后注意事项:术后需告知并预防可能的并发症,如出血、疼痛、发热等,治疗后卧床并保持穿刺部位干燥 72 小时,禁止剧烈活动,如有异常,应及时随诊。

4. 署名　包括医师签名、操作日期和时间、记录者姓名等。

第二节　放射性粒子植入

放射性粒子植入即组织间近距离放射治疗,是将封闭型放射源在影像学技术的介导下植入到肿瘤组织或其附近受癌细胞浸润的组织(包括淋巴扩散的组织)内治疗肿瘤的一种方法,是肿瘤外科学、肿瘤放射治疗学及影像学相结合的边缘科学。治疗时需要通过影像学检查精确定位,将低剂量的微型放射源植入肿瘤组织内或受肿瘤侵犯的组织中,由于能够直接植入肿瘤内,很好地避免了由于器官运动带来的辐射范围的改变。同时,组织间植入粒子是连续低剂量照射,辐射范围小,对正常组织的损伤小。放射性粒子植入治疗真正实现了肿瘤靶区剂量更高、周围正常组织损伤更小的放射治疗理念。20 世纪 80 年代,粒子植入术引入我国后,在颅内、头颈部、肺部、腹部及盆腔多部位肿瘤中进行了探索性拓展,并取得了令人鼓舞的肿瘤局部控制率,显示出了非常好的应用前景。随着认识的不断深入,临床工作者对这项治疗手段在术前计划、手术规范、适行模板、穿刺针插值、布源、术后放射剂量监测、疗效监测等方面提出了更高的要求。

【目的】

1. 用于早期前列腺癌的治疗。

2. 用于其他早期恶性肿瘤治疗的临床研究。

3. 对于已发展到晚期、失去手术机会、体质较弱、无法切除肿瘤或不愿接受手术治疗的肿瘤患者,通过本方法来暂缓症状,延长生存期。

【适应证】

目前国内粒子植入治疗较为多用的癌症包括:前列腺癌、脑肿瘤、肺癌、头颈部肿瘤、胰腺癌、肝癌、肾及肾上腺肿瘤,眶内肿瘤(恶性黑色素瘤、视网膜母细胞瘤等)及软组织肿瘤。

放射性粒子植入治疗适用于:

1. 未经治疗的原发肿瘤。

2. 需要保留的重要功能性组织或手术将累及重要脏器的肿瘤。

3. 拒绝进行根治手术的肿瘤患者。

4. 局部肿瘤,直径 6cm 以下的实体病灶。

5. 局部进展期难以用局部治疗方法控制,或有远位转移但局部有严重症状者,为达到姑息治疗目的,也可行粒子植入治疗。

6. 局部进展期肿瘤需粒子植入与外照射综合治疗。

7. 转移性肿瘤或术后孤立转移灶失去手术价值者。

【禁忌证】

1. 肿瘤质脆,易致大出血者。

2. 肿瘤靠近大血管并有感染和溃疡。

3. 恶病质,一般情况差,不能耐受治疗者。

【器具】

1. 超声诊断仪或开放式 CT 或 MRI。

2. 粒子植入针。

3. 固定穿刺架(选用)。

4. 放射性粒子。

5. 粒子仓,消毒盒,屏蔽装置,粒子装载平台、反向镊子及尺子,铅衣及铅眼镜,粒子探测器。

6. 内照射治疗计划系统(TPS)。

【术前准备】

1. 术前向患者说明治疗的目的和治疗效果,交代注意事项,以获得患者的积极配合。

2. 全身检查,治疗前要全面进行检查。

3. 提高机体的免疫能力,提高治疗效果。

【操作方法】

对各种不同肿瘤的粒子植入治疗有不同的具体方法,首先要明确肿瘤的形态、位置、大小及与邻近器官、血管的关系,描绘出治疗的区域;其次要确定植入粒子的数量和位置,这取决于肿瘤的大小和放射源的活性强度;最后确定粒子植入的方式与方法。常用粒子种植治疗有 3 种方式:模板种植、B 超和 CT 引导下种植、术中种植。

1. 使用影像学方法(CT、MRI、超声等)在植入前或术中确定靶区,在治疗计划系统(TPS)上进行治疗计划设计,制订治疗前计划(preplan),确定植入导针数、导针位置、粒子数及位置,选择粒子种类及单个粒子活度,计算靶区总活度,预期靶区剂量分布,包括肿瘤及正常组织的剂量分布。

2. 用模板、超声、CT 等引导下进行粒子植入,根据剂量分布要求,选用均匀分布或周缘密集、中心稀疏的布源方法。

3. 植入粒子时,用 TPS 进行剂量优化,要求有 4 点:

(1) 正确勾画实际肿瘤靶区。

(2) 重建核算植入针及粒子数。

（3）计算靶区放射性总活度。

（4）调整粒子位置,纠正不均匀度,保护靶区相邻的重要器官。

4. 粒子植入后,进行质量评估,包括2项内容:粒子识别及剂量重建。

（1）植入后3天内行CT检查,尽快拍照靶区正、侧位X线片,确认植入的粒子数目。必须记录植入术与质量评估间隔时间。

（2）植入后根据粒子植入部位,根据CT检查结果,用TPS计算靶区及相邻正常组织的剂量分布,根据评价结果必要时补充治疗。

（3）评估参数:①V200、V150、V100、V90、V80等;②D200、D150、D100、D90、D80等。

（4）评估方法:①等剂量曲线,最主要的是80%、90%、100%、150%、200%处方剂量线;②剂量体积直方图(DVH);③粒子植入的数量及位置,重要器官的剂量分布。

（5）评估参考指标:①靶区剂量D90>匹配周缘剂量(MPD,即PD);②最小外周剂量(minimum peripheral dose,mPD)应为PD;③适形指数(conformation index)PD的靶体积与全部靶体积之比;④植入粒子剂量的不均匀度<PD20%;⑤显示DVH测量相邻结构正常组织的剂量。

（6）根据质量评估结果,必要时补充其他治疗。

【注意事项】

1. 使用放射性粒子前,应抽查总数的10%进行活度测量,允许测量结果偏差在 ±5% 以内。

2. 放射性粒子植入之后,如果需配合外照射,应在第一个半衰期内给予外照射的相应生物学剂量。

3. 粒子植入后可能游走到其他器官并引起并发症。

4. 放射性粒子源辐射安全与防护参照国家有关规定。

【不良反应和并发症预防】

粒子植入治疗较少发生并发症,极少发生严重的并发症。常见的一些可能发生的情况如气胸、出血,主要与穿刺相关。

具有立体影像基础和扎实的影像诊断功底,术中进针注意路径的选择,避开重要管道、脏器,可以避免绝大部分并发症。食管放射性粒子支架植入术后有发生大出血的可能。

【临床疗效】

术后对病例进行定期随访,内容包括生活质量变化,近期疗效和并发症情况。近期疗效评定:近期疗效在粒子植入治疗后每个月进行 CT 评价。实体瘤疗效评价标准(RECIST)疗效评价标准,CR(完全缓解):全部病灶消失,无新病灶出现,肿瘤标志物降至正常,并至少维持 4 周;PR(部分缓解):肿瘤最长径之和缩小≥30%以上,并至少维持 4 周;SD(稳定):肿瘤最长径之和缩小未达 PR,或增大未达 PD;PD(进展):最大径增大≥20%,或出现新病灶。正常组织急性反应(自放射治疗开始后 90 天内出现的放射反应)按 RTOG(放疗反应分级)标准评价。

【术后记录内容和要求】

1. 基本信息　包括患者的姓名、性别、年龄、申请科室、仪器信息、住院号和床号、影像检查号等。

2. 影像留存　术前应有相关的 CT 或 MRI 影像,以便制订治疗计划;术中应保留关键植入路径及粒子位置的截图;粒子植入结束后 3 天内应进行 CT 检查,并据此进行术后验证。

3. 文字描述

(1) 手术名称:放射性粒子植入术。

(2) 一般情况:穿刺体位,穿刺前的准备程序,如常规消毒、铺巾、局部麻醉。肿瘤大小、回声、位置和周围有无大血管。

(3) 穿刺过程:包括引导方法、穿刺途径和穿刺点、穿刺针规格、粒子植入入数量。

(4) 手术过程的总体评价:患者生命体征是否平稳,术后有无不适及并发症,描写患者离开诊室时的一般情况。

(5) 术后注意事项:术后压迫止血 10~15 分钟,术后卧床休息 3~5 日,保持伤口干燥 3 日,禁止剧烈运动。告知复查时间和可能并发症,如有异常随诊。

4. 署名　包括治疗医师和治疗计划物理师的签名、治疗时间以及记录员的姓名等。

第三节　介入超声在浅表器官、肌肉骨骼、神经中的应用

一、超声引导下软组织肿瘤粗针穿刺活检

软组织肿瘤的诊断与鉴别诊断是临床诊疗的一个重要环节。术前获得明确的病理诊断对于判断肿瘤的良恶性、明确肿瘤组织分型、分化程度等具有重要的意义,从而有助于临床治疗方案的制定,并可避免一些不必要的手术。超声引导下粗针穿刺活检由于可实时显示穿刺针与肿瘤的位置关系、有效鉴别肿瘤内实性组织与液化组织等优势,因而可获得较高的穿刺准确性,成为软组织肿瘤诊断的一个重要手段。

【适应证】

1. 根据临床与影像学资料不能明确诊断的软组织肿瘤。

2. 骨肿瘤伴局部软组织肿块或骨皮质破坏者。

【禁忌证】

1. 绝对禁忌证

(1) 有出血倾向的患者,如血友病、凝血酶原时间延长、血小板计数减少者。

(2) 近期应用抗凝、抗血小板聚集的药物。

(3) 严重心、肺、肾疾病或功能衰竭者,或神志不清、不能合作者。

(4) 严重高血压(收缩压 >180mmHg)者。

(5) 穿刺部位局部感染者。

2. 相对禁忌证

(1) 女性处于月经期。

(2) 病变血流异常丰富。

【术前准备】

1. 完善血常规、凝血功能及血清检查(血清至少包括乙肝、丙肝、梅毒、艾滋病)。

2. 术前对病变进行全面超声检查。根据病变的部位、深浅可选择不同频率的探头:肿块表浅者可选择高频线阵探头,肿块位置较深、较大,可选择低频凸阵探头。根据病变与周围组织的位置关系,确定最佳的进针路径,以避开重要的血管和神经等,减少局部出血和神经损伤的可能;选择病变内适合活检的区域进行活检,即避开液性坏死区域、避开大血管或高血流速度的区域、选择活性肿瘤组织即局部可见较丰富、低流速血流信号的区域。

3. 如灰阶及彩色、能量多普勒超声鉴别肿瘤的囊实性较为困难时,可于穿刺前进行超声造影检查。如病变弥漫增强或局部增强,则提示病变为实性或局部增强区域为实性,则可行穿刺活检;如病变完全无增强,则提示肿瘤为稠厚液性或坏死组织,穿刺将很难取得实性组织。

4. 穿刺活检针可选择 14~18G,并根据肿块大小选择活检枪射程。

5. 穿刺用品应备齐,包括无菌穿刺包、消毒手套、碘伏、甲醛溶液、活检针、麻醉药品和急救药品等。

6. 向患者及其家属告知活检目的、可能发生的并发症和防范措施,及可能出现的假阴性结果和假阳性结果,并令其签署知情同意书。

7. 向患者交代术中可能出现的不适,以取得患者较好的配合。

【操作方法】

1. 患者取卧位,可根据软组织肿瘤的部位而采取不同的体位,如平卧位、俯卧位、侧卧位,以充分暴露病变部位并使操作者易于操作。患者亦应处于舒服的体位,以能在一定的时间内保持该体位。操作者应处于能同时方便地看到手术区域和超声图像的位置,而不用费力扭头或转身。

2. 穿刺部位常规消毒、铺巾,以无菌探头套包裹探头。

3. 穿刺前再次进行超声检查,以核实病变部位和进针路径,确保穿刺路径中避开大血管、神经等重要组织结构。

4. 穿刺活检前,首先对皮肤及皮下组织进行局麻,继而在超声引导下逐层浸润局麻。穿刺活检时,操作者一只手固定超声探头,另一只手持穿刺针沿穿刺引导支架进针或徒手操作进针,将穿刺针突破肿块被膜后,激发活检枪后快速退针,局部压迫止血,将组织条置于 10% 甲醛溶液中。根据取材情况,可对软组织肿瘤内的不同部位进行取材至少 2~4 针,以保证足够的标本量。如所取组织过少,或有液化坏死时,可抽吸做细胞涂片或细菌培养及药敏试验。

5. 穿刺结束后,局部压迫 30 分钟。超声复查局部无血肿等异常回声、患者无明显不适方可离院观察。

【注意事项】

1. 软组织肉瘤或其他侵袭性生长的肿瘤预后与病变累及的范围密切相关,特别是病变是否仅位于一个解剖器官或组织内。因此,对可疑肉瘤或其他侵袭性肿瘤进行穿刺时要考虑到穿刺针所经过的组织,以尽可能减少肿瘤对邻近组织或器官的浸润。另外,由于上述肿瘤沿针道种植的几率较高,因此,穿刺前最好与手术医生进行沟通,以确保针道组织可被手术切除,从而减少肿瘤沿针道种植的风险,同时可减低由于穿刺活检而将肿瘤带入其他解剖器官或组织而增加患者预后不佳因素的风险。

2. 注意要对肿瘤内有活性的即局部有肿瘤新生血管的区域进行取材,以增加活检病理的阳性率。

3. 对神经源性肿瘤进行穿刺活检时应慎重,因可引起显著疼痛、麻木等症状及神经损伤的风险。因此,术前应和临床医生进行沟通,如确实需要穿刺活检,则须与患者交代神经损伤的可能性。对可疑神经源性肿瘤进行穿刺活检时,穿刺前可用局麻针头轻轻碰触肿瘤被膜,以观察患者有无神经刺激症状。如可引起患者局部显著疼痛或沿神经分布区域的放射样麻痛,则需要对肿瘤近侧的神经主干进行麻醉,以减轻穿刺肿瘤引起的剧痛。

4. 术后应及时随访病理结果,如穿刺活检病理未发现恶性细胞而临床或影像学检查高度怀疑恶性病变时,需进一步采取开放性活检或手术切除等措施。

【不良反应和并发症预防】

1. 出血和血肿　浅表部位的穿刺活检由于术后可以有效按压,因而血肿发生率较低。因此,术后即刻、有效的压迫止血是预防局部血肿的关键。下肢尤其是足部的穿刺活检,术后应嘱患者休息,尽量减少行走和负重。

2. 神经损伤　高频超声由于能清晰显示四肢的较大神经,因而能有效避免对神经的损伤。但对于一些细小的神经,受超声分辨率的影响及肿块所致神经位置的变化,很难避免神经损伤。将穿刺针尖刺入肿块内,并确保激发的活检针槽全部位于肿瘤内,可减少对肿瘤外部神经损伤的可能。

3. 局部不适或疼痛　轻微的疼痛一般不需要处理。疼痛明显者,除外局部感染后可应用一般止痛药物处理并密切观察。

4. 感染　术后一周内应观察穿刺部位有无红、肿、热、痛等感染征象,发现异常征象时应及时请临床医生会诊并处理。

5. 对于含液性病变应警惕穿刺术后窦道的形成　穿刺针先斜行较大角度近入皮下后再稍微调整角度进行穿刺,同时尽量在实性部分进行取材。

【术后记录内容和要求】

1. 基本信息　患者的姓名、性别、年龄、住院号/门诊号、超声检查号、申请科室、穿刺部位、申请目的、仪器和探头型号、操作前诊断。

2. 图像采集　采集的图像应包括穿刺肿瘤切面的灰阶声像图、彩色或能量多普勒声像图、穿刺针及其针道声像图及穿刺后的复查图像。

3. 文字描述

(1) 操作名称:超声引导下某具体部位肿瘤穿刺活检术,如上臂下段前部肌层内实性肿瘤穿刺活检术。

(2) 一般情况:穿刺肿瘤的部位、大小、回声、血流、周围有无重要血管、神经等结构。

(3) 穿刺过程:包括引导方法、穿刺针规格、进针次数、组织条的数量及大体病理表现,标本的保存和送检,局部压迫方法和时间。

(4) 穿刺后复查:穿刺活检后超声复查有无出血及其他异常回声。

(5) 结果评价:对操作过程和效果的总体评价,记录患者有无不适表现和反应,并描写患者离开操作室时的一般情况。

(6) 注意事项:穿刺后压迫止血 30 分钟,必要时卧床休息,保持伤口干燥,禁止剧烈运动。告知患者可能发生的并发症,如有异常应及时随诊。

4. 署名 包括医师签名、操作日期和时间、记录者姓名。

二、肌骨、关节的穿刺注药治疗

肌骨、关节疾病的超声介入治疗以其准确、微创、有效得到迅速发展。由于病变部位相对表浅,传统多采用徒手盲穿方法,但弊端多,如血管损伤导致出血、神经损伤、将药物注射到肌腱导致肌腱易损等,且由于不能精准注射,还使得药物使用量和治疗次数增多,增加了治疗风险和医疗费用。

【适应证】

1. 急性、慢性腱鞘炎。

2. 腱鞘囊肿或局限性积液压迫周围神经,出现卡压症状。

3. 急性、慢性肌腱病,如网球肘、肱二头肌长头肌腱腱鞘炎等。

4. 慢性肌腱病伴钙化。

5. 关节滑囊炎伴积液。

6. 关节腔积液或积脓。

7. 强直性脊柱炎的髋关节病变。

8. 肢体肌间血肿需要治疗者。

【禁忌证】

1. 凝血功能异常　凝血酶原时间 >30 秒,凝血酶原活动度 <40%,血小板计数 $<50 \times 10^9/L$。

2. 近期使用抗凝、抗聚药物,如阿司匹林、波立维、华法林、肝素等,需停用后再行此治疗。

3. 局部皮肤破溃,无安全进针路径。

4. 患者不能配合。

【术前准备】

1. 仪器及物品

(1) 超声设备:彩色多普勒超声仪,徒手或使用穿刺引导装置。

(2) 穿刺针:最常用 21G 的 PTC 穿刺注射针,也可用使用 18G 或 16G 的 PTC 穿刺针。

(3) 消毒用物品:超声介入穿刺包(内含弯盘 1 个、止血钳 2 把、组织钳 1 把、消毒杯 1 个、无菌巾 3 块、消毒棉球 3 个、纱布 4 块、无菌试管 2 个),不同规格注射器,碘伏消毒液。

(4) 药品:2% 盐酸利多卡因注射液,减轻滑膜增生和炎性渗出的皮质类固醇类药物(如曲安奈德、倍他美松等),透明质酸衍生物(如玻璃酸钠),治疗强直性脊柱炎的药物(如注射用重组人 Ⅱ 型肿瘤坏死因子受体 - 抗体融合蛋白),生理盐水等。

(5) 急救仪器及药物:如生理监护仪,电除颤仪,以及常规急救药物。

2. 患者准备

(1) 治疗前可行 MR 检查,超声引导穿刺前可结合其他影像学检查进行分析。

(2) 术前检查血常规、凝血功能和血清四项等指标。

（3）术前与患者和(或)其家属谈话,重点说明治疗目的、简要过程、风险和可能的并发症、费用等,并令其签署知情同意书。

【操作方法】

1. 体位　患者取平卧位、侧卧位、俯卧位或坐位,可采用靠垫协助固定体位。

2. 选择穿刺路径　二维超声检查观察病灶的部位、形态、大小和回声,测定积液量。彩色多普勒显示病变及其周围的血管情况,必要时采用能量多普勒观察血供,进行综合判定,对适合超声介入治疗者,选择穿刺路径,避开周围较大血管、神经等重要结构,将选择穿刺点在体表做标记。

3. 穿刺点消毒及麻醉　对穿刺部位进行常规皮肤消毒、铺巾。采用无菌消毒膜包裹超声探头。使用穿刺引导装置者,正确安装穿刺引导架。再次用彩色多普勒引导确定进针路径,在进针点处采用 2% 盐酸利多卡因行局部麻醉。

4. 介入治疗术　在超声引导下,用 PTC 针进行穿刺,进入靶目标区,拔除针芯。对于囊肿、积液、脓肿,应先抽出积液或脓液,并使用生理盐水反复冲洗,全部抽出,再注入相应的治疗药物;对于慢性肌腱病伴钙化者,首先用穿刺针对钙化灶行捣碎,再注入生理盐水进行冲洗,全部抽出,再注射治疗药物。之后,放入针芯、拔针。

5. 术后观察及随访　治疗后局部按压 30 分钟,观察无特殊不适后患者可离开。建议于治疗后第 1 周、1 个月和 3 个月分别进行超声检查随访。

6. 疗效评价　临床上,对于疼痛者多采用疼痛评分方法;对于囊肿、积液、积脓,采用超声或其他影像学(如 MR)等评估;对于肌腱、韧带急慢性损伤,多采用超声检查和临床疗效的联合评估方法。

【注意事项】

1. 穿刺时始终采用超声实时引导,避开血管和其他重要结构,使穿刺针准确到达靶部位。

2. 强直性脊柱炎髋关节腔穿刺注药时,注意针尖斜面、针道与关节面的角度,避免药物注射到关节腔外。

3. 避免直接穿刺肌腱、韧带,即使肌腱、韧带发生炎症,也应把药物注射到肌腱、韧带的周围。

4. 囊肿、积液、脓肿液体较黏稠(如腱鞘囊肿常呈胶冻状)难以抽出时,可用生理盐水行稀释、置换,使之完全抽出。

5. 部分肌骨、关节腔用药为混悬液,注射前需摇匀,注射时务必回抽,避免入血。

6. 肌腱、韧带和关节腔介入治疗对无菌操作要求非常严格,避免交叉感染。

7. 超声介入治疗后,可配合使用康复理疗技术以巩固疗效。

【不良反应和并发症预防】

1. 周围器官结构损伤导致出血　超声引导下清晰显示靶目标,多数情况下使用较细的 21G 穿刺针,罕有此类并发症发生。

2. 气胸　对肩部、胸部治疗时可出现,但多数情况下气体量少,可自行吸收。

3. 局部疼痛　穿刺时轻微疼痛,患者都可以忍受。

【术后记录内容和要求】

1. 基本信息　患者的姓名、性别、年龄、住院号和床号、超声检查号、申请科室、治疗部位、申请目的、仪器和探头型号、术前诊断。

2. 图像部分　采集的图像最好 4 张以上,包括术前病变的二维图像、CDFI 图像或能量多普勒图像,术中穿刺引导线设置、穿刺针进入靶目标的图像、积液抽吸完的图像、注药时的图像,治疗结束时声像图等。

3. 文字描述

(1) 术前诊断与手术名称:如肱二头肌长头腱腱鞘炎伴积液的超声引导穿刺抽液并注药治疗术。

(2) 一般情况:患者所取的治疗体位,治疗前的准备程序,如常规消毒、铺巾,麻醉方式、麻醉用药名称及用量。

(3) 治疗过程:引导方法、穿刺针的规格、进针次数,抽出积液量,用生理盐水冲洗的量,是否全部抽出,再注射药物的名称、浓度及剂量;有无使用辅助方式引导穿刺治疗,如超声造影、虚拟导航等。

(4) 术后复查:15~20 分钟后超声检查局部有无出血、伤及周围结构等。

(5) 结果评估:对手术过程和效果的总体评价,记录患者治疗过程中的表现及反应,术中处理、用药及效果等。

(6) 术后注意事项:术后需告知并预防可能的并发症,如出血、疼痛等,治疗后避免剧烈活动 3 天,并保持穿刺部位干燥 24 小时,如有异常,应及时随诊。

4. 署名　包括医师签名、操作日期和时间、记录者姓名等。

三、超声引导的外周神经阻滞

随着超声技术的发展,许多外周神经可被超声清晰显示,从而可在超声引导下方便地行外周神经阻滞,以用于神经阻滞麻醉、疼痛治疗,以及外周神经炎的治疗等。由于超声引导的周围神经阻滞技术准确、微创,且效果确切,目前已得到临床的广泛认可。

【适应证】

1. 外周神经卡压后水肿、疼痛、麻木等。

2. 外周神经性疼痛。

3. 外周神经支配区的阻滞麻醉。

4. 颈交感性头痛、头晕。

5. 所有能被超声显示的外周神经,根据临床需要均可以采用超声引导进行局部治疗或神经阻滞麻醉。

【禁忌证】

1. 凝血功能异常　凝血酶原时间 >30 秒,凝血酶原活动度 <40%,血小板计数 <50 × 10^9/L。

2. 近期使用抗凝、抗聚药物,需停用后再行此治疗。

3. 局部皮肤破溃,无安全进针路径。

4. 患者不能配合。

【术前准备】

1. 仪器及物品

(1) 超声设备:彩色多普勒超声仪,徒手或使用穿刺引导装置。

(2) 穿刺针:最常用 21G 的 PTC 穿刺注射针。

(3) 消毒用物品:超声介入穿刺包(内含弯盘 1 个、止血钳 2 把、组织钳 1 把、消毒杯 1 个、无菌巾 3 块、消毒棉球 3 个、纱布 4 块、无菌试管 2 个),注射器,碘伏消毒液。

(4) 药品:①局麻药:2% 盐酸利多卡因注射液,或其他阻滞麻醉药物;②糖皮质激素:抗炎和免疫抑制作用。

(5) 急救仪器及药物:如生理监护仪,电除颤仪,以及常规急救药物。

2. 患者准备

(1) 治疗前可行其他影像学检查,并注意结合其他影像学结果进行分析。

(2) 术前检查血常规、凝血功能和血清四项等指标。

(3) 术前与患者和(或)其家属谈话,重点说明治疗目的、简要过程、风险和可能的并发症、费用等,并令其签署知情同意书。

【操作方法】

1. 体位   可灵活采取治疗体位,如平卧位、侧卧位、俯卧位或坐位,必要时采用靠垫协助固定。

2. 选择穿刺路径   二维超声观察目标神经,确定卡压原因。彩色多普勒显示外周神经病变及其周围的血流变化,必要时采用能量多普勒观察血供,进行综合判定,对适合超声介入治疗者,选择穿刺路径,避开周围较大血管、重要器官等重要结构,避免对外周神经束干直接穿刺,选择穿刺点,并在体表做标记。

3. 穿刺点消毒及麻醉 对穿刺部位进行常规皮肤消毒、铺巾。采用无菌薄膜包裹超声探头。若使用穿刺引导装置者,需正确安装穿刺引导架;浅表部位多可采用徒手穿刺。再次用彩色多普勒确定进针路径的安全性,在进针点处采用 2% 盐酸利多卡因行局部麻醉。

4. 介入治疗或阻滞麻醉术 在超声引导下,用 PTC 针进行穿刺,进入靶神经干侧旁,拔除针芯,注射 0.2ml 左右 2% 盐酸利多卡因注射液,观察液体对神经干的包绕及推挤情况,必要时调整针尖位置,以便于将药物准确注射到靶神经侧旁并形成包绕,避免药物注射到神经干内。对于囊肿、积液或脓肿引起神经卡压者,应先抽出液体,使用生理盐水反复冲洗,全部抽出,再注入相应的治疗药物。注射完毕,放入针芯、拔针。

5. 术后观察及随访 对于外周神经性疼痛者,治疗后局部按压 30 分钟,观察后患者无不适可离开。建议于治疗后第 1 周、1 个月和 3 个月分别进行常规超声检查随访,同时行疼痛评分。

【注意事项】

1. 正确识别外周神经与其他结构,如肌腱、韧带等,避免药物误注。

2. 对于超声不能直接显示的外周神经,如肩胛上神经、肋间神经等可借助其走行在血管神经束这一结构,在彩色多普勒引导下准确将药物注射到血管旁;颈交感神经节和脊神经节后支阻滞需要借助周围的解剖结构,避免药物注入或流入椎管导致严重并发症。

3. 臂丛神经阻滞时,彩色多普勒超声引导避开椎动脉,并边观察边缓慢注药,避免药物流入椎管;锁骨周围穿刺时避开锁骨下动脉和右肺尖。

4. 神经性疼痛在超声介入治疗后,可配合使用康复理疗技术以巩固疗效。

【不良反应和并发症预防】

1. 脊髓麻痹 非麻醉需要的臂丛神经根、颈神经节或其他脊神经根阻滞时,可引起注射平面的脊髓麻痹,高位者呼吸肌受累,导致窒息。与药物沿神经鞘膜进入椎管有关,预防措施:一是超声引导准确识别靶目标;二是缓慢推药,边推药边观察患者的反应,避免推药速度过快。

2. 气胸 对肩部、胸部治疗时可出现,但多数情况下气体量少,可自行吸收。

3. 血肿或药物入血 系穿刺过程中误伤血管所致,采用彩色多普勒超声引导和注射前回抽可以有效避免。

【术后记录内容和要求】

1. 基本信息 患者的姓名、性别、年龄、住院号和床号、超声检查号、申请科室、治疗部位、申请目的、仪器和探头型号、术前诊断。

2. 图像部分 采集的图像最好 4 张以上,包括术前靶神经的二维图像、CDFI 图像或能量多普勒图像,术中穿刺引导线设置、穿刺针到达靶目标的图像,或积液、囊肿或脓肿抽吸前后的图像,注药时的图像,治疗结束时声像图等。

3. 文字描述

(1) 术前诊断与手术名称:如肩胛上神经的超声引导穿刺阻滞治疗术。

(2) 一般情况:患者所取的治疗体位,治疗前的准备程序,如常规消毒、铺巾、麻醉方式、麻醉用药名称及用量。

(3) 治疗过程:引导方法、穿刺针的规格、进针次数,注射药物的名称、浓度及剂量;囊肿、积液卡压治疗时抽出积液量,用生理盐水冲洗的量,是否全部抽出,再注射药物的名称、浓度及剂量;有无使用辅助方式引导穿刺治疗,如超声造影、虚拟导航等。

(4) 术后复查:15~20 分钟后超声检查局部有无出血、伤及周围结构等。

(5) 结果评估:对手术过程和效果的总体评价,记录患者治疗过程中的表现及反应,术中处理、用药及效果等。

(6) 术后注意事项:术后需告知并预防可能的并发症,如出血、气胸等,治疗后避免剧烈活动 3 天,并保持穿刺部位干燥 24 小时,如有异常,应及时随诊。

4. 署名 包括医师签名、操作日期和时间、记录者姓名等。

第四篇

术中超声监测

第一章　术中超声在腹部外科中的应用

术中超声（intraoperative ultrasound，IOUS）是外科手术中唯一实时的影像成像方法，在肝、胆、胰腺以及其他腹部外科手术的术前诊断、术中引导以及术后疗效评价中发挥着重要作用，在诸如肝切除等特定的手术中，IOUS 已经成为一种最基本的监测方法。IOUS 探头具有极高的空间分辨率，弥补了术者视诊或触诊的不足，被誉为外科医生的"第三只眼"。

【目的】

1. 排除或确定术前影像学检查怀疑的病灶，发现术前检查遗漏的病灶。

2. 通过对血管侵犯、淋巴结转移或其他器官组织的转移进行判断，对病情进展做出准确的评估，指导修改手术方案。

3. 清晰地描述病灶周围的解剖结构，指导精准操作，减少并发症的发生。

4. 在超声引导下进行穿刺、抽吸、注药、活检、消融及插管等介入操作。

5. 替代传统 X 线成像进行胆道造影成像。

6. 在手术结束时判断手术疗效，明确是否有残留并对即刻并发症进行筛查。

【术前准备】

1. 仪器选择　根据探头的基本形态，腹部术中超声探头基本分为扁平形和立柱形（笔式），扁平形探头又分为线阵探头和凸阵探头,被设计成"T"形或"I"形,通常频率为 5~10MHz。扁平形探头扫查范围约为 3~6cm,可提供较宽的近场图像,因此适用于肝、胰腺、肾以及胃肠道的扫查;立柱形探头(通常是从尖端扫查)比较适合扫描目标较小的组织或器官,如肝外胆管。条件允许时可同时备有不同形态以及不同频率的术中超声探头以满足临床需求,若只有一个探头可选择时推荐使用"T"形扁平探头。

2. 探头灭菌　推荐使用安全省时的低温等离子灭菌法。连台手术时,可采用无菌保护膜包裹上台,但保护膜有可能在操作中出现破损,建议使用保护膜前先将探头及电缆用碘伏溶液擦拭两遍。

3. 术中超声检查前应详细了解患者的基本情况,熟悉患者的影像学资料,并通过与手术医师交流明确检查目的。

【基本扫查方法】

IOUS 基本扫查法包括直接扫查法、间接扫查法以及加压扫查法,在实际操作中通常需要根据患者情况、病变特征以及临床需要将三者结合起来进行扫查。

1. 直接扫查法　亦称接触扫查法,是将探头直接放置于经生理盐水浸湿的脏器表面进行扫查。通常情况下直接扫查法用于实质脏器深部的检查,如肝脏、胰腺。此方法是 IOUS 操作中使用最为广泛的方法,但对于过于浅表的组织或脏器表面凹凸不平时检查效果不满意,常需要辅以间接扫查。

2. 间接扫查法　亦称游离扫查法,是利用生理盐水灌注术野后将探头置于水中位于组织表面 0.5~1.0cm 处或将探头置于脏器表面的水囊上,用于脏器表浅部位的扫查。间接扫查法是 IOUS 操作中较为常用的扫查方法,通常作为直接扫查法的补充,提高表浅部位病灶的诊断准确性。

3. 加压扫查法　是指有意识的对探头施加一定压力,通过组织的形变以及复原情况来判断病变的良恶性或囊实性等特征。此外,也可通过加压的方法排除消化管或组织间的气体,避免其干扰诊断。

【基本扫查手法】

1. 滑行扫查法　沿纵向或横向的扫查路径在组织或脏器表面滑动扫查。

2. 旋转扫查法　沿声束轴线顺时针或逆时针旋转扫查。

3. 倾斜扫查法　将探头方向(角度)的改变与扫查平面相垂直的扫查。

4. 摆动扫查法　将探头方向(角度)的改变与扫查平面相平行的扫查。

【基本扫查切面】

1. 横切面　声束方向与脏器长轴相垂直。

2. 纵切面　声束方向与脏器长轴平行。

3. 斜切面　声束方向与脏器长轴非平行和垂直的任意角度。

【注意事项】

1. 术中超声探头选择的基本原则是在条件允许的情况下最大限度地利用高频探头以达到最佳图像分辨率。

2. 手术前应检查超声诊断仪各项参数条件,确保运行正常,进入手术室之前对超声诊断仪进行无尘处理。

3. 检查者应与术者站在同侧,超声检查仪放置在对侧,在扫查开始前应先调整探头的方向,习惯上使图像的方向与经腹超声一致。

4. 在满足术中超声扫查需要的前提下,尽量缩短操作时间,若需要长时间扫查时应用湿纱布对脏器进行保护。

5. 扫查时尽量操作轻柔,避免用力将探头插入未充分游离的区域,忌在狭窄空间内大角度转动或提拉探头。

6. 对于术中超声诊断困难的病灶可通过术中超声造影进行诊断。

【并发症】

IOUS 出现并发症的几率极小,重视规范扫查,可有效避免组织撕裂及出血。

【术后记录内容和要求】

1. 基本信息　患者的姓名、性别、年龄、住院号和床号、超声检查号、申请科室、检查部位、申请目的、仪器和探头型号、术前诊断。

2. 图像部分　术中超声介入应保存超声图像 3 张以上，包括显示二维、彩色多普勒病灶图像及操作过程的图像。

3. 文字描述　包括图像描述和超声诊断两部分。

(1) 图像部分:术中超声探查的范围,探查利用的声窗。探查脏器的大小、形态、实质回声、管道走行等。探查脏器的病灶特征、部位、大小、数目、边界、内部回声以及血流信号等。病灶与周围组织(周围血管、胆管)的关系(毗邻、压迫、侵犯)。恶性肿瘤还应报告有无其他部位的转移(部位、大小、回声)以及淋巴结情况(数目、大小、位置)。如在术中超声引导下进行介入穿刺操作,应描述采用的针具、穿刺部位、穿刺次数以及穿刺后所见。

(2) 超声诊断意见:①脏器的一般情况(大小、内部回声、管道走行);②病变的部位和性质;③结合临床资料给出超声诊断或病理性提示意见;④说明病变与毗邻解剖结构的关系;⑤相关血管、胆道、胰管及肝门淋巴结的情况;⑥介入操作的类型及结果。

4. 署名　包括检查医师的签名、检查时间及记录员的姓名等。

第一节　肝

【适应证】

1. 排除术前影像学怀疑的病变及术中检出新病变,并判断病变的性质。

2. 进一步明确病变的部位、范围以及与周围脉管等组织的解剖关系及解剖变异,为术式的选择提供依据。

3. IOUS 引导下进行介入操作。

4. 判断肿瘤分期。

5. 指导和纠正手术离断面。

6. 手术结束时确认手术效果,判定有无残留病变及副损伤。

【禁忌证】

无明显禁忌证。

【仪器选择】

术中肝脏的扫查通常采用扁平线阵或凸阵探头,频率为7.5MHz。对于肝脏体积较大、严重脂肪肝或肝硬化的患者可采用穿透力较强的 5MHz 探头。

【扫查方法】

扫查的第一步是获得肝脏的解剖全貌,在获得肝脏解剖全貌的基础上对病变的位置、病变的良恶性以及与周围脉管的解剖关系进行进一步扫查。肝脏的基本扫查法包括“纵行排列”全肝扫查法和“脉管轴心”扫查法。

1. “纵行排列”全肝扫查法　从肝脏最左缘第Ⅱ、Ⅲ段开始扫查至右后叶止,将肝脏分为沿身体长轴走行的若干列,每一列的宽度是术中探头的扫查宽度,然后自肝左外叶第一列开始从头侧最高点至足侧详细扫查每一列,直至右后叶最后一列,保证每一列之间不能有遗漏的区域。该方法通常采用的是接触扫查法,但对于表浅组织常需要辅以间接扫查法。在“纵行排列”全肝扫查法后需要注意对膈肌下方及后方等“隐蔽”部位进行重点扫查。

2. “脉管轴心”扫查法　将探头依次置于第一、二肝门,然后分别沿门静脉和肝静脉追踪至静脉末梢。利用门静脉或肝静脉对肝脏进行解剖分段,对病变进行初步定位。

3. 通过上述扫查法获得肝脏的解剖全貌后需对肝脏实质进行再次扫查,以获得病灶的声像学特征和解剖关系,并对检出病灶的位置和大小进行编号。同时确定病变的进展程度,判断周围脉管有无浸润。

【注意事项】

1. 对表浅病灶进行扫查时应采用间接扫查法同时辅以视诊和触诊。

2. 肝右叶贴近膈顶的肝裸区和肋膈角、肝左外叶以及肝表浅组织为经腹超声的扫查盲区,在进行 IOUS 全肝扫查时切勿遗漏。

【临床应用】

1. 肝脏恶性肿瘤　在原发性肝癌和肝脏转移癌切除术中,IOUS 可对术前影像学怀疑或新检出的病灶做出明确诊断,通过判断病变的累及范围和浸润程度指导修订手术方案。在 IOUS 引导下对诊断困难的病灶进行穿刺活检或划定肝内重要管道的体表投影。对可切除的病灶,IOUS 可在术中指导分离断面,避免过多切除肝实质并减少管道损伤;对于评估后不可切除的病灶可在 IOUS 引导下进行热消融、PEIT 等介入治疗。在手术结束时确认手术效果,判定有无残留病变或及时发现并发症予以积极处理。

2. 肝囊肿、脓肿以及梗阻性黄疸　对于肝脏囊肿、脓肿或梗阻性黄疸可在 IOUS 引导下进行硬化或置管引流等精准的介入治疗。

第二节　胆　　道

【适应证】

1. 术中进一步确认和排除胆道结石或肿瘤。

2. 明确结石位置、大小、类型及分布范围,引导手术切除或胆道镜取石。

3. 判断肿瘤来源、梗阻部位和程度、浸润范围、肿瘤分期及其与周围组织器官的解剖关系,评估可切除性。

4. 胆管解剖变异时,确定胆管位置。

5. 术中引导胆管或胆囊穿刺置管引流。

【禁忌证】

无明显禁忌证。

【仪器选择】

对胆囊和肝内胆管的扫查可选择"T"形探头,肝外胆管可选择立柱形探头或"I"形探头。常用频率为 7.5MHz,对于肥胖的患者可以选择 5MHz 的探头。

【扫查方法】

1. 肝内胆管扫查方法　以肝内脉管为轴心的扫查法,即将探头置于第一肝门,然后沿门静脉对肝内胆管进行追踪扫查。

2. 胆囊扫查方法

(1) 从肝膈面以接触扫查的方式对胆囊肝脏面进行扫查。

(2) 通过术野注水的方式对胆囊游离面进行扫查。

3. 肝外胆管扫查方法

(1) 充分暴露肝十二指肠韧带区域,对粘连的组织进行游离分解。

(2) 在十二指肠上缘寻找胆总管,确认胆总管后,保持探头位于其正上方,通过水囊或术野注水的游离扫查法沿胆管进行追踪。通过横断面或纵断面的扫查并结合彩色多普勒加以鉴别,在肝十二指肠韧带横断面上可清晰地显示胆总管、肝动脉、门静脉呈"米老鼠"征,可作为辨认胆管的标志性特征。

(3) 胆总管下段的扫查将探头直接置于十二指肠上方,以肠内液体作为透声窗,必要时可通过加压扫查法将肠道内的气体排出。若此方法仍不能清晰地显示下段胆总管,可利用 Kocher 手法游离十二指肠和胰头后从侧方或后方进行扫查。

【注意事项】

1. 在胆管切开前,应对肝内外胆管进行全面的扫查以获得胆道的解剖图像或疾病的原始图像,避免胆管切开后由于气体的进入而干扰诊断。

2. 正常情况下,经腹超声检查不能显示二级以上胆管,但术中超声能清晰地显示三级胆管与门静脉伴行,直径较门静脉稍细,管壁光滑、走行规则,不应误以为胆管扩张。

3. 术中使用 7.5~10MHz 的探头可显示胆囊壁的 3~5 层结构,包括黏膜层、肌层和浆膜层。因此,可通过观察上述结构是否清晰、完整来判断病变的进展程度。

4. 对于肝门部难以分辨的胆管和细小的血管可通过彩色多普勒加以鉴别。

5. 对于 IOUS 仍显示不清的胆道或病变,必要时可行术中超声造影检查。

【临床应用】

1. 胆道结石　IOUS 最常用于胆道中视诊、触诊不清结石的筛查。对术前检查最易漏诊的部位如肝右后叶贴近膈顶、左外叶边缘和肝脏表浅部位进行扫查,以补充诊断,指导制定更合理的治疗方案。此外,IOUS 还可划定胆道结石切除范围或引导纤维胆道镜或取石钳进行取石操作,在准备关腹前进行 IOUS 扫查,可以评估切除或取石是否彻底,有无结石残留。

2. 胆系肿瘤　IOUS 可以判断病变的进展程度,明确周围肝实质有无受累、血管有无侵犯、淋巴结是否转移以及肝内有无转移灶等情况,对肿瘤的可切除性进行评估,并指导手术方式的选择。

3. 胆道梗阻　IOUS 可对结石或肿瘤引起的梗阻性黄疸进行鉴别并对梗阻部位进行定位。对于不能去除病因的严重梗阻性黄疸患者,可在 IOUS 引导下进行胆道置管引流。

第三节　胰　　腺

【适应证】

1. 确认或排除术前影像学怀疑的病变,并对病变进行定性、定位诊断。

2. 获得病变周围的解剖学信息或疾病的进展分期,指导手术方案。

3. 引导病变的介入操作。

【禁忌证】

无明显禁忌证。

【仪器选择】

胰腺前后径较小,通常选择 10MHz 的"T"形或"I"形探头以获得满意的分辨率,对于胰腺组织明显肿胀的患者,可选用 7.5MHz 的探头。

【扫查方法】

1. 打开小网膜充分暴露胰腺,必要时以 Kocher 手法游离十二指肠。

2. 若胰腺暴露充分,可使用接触法或隔离法从胰头至胰尾进行连续扫查,并辅以横切面(探头旋转 90°)扫查。

3. 若由于严重炎症或组织粘连导致胰腺暴露不充分时可通过左肝或压缩的胃腔作为声窗进行扫查。

4. 对于胰腺肿瘤的患者还应该对周围血管、肝以及胰周淋巴结进行探查。

【注意事项】

1. 在胰腺的间接扫查中,如仅用于诊断扫查,通过注水法能满足扫查需求,但若需要进一步的介入治疗通常是通过水囊法进行间接扫查。

2. 在胰头寻找困难时可通过胰腺周围的解剖结构如肠系膜上动静脉或门静脉进行识别。

3. 通过 Kocher 手法游离胰腺周围的组织或将胰体 / 尾游离后进行间接扫查并结合触诊有助于微小病灶的检出。

【临床应用】

1. 胰腺癌　IOUS 可在术前对肿瘤进行定性、定位诊断,通过扫查血管、淋巴结以及周围脏器判断疾病进展程度,评价病变的可切除性。对于可切除的胰腺癌,IOUS 可评估切除范围;对于不可切除的胰腺癌,可在 IOUS 引导下进行消融治疗或放射性粒子植入治疗。

2. 胰岛素瘤　术前影像学检查对胰岛素瘤的敏感性均较低或由于慢性炎症的胰腺表面凹凸不平导致术中对胰岛素瘤的寻找十分困难。此时,利用 IOUS 高分辨率的特点可对胰岛素瘤进行准确的定位。

3. 胰腺炎及胰腺假性囊肿　在急慢性胰腺炎手术中,术中超声造影可评估胰腺坏死范围,用于指导手术切除或通过 IOUS 检测胰腺周围血管有无血栓的形成,对临床治疗起到提示作用。在 IOUS 引导下的胰腺假性囊肿的切除或置管引流治疗,可有效地避免胰管或血管的损伤,降低并发症的发生率。

第四节   泌 尿 系 统

【目的及适应证】

1. 获得新的诊断性信息

(1) 检出隐蔽性或小的病灶。

(2) 对已明确的恶性肿瘤进行分期。

2. 描述泌尿系统肿瘤的特征

(1) 明确肿瘤的位置、大小、数目。

(2) 判断肿瘤与周围脉管结构的关系。

(3) 评价肿瘤的可切除性。

3. 定位不可触及的肾脏肿瘤病变,引导部分肾切除手术。

4. 肾切开取石或经皮肾镜取石术中超声探查、定位、引导及实时监测并指引输尿管镜到达结石所在肾盏或肾盂进行碎石。

5. 腹腔镜术中超声可再次确认病灶的部位、大小、与周围脏器毗邻关系、是否有其他微小病灶等信息,帮助临床医生选择最佳的术式。

6. 肾移植手术术中监测。

7. 经直肠超声引导及监测前列腺癌切除手术。

8. 术中介入诊断与治疗。

【禁忌证】

无明确禁忌证。

【仪器设备】

1. 超声仪:普通彩色超声仪,具备相匹配术中探头及接口。

2. 肾脏探查可用 T 形探头、I 形线阵探头、凸阵探头、具有穿刺功能的探头及腹腔镜探头；输尿管及肾动静脉追踪扫查时可用笔式探头。探头频率一般为 5~15MHz，常用 5~7MHz 以获得足够的分辨率和探查深度。

【检查前准备】

1. 消毒探头或用无菌隔离套包裹探头。

2. 了解术前相关病史及影像学资料，明确术中超声扫查目标和目的。

3. 充分暴露肾脏或者有效利用各种声窗。

4. 可采用水浸法扫查以减少图像干扰。

【操作方法】

1. 开放式肾脏手术　由于泌尿系统器官多属腹膜后位脏器，扫查前应充分游离，尽量使探头能从各个方向和角度探测。肾脏的扫查一般采用探头直接接触探查，但在凹凸不平处或探查肾包膜下小病灶、肾血管则需在术野灌注温生理盐水后采用游离法扫查。如果是经腹切口，还可以利用肝做透声窗扫查肾脏。接触扫查法不适宜肾外的血管和输尿管，检测它们时要用游离法，扫查中同样要注意系统性，先全面观测肾脏的结构，而后从肾皮质开始，按顺序检测肾乳头、肾盏、肾盂，乃至肾门的肾动、静脉，并继续向下沿输尿管追踪。彩色多普勒超声不仅可以准确地判明血管的性质，还能了解肾脏的血流动力学状态，进而可观测肾脏的组织灌注情况。对于肾脏肿瘤术中超声不仅要对病灶进行定位，还要为临床提供大小、血流分布状况、肿瘤距肾表面或（和）集合系统或（和）肾门处肾血管的最短距离、与周围脏器毗邻关系以及是否有微小癌灶等信息。尤其对于深在的病灶须用电凝刀在肾表面标记定位。如临床需要，应在肿瘤切除后，观察切缘周围是否有肿瘤残留。对于术前、术中无法定性的病灶，可利用术中超声造影帮助定性。

2. 超声引导下经皮肾镜取石术　将超声探头置于穿刺区域，了解患者肾脏的结构、结石的部位，并测量体表至目标肾盏的距离,充分了解穿刺方向及路径。观察穿刺路径内血流分布情况,如穿刺路径有明显血流信号,则需要侧动探头改变穿刺切面,重新选择穿刺路径。最佳的穿刺路径首先为穿刺路径最短,其次尽可能避开肾内、肾周、周围的实质脏器及深部的大血管,最后尽可能从后组中盏的穹窿部沿肾盏长轴方向进针。穿刺过程中应使用超声仪器所匹配的专业的穿刺架,用 18G 穿刺针在超声引导下穿刺目标肾盏,穿刺针尖在超声中产生"="号强回声,穿刺成功时可见尿液溢出,将斑马导丝通过穿刺针芯放入集合系统,切开皮肤约 1cm,退出穿刺针,沿斑马导丝用筋膜扩张器由 6F 起依次扩张至 21F,扩张通道时可利用超声实时监测筋膜扩张器的扩张深度,留置21F 工作鞘,建立经皮肾工作通道。如果单个通道完全取净结石困难,则可在超声引导下建立第 2 条通道,进行多通道碎石取石。

3. 腹腔镜下的肾脏手术　为提高超声定位的准确性,减少腹腔镜手术切口位置的依赖性,应选择多角度转动的具有穿刺引导功能的腹腔镜探头,便于术中随时调整探头位置和角度,获取更佳的观察切面。探查时尽可能将探头充分与脏器表面接触,力争在获取最佳切面后对病灶进行定位,同时提供病灶性质、大小、血流分布状况、肿瘤距肾表面或(和)集合系统或(和)肾门处肾血管的最短距离、与周围脏器毗邻关系以及是否有微小癌灶等信息。深在部位的病灶应使用电凝钩在脏器表面标记。

4. 经直肠超声引导及监测下的前列腺癌手术　常规的经直肠探头可满足需要。术中为临床提供病灶的部位、性质、大小、血流分布状况、与周围组织的毗邻关系等信息。如临床需要,应在病灶切除后,帮助临床确定疗效。

【注意事项】

1. 肾门区位于深部,术中超声由于频率较高,对于肾门区的病变观察可能受限制,可通过降低频率来提高对肾门区的显示,避免遗漏病灶。

2. 对于肾浅表的病变,术中超声也易遗漏,因此术中超声探查时探头不应过度加压肾,可在术野灌注生理盐水或利用水囊的方式以提高肾浅表病变的显示。

3. 术中注意残留结石与气体、黏膜下钙化斑、肾门钙化灶的鉴别。正确鉴别可以缩短手术探查时间,减少出血、损伤、肾周渗液等并发症的发生。

【术后记录内容和要求】

泌尿系统术中超声检查报告包括基本信息、超声图像、文字描述、署名等。

1. 基本信息　患者的姓名、性别、年龄、住院号和床号、超声检查号、申请科室、治疗部位、申请目的、仪器和探头型号、术前诊断。

2. 图像部分　采集的图像最好 4 张以上,包括显示脏器的二维声像图、CDFI 的声像图、目标位置及其针道的声像图、治疗过程中的声像图、治疗结束后的声像图等。

3. 文字描述　包括图像描述和超声诊断意见。

(1) 术前诊断与手术名称。

(2) 一般情况:患者所取的治疗体位,治疗前的准备程序,如常规消毒、铺巾,麻醉方式、麻醉用药名称及用量。

(3) 治疗过程:引导方法(开腹、腔镜);有无使用辅助方式引导穿刺治疗,如超声造影、虚拟导航等。 ①图像部分:术中超声探查的范围,探查利用的声窗。肾大小、形态、包膜、皮髓质及集合系统回声情况,彩色血流信号等;结石数目、大小、部位及肾脏积液、输尿管扩张情况;局灶性病变的部位、大小、数目、边界、内部回声及血流信号、与肾门部血管的关系(毗邻、压迫、侵犯);对侧肾、双侧输尿管、膀胱是否有病变;对于可疑恶性病变,还应描述肾周、腹膜后淋巴结,及其他结构有无转移及受侵情况;如术中在超声引导下进行介入穿刺操作,应描述采用的针具、穿刺的部位、穿刺的次数、穿刺后所见。②超声诊断意见:脏器一般情况(大小、形态、内部回声);结石情况;局灶性病变的物理性质(实性、囊性和混合性),结合临床资料对病变良、恶性或具体病变进行超声诊断或给出提示意见;周围血管、淋巴结及其他结构受侵犯或转移情况;介入操作的类型及结果。

(4) 术后复查:15~20 分钟后超声检查有无出血等。

(5) 结果评估:对手术过程和效果的总体评价,记录患者有无不适表现和反应,术中处理、用药和效果,并描写患者离开手术室的一般情况。

(6) 术后注意事项:需记录术后注意预防的并发症,如发热、出血、感染等,告知可能并发症,如有异常随诊。

4. 署名　包括医师的签名、操作日期和时间、记录者姓名等。

第二章 术中超声在心脏血管中的应用

超声心动图相较于其他无创性影像学检查如 MR、CT 等，具有实时、便捷、快速高效等诸多优势，可以更好地应用于急诊情况、床旁、手术室、导管室及 ICU。上述这些特点，使得超声心动图可以在需要影像学引导的心脏介入手术中扮演重要的角色，特别是应用于一些放射透视引导存在局限性的疾病如：瓣膜、心肌及心包病变等。随着介入心脏病学日益蓬勃发展，超声引导也越来越多地参与到更多的术式中。本节内容主要阐述超声心动图在结构性心脏病介入手术中的应用现状及作用；比较不同类型超声心动图：经胸超声心动(TTE)、经食管超声心动(TEE)及心脏内超声(ICE)在术中的应用价值。

目前的 TTE 可以提供优异的图像质量，同时由于其出色的便携性及易用性，已被广泛地应用于结构性心脏病介入术中引导。目前主流的超声系统，包括便携超声和手持超声均能够提供满意的二维及多普勒成像能力，使其能够适用于各种不同的介入治疗，甚至包括室间隔乙醇消融术、心肌活检、心包穿刺及经皮二尖瓣球囊扩张也都可以通过 TTE 引导完成。由于可以避免胸壁、肺部气体等因素的干扰，TEE 可以提供比 TTE 更为优异的成像质量。所以在进行复杂解剖条件的介入治疗时，必须行 TEE 检查进行病变的仔细评估，包括复杂及疑难解剖条件的间隔缺损介入治疗、二尖瓣球囊扩张等。相较于 TTE，TEE 除了具备评价解剖及生理条件等优势外，还能够监测术中器械位置及走行，除外心腔内血栓、心包积液等并发症。随着近年来逐步推广应用,ICE 显示出在监测及指导介入手术中的巨大潜力。大量的基础及临床研究说明,ICE 在评价心室功能、界定解剖部位,指导房间隔穿刺及心肌活检中具有明确优势。ICE 可以提供比 TEE 还要优异的成像质量。在许多中心,ICE 引导无 X 线房颤射频消融及房间隔封堵术已成为首选手术方案。在导管室进行介入手术引导时,ICE 无需全身麻醉,也无需额外配备超声医生协助手术,也可以进一步缩短手术及透视时间。除了传统介入治疗,ICE 在应用于左房耳封堵、左室辅助装置等新型介入手术也显示了其独特的优势。

【目的】

1. 先天性心脏病的诊断及鉴别诊断。

2. 心脏结构性数据的测量与评价。

3. 协助术中评估,指导手术操作。

4. 监测术中并发症的发生及指导应急处理。

5. 评价治疗效果。

【适应证】

1. 房间隔缺损

(1) 继发孔型房缺,左向右分流。

(2) 年龄≥2 岁,体重≥10kg。

(3) 缺损边缘距冠状静脉窦、上下腔静脉及右上肺静脉≥4mm,与房室瓣距离≥7mm。

(4) 缺损最大伸展径≥5mm,≤40mm。

(5) 房间隔总长 > 封堵器左房盘直径。

(6) 外科修补术后的残余分流。

(7) 二尖瓣球囊扩张术后的房水平分流。

2. 室间隔缺损

(1) 年龄≥3 岁。

(2) 具有血流动力学意义(LVDD 增大或 QP/QS≥2.0)。

(3) 膜周部 VSD 3~12mm,肌部 VSD≥5mm。

(4) VSD 上缘距右冠瓣≥2mm,无右冠瓣脱入 VSD 及中度以上主动脉瓣反流。

（5）VSD 距三尖瓣≥3mm，无三尖瓣结构异常。

（6）外科术后残余分流。

3. 动脉导管未闭

（1）年龄≥6 个月，体重≥4kg。

（2）左向右分流 PDA。

（3）不合并其他心脏畸形。

（4）外科术后残余 PDA。

4. 经导管主动脉瓣植入术

（1）有症状的严重主动脉瓣狭窄（瓣口面积 $<1cm^2$）。

（2）EuroSCORE 评分≥20% 或 STS 评分≥10%。

（3）解剖条件可行 TAVI 手术。

5. 经导管二尖瓣钳夹术

（1）二尖瓣中至重度反流（3+~4+）。

（2）有临床症状，或心脏扩大、新发房颤和肺动脉高压。

（3）测量二尖瓣瓣口面积，反流面积，测量瓣叶数据。

（4）解剖条件适合 MitraClip 手术：①反流主要位于 A2P2 区，且该二区无明显钙化或瓣中裂；②二尖瓣瓣口面积 $>4cm^2$；③若为功能性反流，二尖瓣关闭时瓣尖接合长度 >2mm，深度 <11mm；④若为器质性反流呈连枷样改变，连枷间隙 <10mm，宽度 <15mm。

【禁忌证】

1. 房间隔缺损

（1）原发孔型、静脉窦型 ASD。

（2）ASD 边缘条件不足以固定封堵器。

（3）合并重度肺动脉高压存在右向左分流。

（4）伴肺静脉异位引流。

（5）合并其他需外科手术的畸形。

2. 室间隔缺损

（1）缺损位置不佳，影响瓣膜活动。

（2）合并中度以上主动脉瓣反流。

（3）合并重度肺动脉高压存在右向左分流。

（4）主动脉瓣脱垂达室间隔。

（5）合并房室传导阻滞或束支阻滞。

（6）合并其他需外科手术的畸形。

3. 动脉导管未闭

（1）合并重度肺动脉高压存在右向左分流。

（2）依赖 PDA 存活的心脏畸形。

（3）合并其他需外科手术的畸形。

4. 经导管主动脉瓣植入

（1）患者症状来源于非主动脉瓣疾病。

（2）瓣环直径 <18mm 或 >29mm。

（3）冠脉阻塞风险大。

（4）血管入路条件不佳。

5. 经导管二尖瓣钳夹

（1）患者症状来源于非二尖瓣疾病。

（2）肺动脉高压病程过长。

（3）房颤病程过长合并左房血栓。

（4）解剖条件不适合 MitraClip 术。

【仪器设备】

应配备术中专用彩色超声检查仪,探头配备经胸及经食管超声心动图探头。有条件的中心可以选择性配备心脏内超声检查仪及心脏内超声探头导管。需无菌操作的术式中需配备探头无菌套及无菌耦合剂。

【检查前准备】

超声医师术前应全面了解患者病史并复习影像学资料(X线平片、CT、MRI、DSA 等)。进行经食管超声心动图监测时,应与手术医师及麻醉医师共同评估患者术中能否耐受经食管超声,并向受检者及家属说明情况,令其签署知情同意书。

【操作方法】

1. 人员配备　术中超声要求超声医师具有相当心脏超声基础,同时需了解结构性心脏病不同病种及血流动力学特点,熟知介入手术过程及器械特点。同时,应用术中超声的心脏科医师也应接受相应的超声知识培训,并熟练掌握超声扫查切面及声像学特点。超声检查可以由超声科医师或接受过超声培训的心脏科医师完成,心脏内超声的操作需要具有一定介入基础的医师完成。

2. 探头的无菌处理　经胸超声心动图需无菌操作时,使用无菌塑料套则是一种安全便捷的方法,应用无菌塑料套时应先在探头表面涂耦合剂,再由超声医师与洗手护士共同配合套上无菌塑料套,需排净探头与无菌套之间的空气,使两者紧密贴合,然后用橡皮筋固定。

3. 超声扫查　经胸超声心动图需监测以下切面:

(1) 左室长轴切面:此切面用于测量各个心腔及瓣膜数据,同时测量血流动力学数据。

(2) 大动脉短轴切面:观察主动脉前后壁与房间隔情况。

(3) 四腔心切面:观察缺损距离二尖瓣的距离,二尖瓣的开放及关闭情况,是否合并其他畸形;测量缺损大小,房间隔总长,测量左右心房及心室大小。

(4) 剑突下切面:剑突下转动探头可显示房间隔边缘及其与上腔静脉、下腔静脉、肺静脉、冠状静脉窦及心房后方的距离,缺损大小与房间隔径线,同时该切面也是确定有无合并多处缺损,及评价术后残余分流情况的最佳切面。对于小儿或腹壁松弛患者,该切面可部分性替代经食管超声心动图的作用。

(5) 房间隔缺损封堵术中测量房间隔缺损应确定缺损边缘至冠状静脉窦、上下腔静脉以及右上肺静脉之间的距离≥4mm,与房室瓣距离≥7mm,同时测定跨缺损血流方向,鉴别是否存在双向分流或右向左分流。

(6) 经导管主动脉瓣植入术中测量主动脉瓣最大跨瓣压差及平均跨瓣压差、主动脉瓣最大流速,使用二维测面积法可定量测得主动脉瓣狭窄口的面积(轻度:面积 >1.5cm^2,峰值压差为 30~50mmHg;中度:面积 1.0~1.5cm^2,峰值压差为

50~75mmHg;重度:面积 <1.0cm,峰值压差 >75mmHg);连续波多普勒可定量肺动脉收缩压评估肺动脉高压的程度(轻度:40~50mmHg;中度:50~70mmHg;重度:70mmHg 以上)。测量主动脉根部解剖数据:主动脉瓣环、左室流出道(距主动脉瓣环 1cm 处)、主动脉窦、升主动脉近端内径(距主动脉瓣环 4cm 处),主动脉窦高以及窦管交界处直径,主动脉瓣距左冠状动脉开口的距离,左室流出道与主动脉之间的角度。

(7) 经导管二尖瓣钳夹术中测量二尖瓣存在中重度(3+)或中重度(4+)反流,反流区域位于 A2P2 区,且无明显钙化或瓣叶裂;二尖瓣瓣口面积 >4cm^2;功能性反流,二尖瓣关闭时瓣尖接合长度 >2mm,深度 <11mm;器质性反流呈连枷样改变,连枷间隙 <10mm,宽度 <15mm。

4. 麻醉及右心导管检查　完成麻醉后,穿刺股静脉(及股动脉),送入右心导管与各心腔大血管完成取血测压,评价血流动力学。

5. 手术过程

(1) 房间隔缺损封堵术:完成右心导管检查后,将导管送至左上肺静脉,沿导管送入加硬导丝,根据超声测量结果选择合适的封堵器及相应的输送鞘,完成组装后用肝素盐水彻底冲洗排空气泡。沿加硬导丝送入输送鞘至左上肺静脉后撤出导丝及扩张管,送入封堵器,封堵器到达左心房水平后,回撤输送鞘,使封堵器左心房盘片于左房内完全展开后,整体回撤至房间隔水平后,于右心房内展开封堵器,行推拉试验明确封堵器位置是否固定。行超声检查评价封堵器位置及封堵效果,结果理想后释放封堵器,拔除输送系统,局部压迫止血。

(2) 室间隔缺损封堵术:完成右心导管检查后,行左心室造影完成缺损测量及评价主动脉瓣情况,将导丝经左心室送入右心室,送达肺动脉或腔静脉内,经股静脉送入右心导管完成导丝抓捕,建立股动静脉轨道,选择合适的封堵器及相应的输送鞘,完成组装后用肝素盐水彻底冲洗排空气泡。经股静脉沿着轨道送入输送系统至左心室,并使鞘管指向心尖,送入封堵器,于左心室内展开左心室盘片,整体回拉至室间隔水平后,展开右心室盘片。行超声及左心室造影评价封堵器位置及封堵效果,结果理想后释放封堵器,拔除输送系统,局部压迫止血。

(3) 动脉导管未闭封堵术:完成右心导管检查后,行主动脉造影评价动脉导管情况,经股静脉送入右心导管及直头导丝跨越动脉导管至降主动脉,交换送入加硬导丝至降主动脉,选择合适的封堵器及相应的输送鞘,完成组装后用肝素盐水彻底冲洗排空气泡,沿加硬导丝送入输送鞘至降主动脉,送入封堵器到达降主动脉后,回撤鞘管,展开主动脉留置盘,到达动脉导管最狭窄处展开肺动脉留置盘。行超声及降主动脉造影评价封堵器位置及封堵效果,结果理想后释放封堵器,拔除输送系统,局部压迫止血。

(4) 经导管主动脉瓣植入术:穿刺右股动脉预埋缝合器或游离显露右侧股动脉,完成主动脉造影及超声心动图检查评价血管、瓣环及瓣膜条件,将直头导丝跨越主动脉瓣送入左心室,交换送入加硬导丝,送入 TAVI 系统,行右心室起搏 150~160 次/分,植入瓣膜,撤出输送系统后再次行造影及超声心动图检查,评价治疗效果。

(5) 经导管二尖瓣钳夹术:送入猪尾导管至主动脉根部,监测主动脉压力;在经食管指导下穿刺房间隔(房间隔穿刺点距二尖瓣环 4cm 左右),植入超硬导丝并退出房间隔穿刺鞘,通过超硬导丝植入 24F 可控性导引导管至左心房后,送入 MitraClip 输送系统,在超声引导下调节 MitraClip 输送系统指向二尖瓣口反流最明显处并能垂直活动,打开 MitraClip 的双臂至 120°,在经食管超声(左室流出道和心尖两腔心切面)指导下调整 MitraClip 使之位于二尖瓣前后瓣叶的中间,实时三维超声外科视野切面下进一步调整 MitraClip 至二尖瓣瓣环中间,并使两臂位于 6 点和 12 点,于心脏舒张期送入心室腔,缓慢回撤 MitraClip,并使 2 个瓣叶均落在 MitraClip 的两个臂上,操作 MitraClip 使之夹住 2 个瓣尖,经食管超声反复确认二尖瓣反流明显减轻,二尖瓣跨瓣压差 <5mmHg,最终释放 MitraClip,退出 MitraClip 输送系统和 24F 可控性导引导管。

【注意事项】

1. 超声评估 ASD 需明确 ASD 分型(原发孔型、继发孔型、腔静脉型或冠状静脉窦型),测量缺损大小,分析缺损形态是否为不规则型,有无多个缺损,如存在多个缺损需测量缺损之间的间距,对于筛孔样房缺需判断有无进行介入治疗的可能,合并膨出瘤的患者还应测量膨出瘤大小,膨出深度。

2. 指导 PFO 封堵时需要明确该病非常常见,发病率约 25%,并非所有 PFO 均需治疗。间断或持续出现左向右分流、Valsalva 动作证实右向左分流的 PFO 存在血流动力学意义,因此封堵术前必须完成 TEE 检查及发泡试验。部分 PFO 合并房间隔膨出瘤,膨出瘤虽无血流动力学意义,但存在诱发血栓形成风险,必要时仍需积极干预。

3. 指导经皮主动脉瓣植入时经食管超声心动图评价生物瓣的瓣叶活动,确定人工生物瓣的固定情况,并仔细观察人工生物瓣对冠状动脉开口的影响。同时估测人工生物主动脉瓣的跨瓣压差,评价左右室各节段功能,如果出现新的节段功能异常,最可靠的方法是观察人工生物瓣是否堵住冠状动脉开口。

4. 指导经皮二尖瓣钳夹术时,超声引导下送入 MitraClip 系统,使其指向二尖瓣反流最明显处,并能垂直活动,利用左室流出道和心尖两腔心切面指导下调整 MitraClip 使其位于二尖瓣瓣环中间,实时三维超声外科视野切面下进一步调整 MitraClip 至瓣环中间,并使两个瓣叶均落在 MitraClip 两个臂上,操作 MitraClip 钳夹主瓣尖,经食管超声确认二尖瓣反流减轻,跨瓣压差 <5mmHg,释放 MitraClip。术后通过经胸超声进行疗效评估,反流程度一般较术前≥2 级,LVEF 提高,左心房内径减小,舒张期左心室内径缩小。同时患者临床症状减轻,心功能提高至少 1 级。

【不良反应和并发症预防】

1. 感染　行术中无菌超声扫查时要注意严格的无菌操作,由超声科医生和手术室护士共同检查确认无菌保护套应用前无破损,避免感染。

2. 消化道损伤　经食管超声检查可能损伤消化道导致消化道出血,少量出血可以保守观察,出血量较大时需行介入栓塞术,如导致消化道穿孔则需外科治疗。

3. 气道损伤　经食管超声探头可能压迫气道导致气道狭窄,一般解除压迫后可缓解,如产生气道痉挛,狭窄短时间内不能解除,则需麻醉医师协助行气管插管。

【术后记录内容和要求】

1. 基本信息　患者的姓名、性别、年龄、住院号、申请科室、申请术中超声检查的目的。

2. 超声图像　术前阳性结果 1~2 张,术中操作关键性图像 1 张,器材植入后关键性图像 1~2 张。

3. 文字描述

(1) 图像部分:描述病变特点,测量心腔大血管关键性数据,评价病变分级情况,关键性解剖条件、复杂解剖情况,合并其他畸形,情况均应描述;术中关键性操作部分、术中出现并发症情况均应如实描述;器械植入后治疗效果评价。

(2) 超声诊断:对结构性心脏病进行诊断及鉴别诊断,给出疾病分级;结合临床申请目的进行的超声诊断及提示意见;介入操作所达到的目的。

4. 署名　术中进行超声操作的超声医师及心脏科医师签名。

第三章　术中超声在神经外科中的应用

　　颅脑术中超声可清晰显示颅内结构,精确定位病灶,实时引导手术入路,有助于减少手术损伤和并发症,在指导颅脑深部微小病灶方面,术中超声尤其显示其价值。脑肿瘤术中应用超声可判断肿瘤切除情况,指导手术和术后放疗、化疗;对于颅内动静脉畸形,术中超声可显示供血动脉及引流静脉的位置、走行,判断畸形血管残留,可避免部分患者二次手术,降低发生颅内出血的风险;精准定位、引导穿刺引流及活检等操作,减少并发症;超声引导下脑肿瘤微波消融治疗,作为手术之外可选择的治疗手段。

【目的】

　　1. 常见病的诊断、定位和边界确定。

　　2. 判断病变切除是否完全。

　　3. 协助术中导航。

　　4. 判断脑动静脉血管畸形供血动脉及引流静脉的位置、走行等。

　　5. 超声引导下穿刺活检、引流、热消融、放射性粒子植入等。

【适应证】

　　1. 对于颅内病变的定位及显示

　　(1) 需对颅内肿瘤、颅内感染及颅内血管性疾病进行定位、诊断、确定边界及周围毗邻关系。

　　(2) 需了解脑肿瘤血流动力学信息。

（3）需了解脑肿瘤周围有无大血管。

（4）需确定脑肿瘤对周围结构有无侵犯和压迫。

（5）区别颅内动静脉畸形栓塞区与灌注区。

（6）识别颅内动静脉畸形供血动脉和引流静脉。

（7）评价颅内病变切除程度。

（8）判定术后有无颅内出血以及出血部位、出血量。

2. 对特殊位置肿瘤进行定位并引导手术入路

（1）对于体积较小的颅内病变的准确定位并引导手术入路。

（2）对于位置较深的颅内病变的准确定位并引导手术入路。

（3）对位于重要功能区的颅内病变的准确定位并引导手术入路。

（4）对多发颅内病变的准确定位并引导手术入路。

（5）纠正颅脑手术偏差、协助术中导航。

3. 术中超声造影及介入超声的应用

（1）需了解颅内病变血流灌注情况。

（2）超声引导下穿刺活检。

（3）超声引导下引流术。

（4）超声引导下微波热疗。

（5）超声引导下放射性粒子植入。

【禁忌证】

颅脑术中超声检查禁忌证较少，但以下情况，检查可能受限，需要引起注意。

1. 颅脑术中超声应用于神经外科手术中骨瓣去除后，骨瓣过小，超声探头无法直接接触到脑表面或硬脑膜。

2. 手术后残腔贴敷止血材料。

【仪器设备】

配备术中专用探头的彩超仪，介入操作建议配备术中专用穿刺引导架。颅脑术中超声常用的探头为小凸阵探头、冰球棍形探头、笔式探头等，频率多在 5~12MHz。探头选择根据骨瓣大小、病变深度、手术切口的位置而定。凸阵探头一般频率较低，穿透力较强，多用于检查脑深部病变，如深部胶质瘤、海绵状血管瘤及脑干肿瘤等;冰球棍形探头频率较高、分辨率好,多用于脑组织表浅部位的病变;笔式探头多用于手术切口较小、位置较深的肿瘤。

【检查前准备】

超声医师术前应全面了解患者病史并复习影像学资料(CT、MRI、DSA),了解患者手术体位及手术切口的位置,以更好地理解术中超声所探测到的颅内结构。如需术中进行超声造影检查,应严格掌握超声造影检查的适应证及禁忌证,与神经外科医师及麻醉科医师共同评估患者术中能否接受超声造影检查,并向受检者及家属说明情况,与之签署知情同意书。

【操作方法】

1. 人员配备　术中超声要求超声医师具有一定的神经解剖学、神经影像学和神经外科学基础知识和技能,熟悉神经外科不同部位肿瘤的手术体位、手术入路及手术方法。同时,应用术中超声的神经外科医师也应接受相应的超声知识培训,并熟练掌握超声扫查手法和技巧。超声扫查可以由超声科医师或接受过超声知识培训的神经外科医师完成。

2. 探头的无菌处理　在颅脑术中超声检查的过程中,一定要严格遵守无菌操作的原则。介入专用探头可用甲醛熏蒸或环氧乙烷消毒,但需时均较长,无菌塑料套则是一种安全便捷的方法,应用无菌塑料套时应先在探头表面涂耦合剂,再由超声医师与刷手护士共同配合套上无菌塑料套,需排净探头与无菌套之间的空气,使两者紧密贴合,然后用橡皮筋固定。

3. 扫查方法　神经外科应用术中超声,一般采用三步扫查法,即剪开硬脑膜前、后各扫查一次,术后再扫查一次。硬脑膜外扫查,主要是确定病变的边界及病变与周围毗邻关系,探头扫查时可在硬脑膜上滑动、侧动、旋转。剪开硬脑膜后,在脑表面直接扫查,主要是为了确定病变与脑表面脑沟回的位置关系,确定最佳手术入路,扫查时动作需轻柔,尽量避免滑动和旋转探头,以防止脑挫伤。术后扫查主要是为了明确病变切除范围,确定有无病变残留,有无颅内血肿等。术后扫查时因探头不易与脑组织贴合,应在手术残腔灌注生理盐水,将探头置于水中扫查。灌注生理盐水时应使用水球注水,而避免用注射器,因注射器可以产生较多的小气泡,影响图像质量。此外,还需注意在灌注生理盐水前吸走残腔内的残余组织碎片、手术敷料和血液。常用的扫查方法主要有以下两种。

(1) 直接扫查法:即探头和被扫查部位直接接触,将探头放置在脑表面进行扫查。此扫查方法探头移动灵活,操作简便,不受患者体位的影响,也是术中超声最常用的扫查方法,但由于脑表面凹凸不平,探头与被扫查部位易有空气而影响扫查效果,较适合检查深部病变。

(2) 间接扫查法:探头和被扫查部位不直接接触,而是通过水等中间介质进行扫查。如在探头和被扫查部位之间放置水囊,或术后将手术残腔内注满水,将探头置于水中不与残腔接触进行扫查。主要适宜检查浅表部位的病变,但需要水等介质,操作不方便,易受患者体位的影响。需要注意的是,当在手术残腔内注入生理盐水或制作水囊时,操作需轻柔,尽可能避免产生气泡而影响扫查效果。

4. 声像图的识别　识别声像图时首先分清探头的方位,否则易给术者提供错误信息,造成方向判断失误而造成不必要的颅脑损伤。一方面,可利用颅内的结构作为标志物,如脑室(声像图上表现为无回声)、脉络丛(新月形强回声)、大脑镰、小脑幕(线样强回声);另一方面,也可利用手术台上一些材料,如银夹、棉片等在声像图上表现为强回声的物品作为标志物,协助判断手术入路方向是否正确,手术路径距病变的距离等。

【注意事项】

1. 行术中超声扫查时要注意严格的无菌操作,尤其在骨窗的边缘探查脑组织时注意不要划破探头套,避免感染的发生。

2. 术中超声探查时需根据病变的位置和大小选择合适的探头,并合理调节仪器参数,避免漏诊或误诊,如探查颅内血管性疾病时,对于血流缓慢的病变(如残留畸形血管团、血管母细胞瘤的瘤结节)应降低彩色量程和壁滤波,增加彩色多普勒增益,以提高病变的显示率。

3. 术中超声容易受周边组织及手术器械、敷料的影响而形成各种伪像,应正确识别各种伪像。

4. 术中超声提供的为非标准断面,要求医生必须熟悉各部位的解剖关系及超声图像的方位。

【不良反应和并发症预防】

1. 脑组织挫伤　术中操作探头的医生手法轻柔可避免脑组织挫伤。

2. 感染　行术中超声扫查时要注意严格的无菌操作,由超声科医生和手术室护士共同检查确认无菌保护套应用前无破损,在骨窗的边缘探查脑组织时注意不要划破探头套,从而避免感染的发生。

3. 出血　进行颅脑介入操作时,可能会损伤颅内血管引起出血。在选择入径的过程中,应尽量避免颅脑表面的血管,同时行彩色多普勒检查,避开颅内脑实质内血管。

【术后记录内容和要求】

1. 基本信息　患者的姓名、性别、年龄、住院号、申请科室、申请术中超声检查的目的、仪器型号、探头选择。

2. 超声图像　阳性结果附超声图像 2~3 张,介入操作应包括显示穿刺针等图像 1~2 张。

3. 文字描述

(1) 图像部分:灰阶超声描述病灶的数目、大小、位置、边界及与周围组织结构的位置关系,对脑室、中线及重要组织结构有无挤压。彩色多普勒超声描述病灶内部及周边的血供情况,病灶对颅内正常血管有无挤压和侵犯。如术中及术后进行超声检查,应详细描述肿瘤切除程度,有无残留肿瘤,如有残余肿瘤则应描述残余肿瘤的位置、范围和周围主要结构。如进行了介入操作,应详细描述选择的器械及操作方法,操作过程中有无并发症发生等。

(2) 超声诊断:颅内病变的性质(囊性、实性、囊实性);结

合临床申请目的进行的超声诊断及提示意见;超声造影对
病灶内血供情况及周围毗邻关系的判断;介入操作所达到的
目的。

4. 署名　共同进行颅脑术中超声操作的超声医师、神经
外科医师及手术室配合护士的姓名。

参考文献

［1］陈敏华,董宝玮.超声引导细针活检对肝脏恶性肿瘤的诊断价值(附21 例小肝癌的超声图像分析).中国超声医学杂志,1987,3(3):161-164.

［2］吴薇,陈敏华,严昆,等.超声造影对提高肝肿瘤穿刺活检诊断率的应用价值.中华医学杂志,2006,86(2):116-120.

［3］Rockey DC,Caldwell SH,Goodman ZD,et al. Liver Biopsy. Hepatology,2009,49(3):1017-1044.

［4］Atwell TD,Smith RL,Hesley GK,et al. Incidence of bleeding after 15181 percutaneous biopsies and the role of aspirin. AmJ Roentgenol,2010,194(3):784-789.

［5］Cholongitas E,Senzolo M,Standish R,et al. A systematic review of the quality of liver biopsy specimens. Am J Clin Pathol,2006,125(5):710-721.

［6］Pasha T,Gabriel S,Therneau T,et al. Cost-effectiveness of ultrasound-guided liver biopsy. Hepatology,1998,27(5):1220-1226.

［7］Younossi ZM,Teran JC,Ganiats TG,et al. Ultrasound-guided liver biopsy for parenchymal liver disease:an economic analysis. Dig Dis Sci,1998,43(1):46-50.

［8］Riley TR 3rd. How often does ultrasound marking change the liver biopsy site？ Am J Gastroenterol,1999,94(11):3320-3322.

［9］Sporea I,Gherhardt D,Popescu A,et al. Does the size of the needle influence the number of portal tracts obtained through percutaneous liverbiopsy？ Ann Hepatol,2012,11(5):691-695.

［10］De Man RA,Van Buuren HR,Hop WC. A randomised study on the efficacy and safety of an automated Tru-Cut needle for percutaneous liver biopsy. Neth J Med,2004,62(11): 441-445.

［11］Poynard T,Ratziu V,Bedossa P. Appropriateness of liver biopsy. Can J Gastroenterol,2000,14(6): 543-548.

［12］Seeff LB,Everson GT,Morgan TR,et al. Complication rate of percutaneous liver biopsies among persons with advanced chronic liver disease in the HALTC trial. Clin Gastroenterol Hepatol,2010,8(10): 877-883.

[13] West J,Card TR. Reduced mortality rates following elective percutaneous liver biopsies. Gastroenterology,2010,139(4):1230-1237.

[14] Jensen DM. Individualizing HCV Treatment with Peginterferon and Ribavirin:What needs to be Done？ Therap Adv Gastroenterol,2009, 2(1):5-10.

[15] Mammen T,Keshava SN,Eapen CE,et al. Transjugular liver biopsy:a retrospective analysis of 601 cases. J Vasc Interv Radiol,2008,19(3): 351－358.

[16] Ghent CN. Percutaneous liver biopsy:reflections and refinements. Can JGastroenterol,2006,20(2):75-79.

[17] Giorgio A,Tarantino L,de Stefano G,et al. Complications after interventional sonography of focal liver lesions:a 22-year single-center experience. J Ultrasound Med,2003,22(2):193-205.

[18] Weiss H,Duntsch U,Weiss A. Risks of fine needle puncture－ results of a survey in West Germany (German Society of Ultrasound in Medicine survey). Ultraschall Med,1988,9(3):121-127.

[19] Robertson EG,Baxter G. Tumour seeding following percutaneous needle biopsy:the real story！ Clin Radiol,2011,66(11):1007-1014.

[20] Al Knawy B,Shiffman M. Percutaneous liver biopsy in clinical practice. Liver Int,2007,27(9):1166-1173.

[21] Strassburg CP,Manns MP. Approaches to liver biopsy techniques revisited. Semin Liver Dis,2006,26(4):318-327.

[22] 曲鹏,于晓玲.超声引导下穿刺活检在骨骼肌肉系统疾病诊断中的价值.解放军医学院学报,2013,34(7):676-679.

[23] 殷林亮,邓学东,邹天明,等.介入性超声在肌肉骨骼系统疾病中的应用.苏州大学学报(医学版),2010,30(3):632-633.

[24] Saifuddin A,Mitchell R,Burnett SJ,et al. Ultrasound-guided needle biopsy of primary bone tumours. J Bone Joint Surg,2000,82(1):50-54.

[25] Sofka CM,Collins AJ,Adler RS. Use of Ultrasonographic guidance in interventional musculoskeletal procedures a review from a single institution. J Ultrasound Med,2001,20(1):21-26.

[26] Torriani M,Etchebehere M,Amstalden E. Sonographically guided core

needle biopsy of bone and soft tissue tumors. J Ultrasound Med,2002,
21 (3):275-281.

［27］ Loizides A,Widmann G , Freuis T, et al. Optimizing ultrasound guided
biopsy of musculoskeletal masses by application of an ultrasound
contrast agent. Ultraschall in der Medizin,2011,32 (3):307-310.

［28］ 邵秋杰,张宏,寇海燕,等. 超声引导下脾脏穿刺活检的诊断价
值. 临床超声医学杂志,2010,12 (7):486-488.

［29］ Goerg C,Schwerk WB,Goerg K. Sonography of focal lesions of the
spleen. Am J Roentgenol,1991,156 (5):949-953.

［30］ Goerg C,Schwerk WB,Goerg K. Splenic lesions:sonographic patterns,
follow-up,differential diagnosis. Eur J Radiol,1991,13 (1):59-66.

［31］ Sandrasegaran K,Robinson PJ,Selby P. Staging of lymphoma in adults.
Clin Radiol,1994,49 (3):149-161.

［32］ McInnes MD,Kielar AZ,Macdonald DB. Percutaneous image-guided
biopsy of the spleen: systematic review and meta-analysis of the
complication rate and diagnostic accuracy. Radiology,2011,260 (3):
699-708.

［33］ Singh AK,Shankar S,Gervais DA,et al. Image-guided percutaneous
splenic interventions. Radiographics,2012,32 (2):523-534.

［34］ Keogan MT,Freed KS,Paulson EK,et al. Imaging-guided percutaneous
biopsy of focal splenic lesions:update on safety and effectiveness. Am J
Roentgenol,1999,172 (4):933-937.

［35］ O'Malley ME,Wood BJ,Boland GW,et al. Percutaneous imaging-
guided biopsy of the spleen. Am J Roentgenol,1999,172 (3):661-665.

［36］ Sammon J,Twomey M,Crush L,et al. Image-guided percutaneous
splenic biopsy and drainage. Semin Intervent Radiol,2012,29 (4):301-
310.

［37］ Lopez JI,Del Cura JL,De Larrinoa AF,et al. Role of ultrasound-guided
core biopsy in the evaluation of spleen pathology. APMIS,2006,114 (7-
8):492-499.

［38］ Zeppa P,Vetrani A,Luciano L,et al. Fine needle aspiration biopsy of
the spleen.A useful procedure in the diagnosis of splenomegaly. Acta
Cytol,1994,38 (3):299-309.

［39］ Lishner M,Lang R,Hamlet Y,et al. Fine needle aspiration biopsy in
patients with diffusely enlarged spleens. Acta Cytol,1996,40 (2):196-

198.

[40] Lal A,Ariga R,Gattuso P,et al. Splenic fine needle aspiration and core biopsy. A review of 49 cases. Acta Cytol,2003,47(6):951-959.

[41] Lucey BC,Boland GW,Maher MM,et al. Percutaneous nonvascular splenic intervention: a 10-year review. Am J Roentgenol,2002,179(6):1591-1596.

[42] Kang M,Kalra N,Gulati M,et al. Image guided percutaneous splenic interventions. Eur J Radiol,2007,64(1):140-146.

[43] Civardi G,Vallisa D,Berte R,et al. Ultrasound-guided fine needle biopsy of the spleen:high clinical efficacy and low risk in a multicenter Italian study. Am J Hematol,2001,67(2):93-99.

[44] Gomez-Rubio M,Lopez-Cano A,Rendon P,et al. Safety and diagnostic accuracy of percutaneous ultrasound-guided biopsy of the spleen:a multicenter study. J Clin Ultrasound,2009,37(8):445-450.

[45] Lieberman S,Libson E,Maly B,et al. Imaging-guided percutaneous splenic biopsy using a 20- or 22- gauge cutting-edge core biopsy needle for the diagnosis of malignant lymphoma. Am J Roentgenol,2003,181(4):1025-1027.

[46] Liang P,Gao Y,Wang Y,et al. US-guided percutaneous needle biopsy of the spleen using 18-gauge versus 21-gauge needles. J Clin Ultrasound,2007,35(9):477-482.

[47] 张永红,赵慧玲. 阴道介入性超声在妇科肿块诊治中的作用. 临床超声医学杂志,2002,4(1):53-54.

[48] 唐英,杨涛,白玲,等. 超声引导穿刺活检盆腔肿物40例分析. 人民军医,2009(2):122.

[49] 谢阳桂,施公胜,孙超. 超声引导经阴道穿刺活检诊断卵巢占位性病变的临床价值. 中华超声影像学杂志,2003,12(5):315-316.

[50] 高学文,汪龙霞,王军燕,等. 超声引导下穿刺活检在卵巢癌诊断中的应用价值. 临床超声医学杂志,2014,16(6):406-408.

[51] Nagano T,Nakai Y,Taniguchi F,et al. Diagnosis of paraaortic and pelvic lymph node metastasis of gynecologic malignant tumors by ultrasound-guided percutaneous fine-needle aspiration biopsy. Cancer,1991,68(12):2571-2574.

[52] Zikan M,Fischerova D,Pinkavova I,et al. Ultrasound-guided tru-cut biopsy of abdominal and pelvic tumors in gynecology. Ultrasound Obstet

Gynecol,2010,36(6):767-772.

[53] 程朋,高辉,李华,等.经直肠盆腔占位穿刺活检诊断非霍奇金淋巴瘤1例.临床肿瘤学杂志,2015(3):285-286.

[54] 崔志英.超声引导下穿刺活检在诊断女性盆腔占位性病变中的应用.中国继续医学教育,2015(10):186-187.

[55] 朱俊真,张宁,彭彦辉.产前诊断学.北京:中国科学技术出版社,2005:144-147.

[56] Zhang L,Zhang XH,Liang MY,et al.Prenatal cytogenetic diagnosis study of 2782 cases of high-risk pregnant women.Chin Med J,2010,123(4):423-430.

[57] Scorza T,D'Souza S,Laloup J,et al. A GRA1 DNA vaccine primes cytolytic CD8(+)T cells to control acute Toxoplasma gondii infection. Infect Immun,2003,71(1):309-316.

[58] Brun JL,Mangione R,Gangbo F,et al. Feasibility,accuracy and safety of chorionic villus sampling:a report of 10741 cases. Prenat Diagn,2003,23(4):295-301.

[59] 李敏清,绒毛活检在产前诊断中的应用.广西医科大学学报,2008,25(6):978-980.

[60] 杨巧芝,绒毛活检与肢体缺损.国外医学:计划生育分册,1998,17(3):146-149.

[61] 陈蔚瑜,眭建忠,黄沛清,等.绒毛活检技术在孕早期产前诊断中的应用.实用医学杂志,2013,29(16):2710-2712.

[62] 马京梅,潘虹,孙瑜,等.326例早孕期绒毛膜活检产前诊断分析.中国医刊,2015,50(8):806-809.

[63] 田丽蕴,范琦慧.30例经腹绒毛活检在孕早期产前诊断中的应用分析.中国现代医生,2015,53(35):48-51.

[64] Butler LJ. The diagnostic use of amniocentesis. Proc Royal Soc Med,1971,64(11):1141-1142.

[65] McGahan JP. The history of interventional ultrasound. J Ultrasound Med,2004,23(6):727-741.

[66] Sharkey FH,Maher E,Fttzpatrick DR. Chromosome analysis:what and when to request. Arch Dis Child,2005,90(12):1264-1269.

[67] 朱瑞芳,许争峰,胡娅莉,等.1005例羊水细胞染色体分析在产前诊断中的应用价值.中国优生与遗传杂志,2005,13(3):39-40.

[68] Nicolini U,Lalatta F,Natacci F,et al. The introduction of QF·PCR in

prenatal diagnosis of fetal aneuploidies：Time for reconcideration. Hum Reprod Update,2004,10(6):541-548.

［69］ Prefumo F,Jauniaux E. Amniocentesis for fetal karyotyping the end of an era ?. BJOG,2016,123(1):99.

［70］ Leung WC,Jouannic JM,Hyett J,et al. Procedure-related complications of rapid amniodrainage in the treatment of polyhydramnios. Ultrasound Obstet Gynecol,2004,23(2):154-158.

［71］ 朱宝馀,符玉良,何惠仪.羊膜腔内输液及其压力测定治疗胎膜未破羊水过少的临床意义.中华医学杂志,1998,78(10):776-778.

［72］ 房红英,郑翠萍.米非司酮配伍米索前列醇用于中期妊娠引产研究.中国医师进修杂志,2006,29(30):63-64.

［73］ 刘慧姝,陈全娘,曾爱群.羊水细胞学检查在产前诊断中的应用.中国优生与遗传杂志,2001,9(1):42-44.

［74］ 潘小英,钟燕芳,傅文婷,等.3405例产前诊断的指证及其结果评价.生殖与避孕,2008,28(5):268-272.

［75］ 侯红瑛,李小毛,滕奔琦,等.妊娠中晚期羊水细胞核型分析.中国优生与遗传杂志,2006,14(8):42-44.

［76］ 彭杨水,李格芳,吴国华,等.泡沫试验与磷脂酰甘油定性测定评估胎儿肺成熟度的比较.广东医学,2002,23(8):788.

［77］ 杜成,王小倩.羊水稠密度超声显像识别与胎儿成熟度相关性研究.中国生育健康杂志,2015(6):549-552.

［78］ Besnard AE,Wirjosoekarto SA,Broeze KA,et al. Lecithin/ sphingomyelin ratio and lamellar body count for fetal lung maturity：a meta-analysis. Eur J Obstet Gynecol Reprod Biol,2013,169(2):177-183.

［79］ 方莉,沈慧敏,李小毛,等.胎肺成熟度测定在妊娠期糖尿病患者分娩前的应用价值.中国妇幼保健,2008,23(15):2076-2077.

［80］ 谈佩华.米非司酮配合利凡诺尔羊膜腔内注射终止妊娠的临床观察.中国妇幼保健,2006,21(17):2365-2366.

［81］ Lorentzen T,Nolsøe CP ，Ewertsen C,et al. EFSUMB Guidelines on Interventional Ultrasound (INVUS),Part I. General Aspects (long Version). Ultraschall Med,2015,36(5):E1-E14.

［82］ Lehmann LS. How can we improve amniocentesis decision-making ? . Isr J Health Policy Res,2016,5(1):1-3.

［83］ Cruz-Lemini M,Parra-Saavedra M,Borobio V,et al. How to perform an amniocentesis. Ultrasound Obstet Gynecol,2014,44(6):727-731.

［84］ Centini G,Rosignoli L,Kenanidis A,et al. A report of early(13 + 0 to 14 + 6 weeks)and mid-trimester amniocenteses：10 years'experience. J Matern Fetal Neonatal Med,2003,14(2):113-117.

［85］ Evans MI,Wapner RJ. Invasive Prenatal Diagnostic Procedures 2005. Semin Perinatol,2005,29(4):215-218.

［86］虞荷莲,金敏菲,申屠敏,等.孕中期诊断性羊膜腔穿刺术的安全性探讨.实用医学杂志,2009,25(18):3118-3120.

［87］ Arikan I,Harma M,Barut A,et al. Fetal loss rates after mid-trimester amniocentesis. Health,2010,2(4):315-317.

［88］钟进,郭晓玲,卢海英,等.B超下羊膜腔穿刺及脐带穿刺手术及并发症的防治.中国妇幼保健,2006,21(23):3323-3324.

［89］ Odibo AO,Gray DL,Dicke JM,et al. Revisiting the fetal loss rate after second-trimester genetic amniocentesis：a single center's 16-year experience. Obstet Gynecol,2008,111(3):589-595.

［90］刘伯宁.宫内感染的病因学及发病机制研究进展.中国实用妇科与产科杂志,2003,19(12):759-760.

［91］陈竺.医学遗传学.北京:人民卫生出版社,2001:45.

［92］ Daffos F,Capella-Pavlovsky M,Forestier F. A new procedure for fetal blood sampling in utero：preliminary results of fifty-three cases. Am J Obstet Gynecol,1983,146(8):985-987.

［93］廖灿,潘敏,李东至,等.B超引导下的脐静脉穿刺术在产前诊断应用中的安全性研究.中华妇产科杂志,2004,39(12):813-815.

［94］ Society for Maternal‐Fetal Medicine(SMFM),Berry SM,Stone J,et al. Fetal blood sampling. Am J Obstet Gynecol,2013,209(3):170-180.

［95］ American College of Obstetricians and Gynecologists. ACOG Practice Bulletin No.88,December 2007. Invasive prenatal testing for aneuploidy. Obstet Gynecol,2007,110(6):1459-1467.

［96］ Tongsong T,Wanapirak C,Kunavikatikul C,et al. Cordocentesis at 16-24 weeks of gestation：experience of 1320 cases. Prenat Diagn,2000,20(3):224-228.

［97］苏建芬.超声引导下经腹脐静脉穿刺术的临床应用初步研究.中国超声医学杂志,2008,24(10):932-934.

［98］ Hogge WA,Thiagarajah S,Brenbridge AN,et al. Fetal evaluation by percutaneous blood sampling. Am J Obstet Gynecol,1988,158(1):

132-136.

[99] Daffos F,Capella-Pavlovsky M,Forestier F. Fetal blood sampling during pregnancy with use of a needle guided by ultrasound:a study of 606 consecutive cases. Am J Obstet Gynecol,1985,153(6):655-660.

[100] 马小燕,李秋明,关步云.超声引导下经皮脐静脉穿刺术的应用.中华围产医学杂志,2003,6(5):266-268.

[101] 白幼鹏,罗红,刘之英,等.脐静脉穿刺术在产前诊断中的应用.华西医学,2008,23(2):330-331.

[102] 李秋明,廖灿,马小燕,等.超声引导经腹脐血管穿刺术的应用1490例分析.中国优生与遗传杂志,2002,10(6):64-65.

[103] 李洁,茹彤,朱海燕,等.不同指征介入性产前诊断的异常染色体检出率及其安全性分析.中华围产医学杂志,2009,12(2):88-92.

[104] 付润娟,侯志彦.超声引导下经皮脐血管穿刺术的取材技巧.中国临床医学影像杂志,2009,20(10):784-785.

[105] Hackshaw AK,Wald NJ. Assessment of the value of reporting partial screening results in prenatal screening for Down syndrome. Prenat Diagn,2001,21(9):737-740.

[106] Sarno AP,Wilson RD. Fetal cardiocentesis:a review of indications, risks,applications and technique. Fetal Diagn Ther,2008,23(3):237-244.

[107] 王鸿,耿丹明,李慧忠,等.彩超引导胎儿心脏穿刺术取血用于产前诊断的意义评价.中国优生与遗传杂志,2006,14(10):43-44.

[108] 李胜利.胎儿畸形产前超声诊断学.北京:人民军医出版社,2004 :653.

[109] 耿丹明,王鸿,涂学军,等.彩色多普勒超声引导下胎儿心脏穿刺术的应用.临床超声医学杂志,2007,9(8):504-505.

[110] 杜娟,佐藤昌司.经腹抽取胎儿脐血监测血小板的临床应用.中华妇产科杂志,1997,32(1):41-42.

[111] 熊钰,李笑天.胎儿尿道梗阻的宫内诊断和治疗.中国实用妇科与产科杂志,2011(4):245-250.

[112] Hedrick HL,Flake AW,Crombleholme TM,et al. Sacrococcygeal teratoma:prenatal assessment,fetal intervention,and outcome. Journal of Pediatric Surgery,2004,39(3):430-438.

[113] 杨桦.胎儿宫内治疗的研究现状及进展.中国优生与遗传杂志,2010(9):18-21.

[114] Cavalheiro S, Moron AF, Hisaba W, et al. Fetal brain tumors. Childs Nerv Syst, 2003, 19(7-8): 529-536.

[115] Al-Anazi A, Al-Mejhim F, Al-Qahtani N. In uteroventriculo-amniotic shunt for hydrocephalus. Childs Nerv Syst, 2008, 24(2): 193-195.

[116] Bravo AA, Sheth SG, Chopra S. Liver biopsy. N Engl J Med, 2001, 344 (7): 495-500.

[117] Evans MI, Wapner RJ. Invasive Prenatal Diagnostic Procedures 2005. Semin Perinatol, 2005, 29(4): 215-218.

[118] 经翔, 杜智, 王毅军, 等. 术中超声引导荷瘤门静脉染色在肝癌手术中的临床应用. 中国肿瘤临床, 2005, 32(11): 625-627.

[119] 叶蓁蓁, 马继东. 胎儿畸形的宫内治疗及其进展. 中国实用妇科与产科杂志, 2008, 24(1): 10-12.

[120] Kamphuis MM, Lim F, Klumper FJ, et al. Secondary infertility as a late complication of vesico-amniotic shunt therapy. Prenat Diagn, 2007, 27(4): 362-364.

[121] 刘伯宁. 宫内感染的病因学及发病机制研究进展. 中国实用妇科与产科杂志, 2003, 19(12): 759-760.

[122] Wilson RD, Johnson MP. Prenatal ultrasound guided percutaneous shunts for obstructive uropathy and thoracic disease. Semin Pediatr Surg, 2003, 12(3): 182-189.

[123] Shahrzad MK. Laser thermal ablation of thyroid benign nodules. J Lasers Med Sci, 2015, 6(4): 151-156.

[124] Deandrea M, Sung JY, Limone P, et al. Efficacy and safety of radiofrequency ablation versus observation for nonfunctioning benign thyroid nodules: a randomized controlled international collaborative trial. Thyroid, 2015, 25(8): 890-896.

[125] Heck K, Happel C, Grünwald F, et al. Percutaneous microwave ablation of thyroid nodules: effects on thyroid function and antibodies. Int J Hyperthermia, 2015, 31(5): 560-567.

[126] Papini E, Pacella CM, Misischi I, et al. Best Pract Res Clin Endocrinol Metab. Epub, 2014, 28(4): 601-618.

[127] Yang YL, Chen CZ, Zhang XH. Microwave ablation of benign thyroid nodules. Future Oncol, 2014, 10(6): 1007-1014.

[128] Korkusuz H, Happel C, Heck K, et al. Percutaneous thermal microwave ablation of thyroid nodules. Preparation, feasibility,

efficiency. Nuklearmedizin, 2014, 53(4):123-130.

[129] Kim JW, Roh JL, Gong G, et al. Treatment Outcomes and Risk Factors for Recurrence After Definitive Surgery of Locally Invasive Well-Differentiated Papillary Thyroid Carcinoma. Thyroid, 2016, 26(2): 262-270.

[130] Furtado Mde S, Rosario PW, Calsolari MR. Persistent and recurrent disease in patients with papillary thyroid carcinoma with clinically apparent (cN1), but not extensive, lymph node involvement and without other factors for poor prognosis. Arch Endocrinol Metab. 2015, 59(4):285-291.

[131] Bartolotta TV, Midiri M, Galia M, et al. Qualitative and quantitative evaluation of solitary thyroid nodules with contrast-enhanced ultrasound: initial results. Eur Radiol, 2006, 16(10):2234-2241.

[132] Zhao RN, Zhang B, Yang X, et al. Logistic Regression Analysis of Contrast-Enhanced Ultrasound and Conventional Ultrasound Characteristics of Sub-centimeter Thyroid Nodules. Ultrasound Med Biol, 2015, 41(12):3102-3108.

[133] Ma JJ, Ding H, Xu BH, et al. Diagnostic performances of various gray-scale, color Doppler, and contrast-enhanced ultrasonography findings in predicting malignant thyroid nodules. Thyroid, 2014, 24(2):355-363.

[134] Yuan Z, Quan J, Yunxiao Z, et al. Contrast-enhanced ultrasound in the diagnosis of solitary thyroid nodules. J Cancer Res Ther, 2015, 11(1): 41-45.

[135] Hong YR, Yan CX, Mo GQ, et al. Conventional US, elastography, and contrast enhanced US features of papillary thyroid microcarcinoma predict central compartment lymph node metastases. Sci Rep, 2015, 13(5):1-7.

[136] Jiang J, Shang X, Zhang H, et al. Correlation between maximum intensity and microvessel density for differentiation of malignant from benign thyroid nodules on contrast-enhanced sonography. J Ultrasound Med, 2014, 33(7):1257-1263.

[137] Hornung M, Jung EM, Georgieva M, et al. Detection of microvascularization of thyroid carcinomas using linear high resolution contrast-enhanced ultrasonography (CEUS). Clin Hemorheol Microcirc, 2012, 52(2-4):

197-203.

[138] Jiang J, Shang X, Zhang H, et al. Correlation between maximum intensity and microvessel density for differentiation of malignant from benign thyroid nodules on contrast-enhanced sonography. J Ultrasound Med, 2014, 33(7): 1257-1263.

[139] Hands KE, Cervera A, Fowler LJ. Enlarged benign-appearing cervical lymph nodes by ultrasonography are associated with increased likelihood of cancer somewhere within the thyroid in patients undergoing thyroid nodule evaluation. Thyroid, 2010, 20(8): 857-862.

[140] Jin Y, He YS, Zhang MM. Value of contrast-enhanced ultrasonography in the differential diagnosis of enlarged lymph nodes: a meta-analysis of diagnostic accuracy studies. Asian Pac J Cancer Prev, 2015, 16(6): 2361-2368.

[141] Xiang D, Hong Y, Zhang B, Contrast-enhanced ultrasound(CEUS) facilitated US in detecting lateral neck lymph node metastasis of thyroid cancer patients: diagnosis value and enhancement patterns of malignant lymph nodes. Eur Radiol, 2014, 24(10): 2513-2519.

[142] 严佳梅, 黄品同, 游向东, 等. 超声造影结合细针穿刺对甲状腺癌的诊断价值. 中华超声影像学杂志, 2014, 23(3): 222-226.

[143] 倪佳娜, 黄品同, 莫国强, 等. 超声引导下细针无负压吸取细胞学检查对甲状腺结节的诊断价值. 中华超声影像学杂志, 2013, 22(5): 454-455.

[144] 卢斌, 游向东, 黄品同, 等. 甲状腺结节大小对细针穿刺细胞学诊断结果的影响. 中华超声影像学杂志, 2014, 23(9): 778-781.

[145] 卢峰, 徐辉雄. 超声引导射频消融治疗甲状腺结节的进展. 影像诊断与介入放射学, 2014, 23(2): 182-184.

[146] Van der Kooij SM, Ankum WM, Hehenkamp WJ. Review of nonsurgical/ minimally invasive treatments for uterine fibroids. Curr Opin Obstet Gynecol, 2012, 24(6): 368-375.

[147] Zhang J, Feng L, Zhang B, et al. Ultrasound-guided percutaneous microwave ablation for symptomatic uterine fibroid treatment—a clinical study. Int J Hyperthermia, 2011, 27(5): 510-516.

[148] Wang F, Zhang J, Han ZY, et al. Imaging manifestation of conventional and contrast-enhanced ultrasonography in percutaneous microwave ablation for the treatment of uterine fibroids. Eur J Radiol, 2012, 81

(11):2947-2952.

[149] Lversen H,Lenz S,Dueholm M,et al. Ultrasound guided radiofrequency ablate on of symptomatic uterine fibroids:short-term evaluation of effect of treatment on quality of life and symptom severity. Ultrasound Obstet Gynecol,2012,40(4):445-451.

[150] Wang W,Wang Y,Wang T,et al. Safety and efficacy of US-guided high-intensity focused ultrasound for treatment of submucosal fibroids. Eur Radiol, 2012,22(11):2553-2558.

[151] Xia M,Jing Z,Han ZY,et al. Research of dose-effect relationship parameters of percutaneous microwave ablation for uterine leiomyomas aquantitative study. Sci Rep,2014,30(4):6469-6473.

[152] 谢斌,王亚琴,左鹏,等.超声造影在高强度聚焦超声治疗子宫肌瘤中的作用评价.中国超声医学杂志,2013,29(8):754-757.

[153] 吴莺,高悦,王燕,等.高强度聚焦超声单次整体治疗子宫腺肌症的临床研究.中国超声医学杂志,2013,29(10):918-922.

[154] 周克松,李明星.子宫内膜癌超声造影与经阴道彩色多普勒超声表现比较.中国超声医学杂志,2015,31(1):50-52.

[155] 余秀华,施红,罗蓉蓉,等.二维及三维超声造影早期疗效的临床价值评估子宫肌瘤射频消融.中华超声影像学杂志,2010,19(7):600-603.

[156] 卢峻,余志红,熊奕,等.静脉超声造影诊断子宫肌瘤.中国医学影像技术,2010,26(6):1140-1142.

[157] 张新玲,贺需旗,郑荣琴,等.超声造影在浆膜下子宫肌瘤与卵巢纤维瘤鉴别诊断中的初步应用.中华超声影像学杂志,2013,22(3):239-242.

[158] 吴曙军,陈迎祯,伏钢,等.高强度聚焦超声消融子宫肌瘤供血动脉的治疗价值.中华超声影像学杂志,2014,23(6):516-519.

[159] 中国医师协会超声医师分会妇产学组.妇科超声造影临床应用指南.中华医学超声杂志(电子版),2015,12(2):94-98.

[160] 张晶,关铮,钱林学,等.超声引导经皮微波消融治疗子宫肌瘤临床应用的指南建议.中华医学超声杂志(电子版),2015,12(5):353-356.

[161] 吕国荣.腹部介入性超声学.香港:香港新世纪出版社,1993:95.

[162] 王淑荣,孙明,徐庆玲,等.超声引导下卵巢巧克力囊肿硬化治疗的临床研究.医学影像学杂志,2003,13(8):583-584.

［163］童峰．彩色多普勒超声引导下介入治疗卵巢囊肿的疗效分析．实用妇科内分泌电子杂志,2015(2):4-5.

［164］Tanaka M,Sagawa T,Hashimoto M,et al. Ultrasound-guided culdotomy for vaginal ovarian cystectomy using a renal balloon dilator catheter. Ultrasound Obstet Gynecol,2008,31(3):342-345.

［165］寇育红．超声介入治疗卵巢巧克力囊肿的临床价值及对卵巢储备功能的影响．川北医学院学报,2015(4):541-544.

［166］马代岭,赵立梅,程秀玲．介入超声治疗卵巢囊肿69例分析．中国现代医生,2008,46(18):137-138.

［167］李慧娟．超声用于介入治疗卵巢囊肿的价值．临床医学,2014,34(4):86-87.

［168］Ma C,Wang Y,Li TC,et al. Trans-abdominal ultrasound guided transvaginal hydrolaparoscopy is associated with reduced complication rate. Eur J Obstet Gynecol Reprod Biol,2012,160(2):166-169.

［169］王劲进．甲氨蝶呤联合超声介导及米非司酮治疗巧克力囊肿的临床观察．现代医药卫生,2011,27(8):1174-1175.

［170］刘芳,张白云,谢建端,等．超声引导介入治疗卵巢巧克力囊肿51例临床分析．中国现代医学杂志,2015,25(34):105-108.

［171］刘艳婷．B超引导介入阴道穿刺诊疗卵巢巧克力囊肿的应用价值．中国实验诊断学,2015(7):1185-1187.

［172］郑宗英,肖莹,曲军英,等．超声引导穿刺注入不同药物治疗卵巢子宫内膜异位囊肿的对比研究．中华超声影像学杂志,2001,10(3):160-162.

［173］罗婷．阴道超声引导介入治疗盆腔囊肿疗效探析．中外医学研究,2013(23):50-51.

［174］王谢桐,冯浩,李磊．选择性中期妊娠减胎术的临床应用．中国实用妇科与产科杂志,2009(6):413-417.

［175］Multiple gestation pregnancy. The ESHRE capri workshop group. Hum Reprod,2000,15(8):1856-1864.

［176］Evans MI,Ciorica D,Britt DW,et al. Update on selective reduction. Prenat Diagn,2005,25(9):807-813.

［177］李锐,杨海澜,苗聪秀．多胎妊娠早期选择性减胎术的临床应用．长治医学院学报,2011,25(5):359-360.

［178］Dechaud H,Picot M,Hedon B,et al. First-trimester multifetal pregnancy reduction:evaluation of technical aspects and risks from

2756 cases in the literature. Fetal Diagn Ther,1998,13(5):261-265.

[179] Yaron Y,Bryant-Greenwood PK,Dave N,et al. Multifetal pregnancy reductions of triplets to twins: comparison with nonreduced triplets and twins. Am J Obstet Gynecol,1999,180(5):1268-1271.

[180] Haas J,Hourvitz A,Dor J,et al. Perinatal Outcome of Twin Pregnancies Following Early Transvaginal Multiple Pregnancy Reduction. Fertil Steril, 2014,101(5):1344-1348.

[181] Drugan A,Ulanovsky I,Burke Y,et al. Fetal reduction in triplet gestations: twins still fare better. Isr Med Assoc J,2013,15(12):745-747.

[182] Shiva M,Mohammadi YL,Mirzaagha E,et al. Comparison of the outcomes between reduced and nonreduced triplet pregnancies achieved by Assisted Reproductive Technology. Aust N Z J Obstet Gynaecol,2014,54(5):424–427.

[183] Okyay E,Altunyurt S,Soysal D,et al. A comparative study of obstetric outcomes in electively or spontaneously reduced triplet pregnancies. Arch Gynecol Obstet,2014,290(1):177-184.

[184] 李晨,汪龙霞,王萍平,等.超声引导中期多胎妊娠减至双胎的安全性分析.中国医学影像学杂志,2015(3):222-225.

[185] 李柳铭,李慕军,袁华,等.超声引导下多胎妊娠选择性减胎术的临床应用分析.微创医学,2007,2(5):381-384.

[186] 王谢桐,李红燕,冯浩,等.多胎妊娠妇女孕中期选择性减胎术的临床应用.中华妇产科杂志,2007,42(3):152-156.

[187] 李占娥,孙继美,李红燕.超声引导下选择性妊娠减胎术43例临床分析.医学影像学杂志,2009,19(5):595-598.

[188] Walker JJ.Ectopic pregnancy. Clin Obstet Gynecol,2007,50(1):89-99.

[189] Varma R,Gupta J. Tubal ectopic pregnancy. Clin Evid,2009,20(1):406.

[190] 李芳,黄德益.经阴道超声引导下甲氨蝶呤穿刺介入与单次肌注未破裂异位妊娠的疗效比较.海峡药学,2010,22(4):97-99

[191] 秦天,谭伟.介入治疗输卵管妊娠的研究进展.医学研究杂志,2014,43(10):182-185.

[192] 陈军,张琳琳,王清.阴道超声引导下介入治疗异位妊娠.中国现代药物应用,2011,5(24):39-40.

［193］李勤英,张清生,尚芮,等.超声引导下介入治疗异位妊娠 56 例疗效观察.中华医学超声杂志(电子版),2011,8(8):1737-1745.

［194］张立,白虹,王增田.正常妊娠不同孕期血清 hCG 及 IL-1β、IL-6和 TEF-α 水平的变化趋势.武警医学院学报,2008,10(17):864-868.

［195］彭建华.超声引导下对异位妊娠患者进行介入治疗的有效性分析.中国医学创新,2015,12(6):135-136.

［196］Michejda M. Intrauterine treatment of hydrocephalus. Fetal Ther,1986,1(2-3):75-79.

［197］Dietrich CF,Lorentzen T,Appelbaum L,et al. EFSUMB guidelines on interventional ultrasound (INVUS),Part Ⅲ -abdominal treatment procedures (short version). Ultraschall Med,2016,37(1):27-45.

［198］Xiang J,Zhi DU. Ultrasound-guided percutaneous radiofrequency ablation and microwave ablation for the treatment of hepatocellular carcinoma:a comparison study. Journal of Interventional Radiology,2014:589-591.

［199］Ding J,Jing X,Liu J,et al. Complications of thermal ablation of hepatic tumours:comparison of radiofrequency and microwave ablative techniques. Clin Radiol,2013,68(6):608-615.

［200］Ding J,Jing X,Liu J,et al. Comparison of two different thermal techniques for the treatment of hepatocellular carcinoma. European Journal of Radiology,2013,82(9):1379-1384.

［201］Yang W,Yan K,Goldberg SN,et al. Ten-year survival of hepatocellular carcinoma patients undergoing radiofrequency ablation as a first-line treatment. World J Gastroenterol,2016,22(10):2993-3005.

［202］Wang YB,Chen MH,Yan K,et al. Quality of life after radiofrequency ablation combined with transcatheter arterial chemoembolization for hepatocellular carcinoma:comparison with transcatheter arterial chemoembolization alone. Qual Life Res,2007,16(3):389-397.

［203］Yan K,Chen MH,Yang W,et al. Radiofrequency ablation of hepatocellular carcinoma:long-term outcome and prognostic factors. Eur J Radiol,2008,67(2):336-347.

［204］经翔,陈敏华.肝肿瘤热消融治疗并发症原因及其防治.中华医学杂志,2015,95(27):2147-2149.

[205] Fontana RJ, Hamidullah H, Nghiem H, et al. Percutaneous radiofrequency thermal ablation of hepatocellular carcinoma: A safe and effective bridge to liver transplantation. Liver Transpl, 2002, 8 (12): 1165-1174.

[206] Curley SA, Izzo F. Radiofrequency ablation of primary and metastatic hepatic malignancies. Int J Clin Oncol, 2002, 7 (2): 72-81.

[207] Lim HK. Radiofrequency thermal ablation of hepatocellular carcinomas. Korean J Radiol, 2000, 1 (4): 175-184.

[208] Pearson AS, Izzo F, Fleming RY, et al. Intraoperative radiofrequency ablation or cryoablation for hepatic malignancies. Am J Surg, 1999, 178 (6): 592-529.

[209] Mala T. Cryoablation of liver tumours-a review of mechanisms, techniques and clinical outcome. Minim Invasive Ther Allied Technol, 2006, 15 (1): 9-17.

[210] Dachman AH, Mcgehee JA, Beam TE, et al. US-guided percutaneous laser ablation of liver tissue in a chronic pig model. Radiology, 1990, 176 (1): 129-133.

[211] Puls R, Langner S, Rosenberg C, et al. Laser ablation of liver metastases from colorectal cancer with MR thermometry: 5-year survival. J Vasc Interv Radiol, 2009, 20 (2): 225-234.

[212] Di Costanzo GG, D'Adamo G, Tortora R, et al. A novel needle guide system to perform percutaneous laser ablation of liver tumors using the multifiber technique. Acta Radiol, 2013, 54 (8): 876-881.

[213] Damian CD, Rednic N, Munteanu D, et al. The role of intraoperative ultrasound for the assessment of the focal liver lesions in patients with colorectal cancer. Med Ultrason, 2014, 16 (2): 114-118.

[214] Donadon M, Costa G, Torzilli G. State of the art of intraoperative ultrasound in liver surgery: current use for staging and resection guidance. Ultraschall Med, 2014, 35 (6): 500-511.

[215] Marcal LP, Patnana M, Bhosale P, et al. Intraoperative abdominal ultrasound in oncologic imaging. World J Radiol, 2013, 5 (3): 51-60.

[216] 经翔, 丁建民, 王彦冬, 等. 术中超声在射频辅助肝切除术中的应用. 中华超声影像学杂志, 2011, 20 (11): 947-949.

[217] Kokudo N, Bandai Y, Imanishi H, et al. Management of new hepatic nodules detected by intraoperative ultrasonography during hepatic

resection for hepatocellular carcinoma. Surgery,1996,119(6):634-640.

[218] 经翔,丁建民,王彦冬,等. 术中超声在肝癌切除术中的应用研究. 中华医学超声杂志:电子版,2010,7(10):43-45.

[219] Machi J,Sigel B. Operative ultrasound in general surgery. Am J Surg, 1996,172(1):15-20.

[220] Solomon MJ,Stephen MS,Gallinger S,et al. Does intraoperative hepatic ultrasonography change surgical decision making during liver resection ? Am J Surg,1994,168(4):307-310.

[221] Machi J,Sigel B,Zaren HA,et al. Operative ultrasonography during hepatobiliary and pancreatic surgery. World J Surg,1993,17(5):640-645.

[222] Makuuchi M,Takayama T,Kosuge T. et al. The value of ultrasonography for hepatic surgery. Hepatogastroenterology,1991,38(1):64-70.

[223] Parker GA,Lawrence WJ,Horsley JS,et al. Intraoperative ultrasound of the liver affects operative decision making. Ann Surg,1989,209(5):569-576.

[224] Rifkin MD,Rosato FE,Branch HM,et al. An Important Adjunctive Tool for Decision Making in the Operating Room. Ann Surg,1987,205(5):466-472.

附录

《介入性超声应用指南》(2014 年)
编写委员会

起草专家指导委员会

董宝玮　中国人民解放军总医院

刘吉斌　美国 Thomas Jefferson 大学医院

王金锐　北京大学第三医院

起草专家组组长

何　文　首都医科大学附属北京天坛医院

唐　杰　中国人民解放军总医院

谢晓燕　中山大学附属第一医院

专家组成员(按姓氏汉语拼音排序)

陈文直　重庆医科大学附属第二医院

程　文　哈尔滨医科大学附属第三医院

邓学东　南京医科大学附属苏州医院

段云友　第四军医大学唐都医院

郭瑞君　首都医科大学附属北京朝阳医院

何　文　首都医科大学附属北京天坛医院

黄品同　浙江大学医学院附属第二医院

贾建文　北京大学第三医院

蒋天安　浙江大学医学院附属第一医院

经　翔　天津市第三中心医院

蒙晓林　解放军第 309 医院

李智贤　广西医科大学第一附属医院

林礼务　福建医科大学附属协和医院

罗　燕　四川大学华西医院

罗葆明　中山大学附属第二医院

罗渝昆　中国人民解放军总医院

钱林学　首都医科大学附属北京友谊医院

孙　尧　山东省立医院

田家玮　哈尔滨医科大学附属第二医院

唐　杰　中国人民解放军总医院

汪　伟　中国人民解放军总医院

王正滨　青岛大学医学院附属医院

王金锐　北京大学第三医院

汪龙霞　中国人民解放军总医院

温朝阳　中国人民解放军总医院

吴凤林　广州南方医科大学南方医院

谢明星　华中科技大学同济医学院协和医院

谢晓燕　中山大学附属第一医院

薛恩生　福建医科大学附属协和医院

杨敬英　内蒙古鄂尔多斯市中心医院

于国放　山东省立医院

尹立雪　四川省人民医院

于晓玲　中国人民解放军总医院

张　武　北京大学第三医院

张缙熙　北京协和医院

张铁山　北华大学附属医院

章建全　第二军医大学长征医院

周晓东　第四军医大学西京医院

郑荣琴　中山大学附属第三医院

朱才义　中南大学湘雅医学院附属海口医院

朱　强　首都医科大学附属北京同仁医院